国家卫生健康委员会"十四五"规划教材

全国高等职业教育专科教材

供护理、助产专业用

# 护理研究基础

## 第 3 版

主　编　许翠萍

副主编　骆焕丽　崔仁善

编　者（以姓氏笔画为序）

仝慧娟（沈阳医学院）

刘　丹（菏泽医学专科学校）

刘　丽（哈尔滨医科大学大庆校区）

许翠萍（山东第一医科大学第一附属医院）

张建东（山东第一医科大学第一附属医院）

陈菲菲（雅安职业技术学院）

陈晶晶（四川护理职业学院）

骆焕丽（河南护理职业学院）

崔仁善（嘉兴大学医学院）

新形态教材

人民卫生出版社
·北　京·

**图书在版编目（CIP）数据**

护理研究基础 / 许翠萍主编. -- 3 版. -- 北京：
人民卫生出版社，2024. 12. --（高等职业教育专科护理
类专业教材）. -- ISBN 978-7-117-37208-4

Ⅰ. R47

中国国家版本馆 CIP 数据核字第 20246PW161 号

| 人卫智网 | www.ipmph.com | 医学教育、学术、考试、健康，<br>购书智慧智能综合服务平台 |
| --- | --- | --- |
| 人卫官网 | www.pmph.com | 人卫官方资讯发布平台 |

**护理研究基础**
Huli Yanjiu JiChu
第 3 版

主　　编：许翠萍
出版发行：人民卫生出版社（中继线 010-59780011）
地　　址：北京市朝阳区潘家园南里 19 号
邮　　编：100021
E - mail：pmph @ pmph.com
购书热线：010-59787592　010-59787584　010-65264830
印　　刷：人卫印务（北京）有限公司
经　　销：新华书店
开　　本：850×1168　1/16　印张：11
字　　数：310 千字
版　　次：2014 年 1 月第 1 版　2024 年 12 月第 3 版
印　　次：2025 年 1 月第 1 次印刷
标准书号：ISBN 978-7-117-37208-4
定　　价：48.00 元

打击盗版举报电话：010-59787491　E-mail：WQ @ pmph.com
质量问题联系电话：010-59787234　E-mail：zhiliang @ pmph.com
数字融合服务电话：4001118166　E-mail：zengzhi @ pmph.com

高等职业教育专科护理类专业教材是由原卫生部教材办公室依据原国家教育委员会"面向21世纪高等教育教学内容和课程体系改革"课题研究成果规划并组织全国高等医药院校专家编写的"面向21世纪课程教材"。本套教材是我国高等职业教育专科护理类专业的第一套规划教材,于1999年出版后,分别于2005年、2012年和2017年进行了修订。

随着《国家职业教育改革实施方案》《关于深化现代职业教育体系建设改革的意见》《关于加快医学教育创新发展的指导意见》等文件的实施,我国卫生健康职业教育迈入高质量发展的新阶段。为更好地发挥教材作为新时代护理类专业技术技能人才培养的重要支撑作用,在全国卫生健康职业教育教学指导委员会指导下,经广泛调研启动了第五轮修订工作。

第五轮修订以习近平新时代中国特色社会主义思想为指导,全面落实党的二十大精神,紧紧围绕立德树人根本任务,以打造"培根铸魂、启智增慧"的精品教材为目标,满足服务健康中国和积极应对人口老龄化国家战略对高素质护理类专业技术技能人才的培养需求。本轮修订重点:

1. **强化全流程管理**。履行"尺寸教材、国之大者"职责,成立由行业、院校等参与的第五届教材建设评审委员会,在加强顶层设计的同时,积极协同和发挥多方面力量。严格执行人民卫生出版社关于医学教材修订编写的系列管理规定,加强编写人员资质审核,强化编写人员培训和编写全流程管理。

2. **秉承三基五性**。本轮修订秉承医学教材编写的优良传统,以专业教学标准等为依据,基于护理类专业学生需要掌握的基本理论、基本知识和基本技能精选素材,体现思想性、科学性、先进性、启发性和适用性,注重理论与实践相结合,适应"三教"改革的需要。各教材传承白求恩精神、红医精神、伟大抗疫精神等,弘扬"敬佑生命、救死扶伤、甘于奉献、大爱无疆"的崇高精神,契合以人的健康为中心的优质护理服务理念,强调团队合作和个性化服务,注重人文关怀。

3. **顺应数字化转型**。进入数字时代,国家大力推进教育数字化转型,探索智慧教育。近年来,医学技术飞速发展,包括电子病历、远程监护、智能医疗设备等的普及,护理在技术、理念、模式等方面发生了显著的变化。本轮修订整合优质数字资源,形成更多可听、可视、可练、可互动的数字资源,通过教学课件、思维导图、线上练习等引导学生主动学习和思考,提升护理类专业师生的数字化技能和数字素养。

第五轮教材全部为新形态教材,探索开发了活页式教材《助产综合实训》,供高等职业教育专科护理类专业选用。

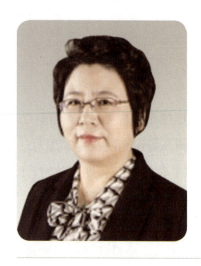

## 许翠萍

主任护师/二级教授，博士研究生导师

现任山东第一医科大学第一附属医院副院长、美国护理科学院院士、中华护理学会第二十八届理事会常务理事、全国卫生健康职业教育教学指导委员会（2021—2025）护理专业委员会委员、山东省护理学会第七届理事会理事长、山东预防医学会护理保健与疾病预防分会主任委员、山东省输血协会临床输血护理专业委员会主任委员。兼任《中华护理杂志》《中国实用护理杂志》《护理学杂志》《中国护理管理》编委。主持课题 26 项，获科研成果奖励 16 项，发表专业论文 170 余篇，主编著作 8 部。曾获"全国巾帼建功标兵""中华护理学会杰出护理工作者""山东省优秀科技工作者"等称号。

以中国式现代化推进强国建设和民族复兴迫切需要提升科研水平和人才培养质量。希望同学们充分利用本教材，在学习中增长知识、锤炼品格；在实践中增长才干、练就本领。勤奋学习，不负韶华！

　　本教材旨在培养学生的基本科研素养,使学生能够初步掌握护理研究的基本原则、方法和步骤,熟悉护理论文的写作与评价,保持求实严谨的科研精神和态度。本教材按照第五轮全国高等职业教育专科护理类专业规划教材编写要求,在第2版基础上进行修订。本次修订全面落实党的二十大精神进教材要求,深入学习贯彻全国职业教育大会和全国教材工作会议精神,围绕职业教育护理类专业专科层次学生的培养目标,突出适用性和先进性。

　　本教材共分为十章,紧扣护理研究的各个环节进行编写,包括绪论、研究选题、文献检索、研究设计、总体和样本、资料的收集、资料的整理与分析、护理论文的撰写、护理科研项目与专利的申请、循证护理。本教材的主要特点:①在编写形式上结合学习目标、情景导入、知识拓展、思考题等,启发学生思考,增加学生的阅读兴趣,培养学生的创新能力;②增加数字资源,如教学课件、图片、练习题等,为学生提供在线增值服务;③引导学生树立科研精神;④做好与本科教材的衔接,重点讲解科学研究最基本的原则、方法和步骤。

　　本教材主要供护理、助产专业高职专科学生使用,也可供护理专业教师和临床护理工作者使用和参考。

　　本教材在编写过程中得到了各编者所在单位的大力支持,在此表示衷心的感谢。

　　限于编者水平,本教材疏漏和不足之处在所难免,敬请读者和同行提出宝贵意见。

教学大纲
（参考）

许翠萍

2025 年 1 月

# 目 录

# 第一章 | 绪 论

教学课件

思维导图

### 学习目标

1. 掌握护理研究的相关概念、伦理原则。
2. 了解护理研究的发展历史和发展趋势。
3. 能正确描述护理研究的基本过程。
4. 具有严谨、求实、恪守科研诚信的科研精神。

护理学是一门融科学性与艺术性为一体的学科。护理学作为一门科学，需要广大护理人员针对护理实践中出现的护理问题，不断地开展科学研究，探讨护理现象和照护行为的本质，以发展、完善自身的知识体系，进而指导护理实践。本章主要介绍护理研究的基本概念、基本过程、伦理原则及科研诚信。

循证医学证据水平分级和推荐级别

## 第一节 概 述

护理研究是促进护理学科发展的重要途径，通过研究可以深入理解护理现象的本质，探索护理活动的规律，产生新的知识和理论，解决护理实践、护理教育、护理管理中的问题，为护理决策提供可靠的、有价值的证据，从而指导临床实践。

### 一、科学和科学研究的概念

科学是人类的智力活动，是探索未知、发现真理、积累并筛选知识、传播文明、发展人类的思维能力和创造能力的活动。科学是科学知识与科学研究的结合。科学知识是一系列在逻辑上相互联系的命题体系。科学研究（scientific research）是一种有系统地、有控制地探索和解决问题的活动，并能从中获得客观规律和产生新知识，进而阐明实践与理论间的关系。科学研究的本质是创新和发展，科学精神的根本原则是实事求是。科学研究应遵循客观性原则、实验性原则、可重复性原则。科学研究的特点包括创新性、系统性、普遍性和社会性。

### 二、护理学和护理研究的概念

护理学是一门以自然科学和社会科学理论为基础，研究维护、促进、恢复人类健康的护理理论、知识、技能及其发展规律的综合性应用学科。护理学的功能是明确并处理个人、家庭、社区和群体对各种健康问题的反映，并提供健康照护。

护理研究（nursing research）是用系统的科学方法反复地探索、回答和解决护理领域的问题，直接或间接地指导护理实践的过程。护理研究能解决护理专业（包括临床护理、护理教育、护理管理等领域）的问题，为护理决策提供科学的、有价值的证据。护理研究的最终目的是形成、提炼或扩展护理领域的知识，从而提高护理实践的科学性、系统性和有效性。护理研究的范畴主要涉及临床护理研究、护理教育研究、护理管理研究、护理理论研究、护理学历史研究等方面。

护理研究主要包括实验性研究、类实验性研究、非实验性研究三大类。其目的是认识、描述、探索、解释、预测和控制事物，实验性研究及类实验性研究以人、动物或者生物材料为研究对象，根据研究目的，对研究对象施加相应的干预措施，并观察研究的结果，以回答研究假设所提出的问题；非实验性研究设计不需要对研究对象施加任何干预措施，只需要到现场对存在的情况、已显示的结果等相关因素进行调查或观察，为下一步决策及深入研究提供依据。

## 知识拓展

### 科学方法与日常方法的区别

| | 科学方法 | 日常方法 |
|---|---|---|
| 方法 | 实证的 | 直觉的 |
| 态度 | 批判性的、持怀疑态度的 | 非批判性的、认可的 |
| 观察 | 系统的、控制的 | 随意的、非控制的 |
| 报告 | 无偏差的、客观的 | 有偏差的、主观的 |
| 概念 | 定义清晰的、操作具体的 | 模糊的、带有冗余含义的 |
| 仪器 | 精确的、准确的 | 不精确的、不准确的 |
| 测量 | 可信度高的、有效性高的 | 可信度低的、有效性低的 |
| 假设 | 可检验的 | 不可检验的 |

## 三、护理研究的发展概况

### （一）国外护理研究的发展概况

第一位从事护理研究的学者是护理事业的创始人——弗洛伦斯·南丁格尔（Florence Nightingale，1820—1910）。19 世纪克里米亚战争期间，南丁格尔通过改善战地医院环境、促进伤员身体舒适、加强心理抚慰等做法，观察并记录护理措施的效果，她认为系统地收集资料和探索解决问题的方法对于护理专业是必要的。但是，自从南丁格尔时代起直到 20 世纪中叶，护理研究很少受到关注，之后护理研究的发展经历了一个循序渐进的过程。

**1. 19 世纪的南丁格尔时代** 南丁格尔在健康保健和护理专业领域里被誉为改革者和研究者。南丁格尔在其《护理札记》(Notes on Nursing) 中描述了她最初的研究活动，强调了健康的环境对促进病人身心健康的重要性。在克里米亚战争期间，南丁格尔收集了士兵受伤后感染发生率和死亡率及其影响因素，并用图表呈现了她的调查结果。南丁格尔的调查结果改变了军队和社会对照顾伤病者的态度，军队开始重视并保障伤病员能够获得足够的食物、适宜的住处和接受恰当的医疗和护理处置，而上述措施使克里米亚战争期间士兵的死亡率从 42% 降低到了 2.2%。同时，南丁格尔的研究结果也对改进军队的组织管理和医院的建筑结构起到了促进作用。

**2. 20 世纪初期到 20 世纪 40 年代** 该阶段的研究主要集中在护理教育方面，侧重如何加强护理教育。研究成果促使越来越多的大学开设护理专业，例如 1923 年耶鲁大学开设了护理系。在临床护理研究方面重点是如何组织和提供护理服务。这些研究包括护理人员的种类和数量、排班方式、病人分类系统、病人和工作人员的满意度、病区的安排等。

**3. 20 世纪 50 年代** 该时期护理研究发展迅速。1952 年美国《护理研究》(Nursing Research) 杂志创刊，促进了护理科研成果的发表。同时大学护理系和护理研究硕士班开设了护理研究方法的课程，1953 年美国哥伦比亚大学师范学院首先开办了"护理教育研究所"，1955 年美国护士协会成立了美国护士基金会,促进了护理研究工作的蓬勃发展。该时期的研究重点是探讨护士是什么、护理是什么、理想的护士特性是什么等概念性问题。

**4.20 世纪 60 年代及以后** 护理研究进入了稳步发展的阶段。护理博士教育的出现为推动护理研究的发展起到了重要作用。20 世纪 60 年代后护理研究的重点在于比较不同学制之间护理教育的效果。护理研究主要与护理概念、护理模式和护理理论结合起来,并出现了较多针对临床护理问题和改进护理方法的研究。20 世纪 90 年代后开始将循证实践作为护理研究的重点,护理流程的规范性、科学化研究成为重点。2004 年 10 月美国高等护理教育学会(American Association of Colleges of Nursing, AACN)正式批准实践型护理博士(doctor of nursing practice, DNP)学位的授予。据 AACN 的报道,2020 年美国有 500 余项护理硕士项目,357 项实践型护理博士(DNP)项目,注册护士中具有硕士或博士学位的占比为 13.8%。

**(二)我国护理研究的发展概况**

我国的护理研究工作起步相对较晚。自 1954 年创刊《中华护理杂志》以来,1985 年后又陆续创刊了《中国实用护理杂志》《护士进修杂志》《护理学杂志》《护理研究》等刊物,这些刊物对我国护理研究的交流和开展起到了推动作用。1980 年,我国开始大专护理学教育,1983 年我国各高等医科院校陆续开办护理学本科教育,护理科研课程纳入教学计划,成为必修课。我国 1992 年开始护理学硕士教育,2004 年开始护理学博士教育,2011 年护理学成为一级学科,2012 年建立了第一个护理学博士后流动站,培养了高层次的护理研究人才,研究论文的数量和质量有了迅速的提高,护理研究的水平也得到了稳步提升。

在研究的关注点上,20 世纪 80 年代主要针对责任制护理的建立、护理制度和质量规范的构建;20 世纪 90 年代的研究重点则是探索整体护理的内涵和整体护理的实施,护理教育体制改革和课程建设也是该时期研究的重点。2000 年后循证护理实践、专科护理发展、护理人力资源配置成为护理研究的热点。进入 2020 年后,"互联网+"护理、护理信息化建设、虚拟现实技术在护理领域的应用、临床护理实践指南、护理学科体系建设成为研究的重点。在研究方法上,2000 年以前,我国的护理研究绝大多数是延续生物医学领域传统的量性研究方法;2000 年以后,除了传统的量性研究外,质性研究、混合性研究越来越多地被护理研究者采用。

# 第二节　护理研究的基本过程

护理研究的基本过程遵循普遍性的研究规律,包括:①研究选题。②研究设计。③收集资料。④分析资料。⑤撰写研究报告。⑥研究成果推广应用。图 1-1 展示了研究的基本步骤。

## 一、研究选题

选题是科学研究的第一步,也是至关重要的环节。选题关系到研究的方向、目标和内容,直接影响研究的方法和途径,决定着科研成果的价值和水平。选题包括提出研究问题、查阅文献、研究问题的形成与陈述、理论/框架的建立等内容。

护理研究问题往往来源于护理实践、文献阅读、学术交流、理论研究、基金指南、学科动态等。例如从糖尿病病人血糖控制的角度来看,护理的核心是让病人学会自我管理,因此,自我管理是否规范、相关手段是否详尽、其影响因素以及临床应用等都可以成为重要的研究课题。如何发现护理研究问题、提炼研究目标是开展护理研究中至关重要的环节,需要进行系统的培训。研究目标要具体化,简单明了,在研究目标的阐述中应包含研究对象、研究变量(自变量、因变量),并注意区别研究目的和研究意义。例如某课题针对经皮冠状动脉介入治疗病人心脏康复问题,采用健康行为互动模式,期望通过干预能够提高病人的主观能动性,使病人形成健康行为,从而提高病人的服药依从性、自我效能感和生活质量,促进病人心脏康复,则研究目标可界定为"健康行为互动模式干预对改善经皮冠状动脉介入治疗病人服药依从性、自我效能感和生活质量的作用"。

查阅文献和寻找研究问题的过程是相互结合的,查阅文献的目的包括了解研究课题的历史、现状、动态和水平;查看自己选题的内容与他人工作有无重复,以减少盲目性;启发自己的研究思路;寻找相关的理论依据。因此,从事研究工作必须查阅文献。文献应以最近几年发表的资料为主,与课题有密切关系的国内外论文要精读,并做好读书笔记和文献分析汇总。

研究假设是研究前对要研究的问题提出的预设结果,根据假设确定研究对象、研究方法和观察指标等。研究假设能提供研究方向,指导研究设计。研究假设通过研究加以论证。值得注意的是,不是所有的研究都需要提出明确的研究假设。

陈述问题是指陈述所提出研究问题的背景和主要思路,说明立题依据和预期目的,采用研究相关的理论框架或概念框架以指导课题的研究。在研究

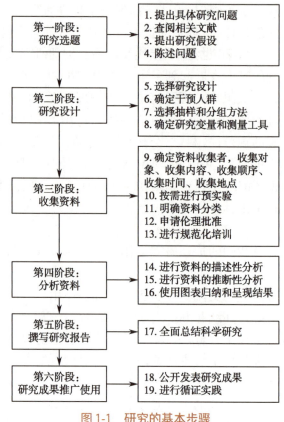

图 1-1　研究的基本步骤

中理论的应用是很重要的,它影响着假设的形成、研究设计和结果分析,以理论为指导进行研究,所得结果也必然纳入理论框架中。例如授权理论在社区老年慢性病(如高血压、糖尿病等)病人教育中的应用,通过提供知识、技能与资源,使个体或群体能积极参与决策,并通过行动来改变自身的不利处境,增强其对自身生活的控制能力。

## 二、研究设计

确定研究问题后,需要进行研究设计。研究设计是研究过程中研究方法的设想和安排。研究设计的内容主要包括研究的类型选择、明确研究的基本要素、确保研究的内部效度及外部效度、质量控制、科研伦理等多个方面。根据是否对研究对象进行干预、是否分组或应用随机原则,可分为实验性研究、类实验性研究和非实验性研究。

## 三、收集资料

研究者往往通过测量、问卷调查、访谈或观察等方法从研究对象处直接收集原始资料。资料收集时需要对由谁进行资料收集、收集哪些对象的资料、收集什么内容的资料、按什么顺序进行、何时进行资料收集、在何处进行资料收集、是否当场收发问卷以及如何保护受试者的权利和隐私等进行周密的规划和设计。如果多人进行资料收集,还需对资料收集者进行统一培训,使资料收集的流程标准化、统一化。

一般在大规模或大样本的研究之前需要进行小规模的预实验,以熟悉和摸清研究条件,检查研究设计是否切实可行,有无需要改进的地方,并估计样本量和预测研究成功的可能性。凡是正式实验中所需要应用的各种问卷、量表、仪器、设备等,应在预实验中进行初步试用和检测,同时也可以了解到研究对象对研究方法和干预措施的反应,以便及时修改,使研究者能获得更佳的数据资料。

研究中得到的资料可分为计量资料（如身高、体重、焦虑评分等）和计数资料（如感染的发生率、抑郁的发生人数等），介于中间的为等级资料（如分娩疼痛的分级、癌性疲乏的严重程度分级等）。

## 四、分析资料

研究资料只有通过统计学方法进行分析才能找出规律性的答案，得到有意义的结论。资料的描述性统计分析通常采用百分比、均数、标准差、中位数等指标表示，而推断性统计分析则根据资料的类型、分布类型（正态分布或偏态分布）、方差齐性选择参数法或非参数法进行统计分析。最后，采用统计图或统计表来归纳和呈现研究结果。

## 五、撰写研究报告

研究报告是研究工作的书面总结，也是科学研究的论证性文章。研究报告的撰写是科研工作中的一个重要组成部分。研究报告要求立题新颖、目的明确、技术路线清晰、资料翔实、研究过程描述清晰和详细、结果经得起重复验证等。研究报告的内容一般包括前言（研究的背景和立项依据、文献回顾、研究目的）、研究对象和方法、结果、讨论和结论等部分。

## 六、研究结果推广应用

研究结果往往需要在公开发行的期刊上发表，以推广研究成果。研究结果的应用是研究的最后一个环节，循证实践的核心就是利用已有的研究成果，指导护理实践，优化护理流程，从而做出科学的护理决策，而研究结果的推广和应用就是循证实践的开端。

## 第三节　护理研究的伦理原则及科研诚信

**情景导入**

一项关于父母照顾患有"孤独症"的孩子所带来的心理压力的质性研究中，研究者与研究对象建立了良好的关系，这样有利于研究对象透露心声，甚至说出一些长期积于心中的"秘密"。研究对象对研究者承认由于不堪照顾的重负，经常打骂她的孩子。

**请问：**

1. 研究者在不违背保密性原则的前提下如何做出反应？
2. 如果研究者将此事实告知给相应的机构，其他的研究对象还相信保密原则吗？

护理研究在多数情况下是以人为研究对象的，如病人或健康人。因此，在研究中经常会遇到有关人类权利的伦理问题或困境。如何在研究中尊重人的生命、权利和尊严，是每一位护理研究者在研究过程中需要慎重考虑的问题。因此，学习并遵循护理研究的伦理原则、认真执行伦理审查十分重要。

## 一、伦理原则

护理研究需要遵循生物医学研究的伦理原则。生物医学研究中需要遵循的三个基本伦理学原则是：尊重人的尊严原则、有益原则和公正原则。

### （一）尊重人的尊严原则

尊重人的尊严是指生物医学研究应当充分尊重人的生命、健康、隐私与人格等固有的尊严、人权和基本自由。

**1. 尊重人的尊严原则的主要内容**

（1）自主决定权（right to self-determination）：指在研究过程中，研究者需尊重和保障研究参与者或者研究参与者监护人的知情权和参加研究的自主决定权，严格履行知情同意程序，不允许使用欺骗、利诱、胁迫等手段使研究参与者或者研究参与者监护人同意参加研究，允许研究参与者或者研究参与者监护人在任何阶段无条件退出研究。

（2）隐私权（right to privacy）：隐私权包括个人的态度、信仰、行为、意见以及各种档案、记录等。当未经本人允许或违背本人意愿而将其私人信息告知他人时，即造成对研究对象隐私权的侵犯。护理研究中对研究对象隐私权的侵犯常发生在资料收集过程中。例如在医院病人不知情的情况下，收集其在医院内记录的相关资料，并告知他人。

（3）匿名权和保密权（right to anonymity and confidentiality）：在隐私权的基础上，研究对象有权享有匿名权和要求所收集资料被保密的权利。在多数研究中，研究者通过向研究对象保证不对任何人公开其身份或许诺所得信息不向任何人公开的方式来达到对研究对象匿名权的保护。保密权指没有经研究对象同意，不得向他人公开研究对象的任何个人信息。通常情况下，保密的原则包括以下几个方面：①个人信息的公开及公开程度必须经研究对象授权。②个人有权选择可与其分享其私人信息的对象。③接收信息者有保守秘密的责任和义务。

**2. 知情同意**（informed consent）　尊重人的尊严原则要求研究者在实施研究前必须征得研究对象的知情同意，对于未满18岁的未成年人还需要得到其监护人的知情同意。特殊情况下，精神障碍者、神志不清者、临终病人、婴儿、儿童等无行为能力者或限制行为能力者如犯人，其知情同意权必须由法定监护人或代理人行使。知情同意包含三个要素：信息、理解和自愿。知情同意是指参与者已被充分告知有关研究的信息，并且也能充分理解被告知信息的内容，具有自由选择参与或退出研究的权利。知情同意书包括研究目的、研究内容与方法、研究的风险及可能带来的不适、研究的益处、可能得到的补偿、匿名和保密的保证、联络信息、自愿同意、退出研究的权利等内容。如果研究由相关单位或基金资助，研究者应在知情同意书中明确表示资助的机构的名称，如果研究是课程或学位论文的性质，也应一并说明。

**（二）有益原则**

有益原则是指研究结果应对研究对象和社会有益，并尽可能地使研究对象免于遭受伤害。受益包括研究对象本人从中获得健康知识，从干预措施中获益，或该研究结果能促进知识发展和技术改进。伤害包括身体伤害（损伤、疲乏等）、心理伤害（压力、恐惧等）、社会伤害（人格、名誉、社会支持等受损）、经济伤害（经济负担加重等）。研究者需要向研究对象保证他们在参与研究过程中所提供的信息不会被用作本研究目的以外的用途。研究对象和研究者在研究中建立起来的关系不能被研究者滥用。在研究实施前，应谨慎评估受益和风险，研究的科学和社会利益不得超越研究参与者人身安全与健康权益。研究的风险受益比应当合理，使研究参与者可能受到的风险最小化。

**（三）公正原则**

公正原则是指在人人平等原则的指导下，确保所有人得到公正与公平的对待，以及将利益与风险做出公平的分配。该原则包含公平选择研究对象和公平对待研究对象。

**1. 公平选择研究对象**　让研究对象以公平的机会进入研究情境，以保证其所接受的利益及风险的概率均等。样本的选择是基于研究的要求而不是基于方便、欺骗或给予某种利益的承诺。例如研究者在采取进行心理干预的随机对照试验过程中，将配合度高、意向性好的研究对象纳入干预组，将配合度差的研究对象分到对照组，这是有悖伦理原则的做法。在护理研究中，如果条件允许，可以使用随机抽样和随机分组的方法对研究对象进行公平选择。

**2. 公平对待研究对象** 公平对待研究对象主要包括以下内容：①遵守研究者与参与者之间的协议，包括遵守既定的研究过程和给予参与者任何奖励的承诺。②对研究对象不论年龄、性别、种族、经济水平等均一视同仁，对某些特殊疾病病人也应同等对待。③一些在研究前未说明的事项或研究中发生的问题，应根据实际情况必要时向参与者清楚地给予说明。④对决定不参加研究或中途退出的研究对象，均给予同等的待遇，而不能歧视或者产生偏见。

---

### 知识拓展

#### 知情同意书范例

研究题目：住院乳腺癌化疗病人抑郁状况及影响因素的研究

研究者：××女士

××女士是一名在乳腺外科工作的护士，正在研究乳腺癌化疗病人的抑郁状况及影响因素（研究目的），这项研究结果将有助于护士了解住院乳腺癌化疗病人的抑郁状况及影响因素，帮助减轻病人的抑郁程度（研究的益处）。

此项研究及其过程已经被有关部门批准。研究过程不会对您及您的家庭带来任何风险或伤害（潜在的风险）。主要研究过程包括：①填写一份一般资料调查表。②填写一份关于乳腺癌化疗病人抑郁状况的调查问卷（研究的内容与方法）。全部过程将花费您约 15 分钟时间（时间需要）。如果您对参与本研究有任何问题，请拨打电话××××××××与××女士联系（联络信息）。

您本人有权决定是否参与此研究（自愿同意），也可以在任何时候退出研究，这对您不会造成任何影响（退出研究的权利）。

研究数据将被编码，所以不会提及您的名字。当研究在进行中或研究报告被出版发行时，您的名字也不会被提及。所有的数据会被保存在一个安全的场所，未经您的允许不会告诉任何人（匿名和保密的保证）。

我已阅读这份同意书并且自愿同意参与这项研究。

研究对象签字：_____ 日期：_____

法定代理人签字（若需要）_____ 日期：_____ 与研究对象的关系_____

我已经将研究内容向研究对象做了解释，并且已经得到他/她对于知情同意的理解。

研究者签字：_____ 日期：_____

---

## 二、伦理审查

为了使研究对象的权利得到更好的保障，进一步规范学术行为，世界各国都越来越重视对研究的伦理审查。2023 年国家卫生健康委、教育部、科技部、国家中医药局联合印发了《涉及人的生命科学和医学研究伦理审查办法》，有力地推动了我国对医学研究的伦理监督。

### （一）伦理审查委员会的组成

伦理审查委员会（Institutional Review Board，IRB）是用来保证研究者在实施研究过程中遵守伦理准则的委员会，是由不同学科专家和社会人士组成的，对涉及人的研究进行科学审查和伦理审查的组织。按照国际惯例，每个 IRB 一般由 5 名以上具有不同性别、种族、文化、经济、教育等背景的人员组成，最好有伦理或法律专业等非科学领域背景的人员，应至少有一名非本单位的成员。《涉及人的生命科学和医学研究伦理审查办法》第八条规定："伦理审查委员会的委员应当从生命科学、医学、生命伦理学、法学等领域的专家和非本机构的社会人士中遴选产生，人数不得少于 7 人，并且应当有不同性别的委员，民族地区应当考虑少数民族委员。"与利益集团或研究项目有利益关系的成员，在对该项目进行审查时，应回避。当审查具有独特专业性的领域时，伦理审查委员会可以聘请独立顾问，以覆盖被审查项目的专业领域。

### （二）伦理委员会审查的内容

**1. 研究的科学性**　包括研究设计方案和实施过程是否严格遵循普遍认可的科学原理、实验方法和分析方法，以保证研究的安全性和可靠性。

**2. 伦理学的审查**　审查研究设计中有关伦理问题的考虑及知情同意书等内容。例如研究是否违反法律法规；研究方案是否科学；研究对象的选择有无偏向；预期受益和风险分析；应用对照组的理由；知情同意书所表达信息的充分性；知情同意的具体过程；对科研资料保密的方式；研究是否有利益冲突等。伦理审查委员会可对研究项目做出批准、不批准、修改后批准、修改后再审、继续研究、暂停或者终止研究的决定。

**3. 伦理审查委员会批准研究的基本标准**　研究具有科学价值和社会价值，不违反法律法规的规定，不损害公共利益；研究参与者权利得到尊重，隐私权和个人信息得到保护；研究方案科学；研究参与者的纳入和排除的标准科学而公平；风险受益比合理，风险最小化；知情同意规范、有效；研究机构和研究者能够胜任；研究结果发布方式、内容、时间合理；研究者遵守科研规范与诚信。

## 三、科研诚信

科研诚信是科研伦理的一部分，包含科研行为的伦理准则，即科研过程、交流、报道的诚信准则。

### （一）科研不端行为的概念

科研不端行为是围绕科研诚信准则而定义的。20 世纪 90 年代，国际上对此已有共识，认为有三类科研不端行为，包括伪造（fabrication）、篡改（falsification）和剽窃（plagiarism）。

伪造，指无中生有地伪造实验结果，并记录和报道实验结果。篡改，就是操纵实验材料、仪器或者实验程序，改变或省略实验数据或者结果，使得科研结果不能够准确地表达在科研记录里面。剽窃，指未适当说明来源的方式，掠取别人的想法、程序、结果或者文字，包括在评审有保密性的科研建议书和论文文稿时获取的内容。

裁定不端行为有下面三个原则。第一，该行为违反了科学界公认的诚信规范；第二，需要判断该行为是否在有意地不遵守已知规范的情况下做出，不端行为不包括无意中或在不知道的情况下犯的错误；第三，在判断某人是否有不端行为的时候，必须有占绝对优势的证据证明该行为的性质。

### （二）科研不端行为的监督和管理

**1. 制定相应的政策法规**　对科研不端行为的调查和处理必须在科学、规范、公正等原则指导下遵循严格的程序进行，国家各级部门出台和不断完善的行政法规都包含了对科研不端行为的处理条款，对科研不端行为的处罚规定均以"法律责任"的形式进行了规范。

**2. 设立学术监督机构**　中华人民共和国科学技术部成立的"科研诚信建设办公室"，具体职责包括：接受、转送对科研不端行为的举报；协调项目主持机关和项目承担单位的调查处理工作；向被处理人或实名举报人送达科学技术部的查处决定；推动项目主持机关、项目承担单位的科研诚信建设；研究提出加强科研诚信建设的建议。

**3. 利用先进技术手段鉴定科研不端行为**　国内外一些机构和科研人员近年开发出来利用计算机和网络技术检测一稿多投、抄袭、剽窃等问题的软件和服务。如中国知网（CNKI）科研诚信管理系统研究中心研发的"学术不端文献检测系统"能够预判抄袭、剽窃、一稿多投、不当署名、一个成果多次发表等各种形式的科研不端行为。

## 知识链接

### 恪守科技伦理，杜绝学术不端

科技伦理是开展科技活动需要遵循的价值理念和行为规范，是促进科技事业健康发展的重要保障。客观真理是科学研究的一贯追求，科研工作者通过科学实验、理论推导、仿真模拟和数据分析来探索与认识客观世界，其工作本身是中立的。科学是把双刃剑，关键是看掌握它的人如何使用。科研学术诚信是科研从业者的基本要求，抄袭、篡改数据、弄虚作假等行为均是学术诚信缺乏的具体表现。于个人而言，学术不端行为有损个人价值观念，扼杀学术研究的创新性；于集体而言，错误的科学研究结论会导致科研资源浪费，阻碍科学进步进程。

新时代的学生肩负着中华民族伟大复兴的重任，更要严于律己，对科学研究保持敬畏之心，形成严谨的学风，保证研究成果的真实可靠，为学术环境的健康发展做出自己的贡献。

（许翠萍）

## 思考题

1. 某研究者为探讨正念训练对乳腺癌抑郁病人的干预效果，在研究设计时选择一定数量的病人并随机分为 2 组，甲组为常规护理加正念训练，乙组为空白对照加常规护理。该研究设计能否通过伦理审查？在护理研究时需要遵循哪些伦理原则？

2. 一项关于父母照顾患有癫痫的孩子所带来的心理压力的质性研究中，研究者需要获得研究对象的知情同意，签署知情同意书。知情同意书应包括哪些内容？

ER1-4

练习题

# 第二章 | 研究选题

教学课件

思维导图

## 学习目标

1. 掌握研究问题形成和陈述的方法。
2. 熟悉选题的来源与原则、理论/概念框架的概念及形成过程。
3. 了解选题的注意事项、构建理论/概念框架的意义。
4. 能正确描述选题的基本过程。
5. 具有评价研究问题的思维能力。

爱因斯坦曾指出："提出一个问题往往比解决一个问题更重要。因为解决一个问题也许仅仅是一个教学上或实验上的技能而已，而提出新的问题、新的可能性，从新的角度去看待旧的问题，需要有创造性的想象力，而且标志着科学的真正进步。"科学研究是一个不断提出问题和解决问题的过程。选题是进行科学研究的第一步，也是至关重要的一步。

选题也称立题，是指选择、形成和确定一个需要研究和解决的科学问题。科学问题是指那些在学科领域中尚未被认识和解决的、有科学研究价值的问题。科学研究就是对科学问题开展研究并探索其本质：是什么？为什么？怎么样？从而对所研究的问题与现象进行描述、解释、预测和控制。选题决定了科研工作的方向，是一个严谨的科学思维过程，是科研工作者认识能力、理论水平、科研能力和学术敏感性的综合体现，是个人兴趣、文献剖析和专业经验相结合的过程，是决定科研成败和成果价值的关键因素。

## 第一节 研究问题的提出

### 情景导入

护士小李发现临床工作中尚存在着许多不明确的问题，希望通过科学研究来解除困惑，但是她不知道如何选择研究问题，也不清楚哪些问题适合开展科研。

**请问：**
1. 研究问题有哪些来源？
2. 确定研究问题时，应考虑哪些原则？

## 一、研究问题的来源

护理科研的选题可以涉及与护理领域相关的所有问题和现象，其目的是构建护理学科的知识体系以指导护理工作实践。护理专业领域中存在着大量的科研选题，值得护理人员去深入研究和探讨。具体来说，选题主要来源于临床实践，此外，还可以从文献阅读、学术交流、理论研究、基金指南和学科动向中获得灵感。

## （一）临床实践

临床实践中尚未解决的问题和不断产生的新问题是护理科研重要的选题来源。在临床工作中，提倡护士开展以循证为基础的护理实践。当护士发现临床实际工作中存在某一问题或现象时，一方面需要通过循证医学的途径查找证据寻找解决问题的方法，另一方面可能需要将发现的问题或现象及时采用科学研究的方法给予解决，以丰富现有的科研成果和学科知识体系。

**1. 普遍性问题或现象**　是指在日常工作中经常遇到的问题或现象，试图寻求解决问题的方法或途径，可能涉及如何对这一问题或现象进行描述、解释、预测或控制。

### 例 2-1

#### 保鲜膜覆盖对预防机械通气病人眼部并发症的效果

监护室的护士发现病人由于机械通气和镇静易出现眼睑闭合不全、结膜水肿等眼部病变，而临床上并没有规范的眼部预防和护理措施。针对这一现象，护士开始思考：为什么机械通气和镇静的病人会发生眼部病变？机械通气和镇静病人眼部病变的发生率有多少？有哪些措施可以预防和改善这一病变？这些措施中最经济、有效、可行的方法是什么？通过临床实践中发现的问题，再结合文献检索与阅读，最后确定了"保鲜膜覆盖对预防机械通气病人眼部并发症的效果"的选题。

**2. 新问题或新现象**　当临床工作中遇到一些困惑不解的新问题或新现象时，试图寻找问题的答案，可以追问：这种问题或现象为什么会出现？有没有规律？如何预防？如何解决？

### 例 2-2

#### 应用智能提醒药盒改善独居老年慢性病病人服药依从性的影响

社区护士发现有些独居的患慢性病的老人，由于记忆力下降和缺少家属支持，服药依从性往往欠佳，而服药不依从又加重了病人的病情。那么独居老人服药依从性的影响因素有哪些呢？服药不依从的危害又有哪些呢？有哪些方法可以改善独居老人的服药依从性呢？从这一问题出发，结合文献知识和信息技术，最终确定了"应用智能提醒药盒改善独居老年慢性病病人服药依从性"的选题。

**3. 改进工作方法或程序**　当临床工作中遇到一些感到、困难或不顺手的地方，试图寻求解决问题的方法，可以追问：这个护理程序的关键环节是什么？造成这个问题的原因是什么？能不能进行优化？如何进行优化？

### 例 2-3

#### 新型鼻胃管固定胶布固定胃管的效果评价

留置胃管的病人使用普通纸胶布对胃管进行二重固定后，需每日更换胶布，增加了护士的工作量，并且依然会出现意外拔管的情况。护士发现纸胶布遇到皮脂后黏性下降，弹性不足，固定效果不好。那么是否有更好的固定材料呢？是否有更好的固定方法呢？通过文献阅读和厂家咨询，提出了选题：新型鼻胃管固定胶布固定胃管的效果评价。

除此之外，对临床现象和困惑进行追问、对日常工作进行反思、对他人的反馈进行思考等，都是很好的选题来源。

总之，临床实践是科研选题最重要、最宝贵的来源。这些选题既具有实际意义，又有创新性和可行性，是非常有价值的选题。在临床实践中，立足医院、专业和团队的特长，结合自己的专业优势，善于发现和思考，就能找到合适的选题，开展有意义的科研工作。

### （二）文献阅读

**1. 提供信息和灵感**　广泛阅读专业文献，收集资料，掌握信息，能为选题提供决策性依据。文献阅读在科研工作中有着重要的作用，在确定选题的各个阶段都离不开文献查询和阅读。在选题的最初尚未确定方向时，可以选择几本与自己的专业或研究兴趣相关的高质量期刊广泛浏览阅读，也可以追踪与自己研究领域相符的知名研究者的研究动态，由此了解所关注领域的研究热点和前沿信息，找到最初的选题方向。在有了初步的选题方向后，进行深入、全面的文献检索和阅读，发现文献的空白点、文献之间的矛盾和冲突或者现有研究的局限性，就可以此作为选题的切入点。因此，高质量的、全面深入的文献阅读，可以帮助研究者透彻地分析某一领域的基本概念、理论基础、研究进展、已有的共识、尚存的争议和亟待研究的重要问题，是选题是否具有科学性和创新性的重要依据。

**2. 研究课题的复制**　从循证医学的角度来看，任何一个单一的研究都会存在一定的局限性，高质量的证据需要多项同质性研究结果的荟萃分析，所以在某一个时期或阶段内针对某些研究热点问题，有必要开展一些高质量的重复性研究，从而尽早获得比较可靠的结果和结论，达成专业共识，并促进研究成果的推广和应用。课题的复制反映了科研可重复性的本质。常见的课题复制包括以下几种形式：

（1）**从已有课题的延伸中选题**：此类选题占有相当的比例。通过原有课题的延伸，可以使科研步步深入，获得系列研究成果。

（2）**从改变研究内容组合中选题**：有意识地改变原有课题中的研究对象、施加因素、观察指标 3 个要素中的一个或多个，可以形成新的选题。

（3）**从其他学科移植中选题**：将其他学科的新理念、新技术、新方法移植到护理学科。

**例 2-4**

### 乳腺癌术后病人的生活质量调查

通过阅读文献，从原有文献"乳腺癌术后病人的生活质量调查"中进一步延伸，确定题目"乳腺癌术后病人生活质量的纵向研究"；也可以改变研究方法，确定题目"内分泌治疗对乳腺癌术后子宫内膜病变病人生活质量影响的临床观察"；还可以从心理学借鉴正念认知疗法，确定题目为"正念认知疗法对乳腺癌术后病人生活质量的效果评价"。

在确定了选题后，有目的地阅读文献可以高效解决科研设计中的细节问题，例如核心概念的界定、研究变量的确定、研究工具的筛选、结局指标的选择和测量方法的选择等，还可以帮助研究者形成科学的研究假设。总之，文献阅读能够使研究者跳出自己的视野，看到学科的动向，既给了研究者选题的灵感，也增强了研究者科研成功的信心。一个合格的科研工作者必须持续地阅读文献，才能走在科研的前沿。

### （三）学术交流

学术交流的形式包括正式的学术交流和非正式的学术探讨。这两种形式都可以激发科研工作者的灵感，获得第一手的信息。关注自己感兴趣领域的学科学会发布的会议消息，不定期地参加学术交流活动，尤其是学科优秀专家的高水平讲座，及时了解学科的最新进展和未来的研究方向，有助于更新学科知识，开阔研究思路，启迪学术灵感，产生科研选题。非正式的学术探讨形式多样，如学术沙龙、科研组会、同行交流、多学科会议等。科研团队定期讨论课题进展、阐明研究思路，多学科团队成员交流学术问题、探讨合作意向等，这些学术活动都有助于研究者激发研究灵感，理清研究思路，形成研究问题。

### （四）理论研究

护理理论是指对护理现象系统的、整体的看法，以描述、解释、预测和控制护理现象。理论来源于实践，并指导实践。科学研究的结果可用于构建学科理论知识体系，成熟的理论知识也可用于指导实践和科研。理论对选题的指导作用可以体现在以下三个方面：

**1. 将理论作为研究架构用于指导研究设计**　理论是由概念和概念间的相互关系构成的。如果一个研究者使用某一个理论作为研究的基础，那么经过演绎推理可以对预期结果进行推论，即可以将理论用于指导实践，并进一步验证理论的作用和价值。例如将奥瑞姆（Orem）的自护理论应用于乳腺癌术后病人的护理。

**2. 验证某一新理论及其实用价值**　以新发展的理论、模型或概念框架为指导，用于开发或者复制新的研究课题，以验证其正确性、可操作性和推广性。例如，验证布朗（Brown）高级护理实践理论框架指导我国糖尿病专科护理门诊建设的价值。

**3. 从理论与实践的矛盾中选题**　当发现采用某一理论指导临床工作实践时，理论与实际存在不一致的情况，应考虑到可以通过科学研究的方法将该理论进行修正、补充或完善，使理论逐步走向成熟。

### （五）基金指南和学科动态

科学基金是指为了从事科学研究活动的目的而设立的具有一定数量的资金。国内外各级科研管理机构、基金组织、专业组织、政府医疗卫生机构都设有相应的科学基金，明确优先资助的研究领域，以引导科研选题的方向。在我国，根据基金的来源，可以将其划分为国家级科学基金、部委级科学基金和地方级科学基金。以护理学科为例，可以申请的科研基金包括国家自然科学基金，国家社会科学基金，省市级卫健委、科委、教委基金，以及学会、大学或医院自设的基金等。这些机构都会根据医疗卫生事业发展规划的需要定期发布基金指南，列出医疗卫生和社会发展中最需要解决的问题，确定优先资助的学科领域、研究范围和研究方向，从而发挥引领科研的导向作用。所以，科研工作者要学会读懂科学基金指南的内涵，找准科研的热点，以此确定自己的研究方向。

此外，关注学科动态和社会重大问题也是科研工作者应具备的基本素养。为了促进中国护理事业的发展，国家卫生健康委每隔五年都会印发《全国护理事业发展规划》。这是护理学科最重要的指导性文件，指明了未来五年的学科发展方向。例如《全国护理事业发展规划（2021—2025年）》指出"十四五"时期护理事业发展的主要任务包括完善护理服务体系、加强护士队伍建设、推动护理高质量发展、补齐护理短板弱项、加强护理信息化建设、推动中医护理发展和加强护理交流合作。这提示了在未来的五年里，这些领域的问题将成为护理学科研究的热点。

以上为选题常见的五种来源，实际科研工作中，这些方法往往会结合起来应用。作为护理学科的新生力量，应勤于实践、细心观察、多读文献、主动思考、善于追问，培养科研工作者的基本功和灵敏性，提出科学、实用、有引领意义的选题。

---

**知识拓展**

### 94 岁获"国际成就奖"的护士奶奶——章金媛

2023 年 7 月，"国际成就奖"获得者章金媛同志颁奖大会在北京举行。此前，在加拿大蒙特利尔举办的国际护士会大会上，94 岁的中国护士章金媛荣获 2023 年"国际成就奖"。该奖项是护理界及健康领域最负盛名的奖项之一，自 1999 年设立以来，每两年颁发一次，每次评选一人。

章金媛出生于江西省南昌市，是原南昌市第一医院护理部主任，第 39 届南丁格尔奖章获得者。她从事临床护理工作40余年，拥有30余项临床发明。在很多人眼里，护理工作没有什么创新性。章金媛却总是用心钻研，摸索发现新的护理规律。她发明的内折叠拆铺床法至今仍在临床沿用，她创立的巡回护理制等理论还入选护理教科书。退休后，章金媛活跃在志愿服务的第一线，个人累计志愿服务时数达2万余小时，并开拓性地建立了社区志愿服务体系，将护理专业实践扩展到了社区。

## 二、选题的原则与注意事项

### （一）选题的原则

1. **创新性** 是指选前人没有解决或没有完全解决的问题，或者采用的研究方法具有原创性和独特性。创新性是判断科研选题是否有价值的重要原则。虽然具有可重复性是科学研究的特点，但一个好的选题不能仅仅重复已有的研究，还需要在此基础上提出新规律、新理论、新知识和新方法。创新性可从以下几个方面突破：

（1）**前人从未涉足的领域，创立新理论、新知识和新技术**：例如选题"利用社交媒体传播艾滋病预防知识的大数据分析"，研究者在艾滋病预防领域首次应用了社交媒体信息捕捉、抓取和大数据分析的技术，这是有突破意义的创新。

（2）**前人虽然已有研究，但本次选题在此基础上调整方向，提出新的资料和结果**：例如"三孩政策下育龄青年生育意愿现状及影响因素分析"，这一选题在以往育龄青年分娩意愿调查的基础上，结合新的生育政策环境，收集新的资料并提出新的结果。

（3）**前人的研究陈旧或存在误区，本次选题对此纠正并提出新知识**：例如"鹅颈灯照射对于预防长期卧床病人压疮的效果"，这一选题在压力性损伤的护理历史中有着重要意义，但随着知识的进步和发展，研究者发现使用烤灯等皮肤干燥设施，加快了组织细胞代谢及需氧量，进而造成细胞缺血、坏死，加速了压力性损伤的易感性。因此，提出了"湿性疗法在临床压力性损伤伤口护理中的应用"的新选题。

（4）**国外已有研究报道，尚需结合我国实际进行创新性研究、验证**：例如"应用奥马哈系统开展肿瘤病人出院后的延续性护理"，引进奥马哈系统作为延续性护理的框架，探索该理论用于指导国内实践的效果和可行性，填补了国内该领域的空白。

（5）**将别人已完成、发表但尚未推广应用的科研成果进行转化和应用**：例如"缩短术前禁食禁水时间的证据应用研究"，研究者通过自己的应用和设计，促使禁食禁水指南在临床中的应用和转化，基于证据开展实施科学研究，在方法学上具有创新性。

总之，创新是科研工作的灵魂，是学科不断发展的动力。一个科研选题必须有某种程度上的创新，才有获得实施的意义和获得资助的可能。

2. **科学性** 是指选题应在科学理论的指导下进行，必须以一定的科学理论和科学事实为根据，符合客观规律，研究概念准确，科研设计严谨，干预措施具有科学依据，研究变量的选择具有逻辑关系。科学性是评价科研选题的基本标准，缺乏科学性的研究不能开展。为保证选题的科学性，应该做到：

（1）**系统检索和大量阅读文献**：选题是建立在大量文献阅读、了解国内外研究现状的基础上的，不是仅凭临床经验推测猜想的。例如选题"抚触对婴儿智力和神经行为发育的影响"，作者在系统检索和阅读文献后，发现抚触能增强免疫力，增进食物的消化和吸收，减少婴儿哭闹，选择这一题目具有科学依据。

（2）**正确处理继承与发展的关系**：选题不能与已确证的科学规律和理论相矛盾。例如选题"骨科病人术后72小时制动对减少引流液的影响"，这一题目中的干预措施"术后制动72小时"与现行的术后早期活动理论相矛盾，缺乏理论依据的支撑，因此这个题目的科学性需要进一步探讨。

3. **实用性** 是指选题应着眼于医疗卫生的需要和学科本身发展的需要，研究成果具有较普遍的科学意义和社会效益。对护理学科而言，选题的实用性就是看选题是否能够解决护理实践中的问题，能够使病人、护理人员或其他卫生保健人员受益，能否提高护理质量、促进护理学科发展。选题的实用性可以从以下三个方面考虑：

（1）**着眼于社会与学科发展的重要问题**：选题应着重选择医疗护理中迫切需要解决的关键问题。例如探讨老龄化社会中的养老模式与方法、关注肿瘤病人的长期康复需求等。一些浅显的调查性研究，例如"凶险性前置胎盘女性的焦虑水平调查"，其结果是不言而喻的，无需调查也能推测出来，这样的选题对于学科发展来说就显得不够重要。

（2）**正确对待基础研究和应用研究的关系**：对于学科发展来说，基础研究和应用研究有着同样重要的价值。护理学科的研究过去以应用研究为主，但近年来基础研究也崭露头角。例如"大鼠 3 期压力性损伤整合素 $\alpha_v\beta_3$ 的表达及 RGD 靶向超声造影剂靶向效果研究"，选取实验动物，应用缺血再灌注损伤理论建立压力性损伤模型，验证活性氧在大鼠 3 期压力性损伤中的作用机制，检测组织病理中整合素 $\alpha_v\beta_3$ 的表达情况，同时观察 RGD 靶向超声造影剂的靶向效果，为压力性损伤的评估及治疗提供客观依据。

（3）**注重选题的经济性和效益性**：经济性是指研究成本和未来成果推广应用的投入大小。效益性是指预期成果的学术价值、社会效益和经济效益。一个好的选题应尽可能做到投入少、成本低、见效快、收效大。如果一个干预措施能带来收益，但成本太高、难以推广，这样的选题实用价值不够。例如"使用抗血栓泵预防居家卧床老人下肢静脉血栓的效果"，虽然抗血栓泵预防下肢静脉血栓的效果已得到证实，但是抗血栓泵价格高昂，由医疗场所购买后提供给病人使用尚有困难，病人自行购买使用的负担更重。因此，这个选题虽然具有创新性和科学性，但在实用性方面考虑不周。

4. **可行性** 是指具备完成和实施课题的条件，即科研人员完成所承担课题的可能性。课题能否顺利实施与完成，与所需要的设备条件、承担者的科研水平以及课题的前期基础有着密切的关系。一个课题具有创新性、科学性和实用性，但如果不具备必要的研究条件，也只能是纸上谈兵。因此，选题应与自己的主观条件、客观条件相适应。

（1）**主观条件**：是指研究者及其课题组成员的知识结构、技术水平、研究能力、思维能力、科研经验、合作积极性，以及人员配置、时间分配、领导支持等因素。例如"肺癌病人出院后延续性护理模式的构建"这一选题，虽然研究者本人对此有着浓厚的兴趣和科研热情，但多学科团队的构建与协作、延续性护理工作岗位的设置、延续护理方案的构建与护士培训等因素都需要逐一考虑，课题才具有可行性。

（2）**客观条件**：是指文献资料、资金设备、协作条件、研究方法、研究对象、临床资料、研究期限以及相关学科的发展程度等。例如"全国护理人员工作满意度调查"的选题，必须有充足的经费支持和学科协作网络，才能开展如此大规模、多区域、多中心的调查研究。又如"新生儿表皮松解症患儿家长的照护需求"这一选题，必须找到充足的样本才能开展下去。

总之，选题要适合自己的知识、能力和素质及所具备的科研条件，考虑到将会遇到的各种问题和困难，不要贪大求全，选取最适合自己的研究能力，又最能体现研究水平和价值的课题。

## （二）选题的注意事项

选题要符合创新性、科学性、实用性和可行性的原则。此外，研究者还应结合自己的专业特长，在自己熟悉的研究领域专注、深入地选题。时刻将科研创新放在第一位，结合学科发展的动态，选择现在和未来迫切需要解决的问题。选题的范围大小要合适，且必须符合伦理原则。

1. **专注自己熟悉的研究领域** 护理工作者在进行科研选题时，最好选择自己熟悉的领域，即在从事临床护理或护理教育方向的基础上，结合自己的专业特长和学科领域选题。在自己熟悉的领域进行研究，不仅了解自己的知识水平、技术能力、研究工作经验、实验条件、经费以及研究对象的来源等，还能对自己课题的进展状态和现有水平全面彻底地把握，容易获得成功，还能形成自己的研究特色。选题应专注自己的优势领域，切忌"打一枪换一个地方"。专注一个领域开展系列研究，既有扎实的科研基础，又能够挖掘研究的深度。例如某研究者专注于乳腺癌病人的生活质量问题，先后开展了乳腺癌病人的抗癌体验探索、乳腺癌病人的生活质量调查、渐进式功能锻炼对提高乳腺癌病人生活质量的效果研究、社会支持对提高乳腺癌病人生活质量的效果研究、个案管理对提高乳腺癌病人生活质量的效果研究等系列项目，在乳腺癌康复领域树立了优势和领先地位。

**2. 突出创新，避免重复**　创新是选题的灵魂。选题必须考虑是否有新意，避免造成人、财、物、时间等的浪费。选择别人没有或很少做的内容进行研究，研究结果才能在护理学某范围或领域内达到新的水平。一些选题例如"肝素钠溶液用于外周静脉留置针封管的效果""骶尾部按摩对于预防压力性损伤的效果"，其干预措施已经被高质量的证据证明是无效的、不必要的，选择这样的题目开展原始研究缺乏新意。而选题例如"住院病人的焦虑现状调查""护生实习期间的压力调查"已经有大量的文献报道，选择这样的题目不容易获得关注。

**3. 选题范围恰当，具有可行性**　选题范围不可过大，要使题目尽可能明确而具体。选题范围太大则不易深入，例如"健康教育对病人心理状态的改善程度"，该课题选题范围太大，何种健康教育？针对哪类病的病人？具体哪种心理状态？怎样的改善程度？这些变量和要素都不明确，无法开展高质量的研究。又如"快速康复外科的效果评价"题目也太大，快速康复外科有多种干预手段，具体针对哪种措施？对哪一类病人的什么结局指标进行评价？这些都需要进一步明确和界定。所以，选题要尽可能具体明确，应本着先易后难、由小到大、由浅入深的原则循序渐进，逐渐深入。

**4. 选题要符合伦理原则**　伦理原则是所有科研工作都必须遵守的底线。选题时应反复思考，研究问题是否存在违反尊重人的尊严原则、有益原则和公正原则。护士必须承担的工作职责不能作为干预措施，例如"护理艾滋病病人与不护理艾滋病病人相比，护士对工作满意度的差异"。对所有病人都提供一视同仁的护理是护士的工作职责，不能作为分组的标准。明确效果更好的措施不能作为干预措施，例如"术后半卧位和平卧位相比，对病人呼吸功能的影响"，术后清醒病人予以半卧位可促进呼吸、预防呼吸道并发症，这已经是明确有效的措施，无需再设置对照组来进行检验。

**5. 选题要结合本学科的发展动态**　选题要结合学科的发展动态，关注学科发展中最关键的问题。例如"基于智慧护理系统的医护患三协同优化流程在肺部肿瘤病房的运用效果"关注了护理信息化建设问题，而"养老机构老年人认知功能现状及影响因素分析"则紧跟了提升老年护理服务问题。跟随学科动态的选题，既能体现科研的社会价值，又能推动学科快速发展。

## 第二节　研究问题的形成与陈述

**情景导入**

护士小王在乳腺外科工作，她发现接受淋巴结清扫术的乳腺癌病人容易发生淋巴水肿。为了改善这一情况，她准备开展一个题为"改善乳腺癌病人肢体康复"的课题。

**请问：**

1. 该研究题目是否合适，应如何修改选题？
2. 该研究的研究目的是什么？

发现初始的研究问题以后，还需要将研究问题逐步转化和聚焦，最终形成一个清晰而完整的、可以进行研究的问题。在形成研究问题时，首先应选择一个感兴趣的研究领域，然后通过文献检索熟悉这一领域的研究现状和前沿，结合自己的专业经验和科研基础找到研究的空白点和切入点，进而缩小方向，确定自己的研究课题。

## 一、研究问题的形成

### (一) 选择研究领域并不断聚焦

最初发现的研究问题往往是一个粗略、宽泛、抽象或模糊的研究领域，需要深究研究对象或问题的实质，确定研究的主题，使研究问题逐渐变得清楚、明确、具体。在科研过程中，不要寄希望于通过一个研究课题解决所有问题。发现临床问题后，要聚焦到问题的根源，选择和确定一个自己有能力解决的具体问题。

例如一位乳腺外科护士发现乳腺癌病人虽然生存期很长，但病人的整体康复并不理想。因此她选择了"乳腺癌病人的康复"作为研究领域。但一个研究课题通常只是针对研究问题的某一个点去解决问题，而不是针对某一个面。所以，接下来需要从这个研究领域中选择和确定一个切入点或突破口，例如"渐进式功能锻炼对于改善乳腺癌病人康复的效果"。

### (二) 确定研究变量，尤其是结局指标

有了较为具体的研究问题后，还需要进一步剖析研究的变量，例如自变量也就是干预措施是什么？因变量也就是结局指标是什么？结局指标用什么方式来测量？

依然用上述的例子"渐进式功能锻炼对于改善乳腺癌病人康复的效果"来看，在这个研究中自变量是"渐进式功能锻炼"，因变量是"康复"，但是"康复"是个很宽泛的概念，需要用更为具体的指标来衡量，如病人的"患肢活动度""生活质量"等。科研新手所提出的研究问题，常常用"效果"作为结局指标，这是方法学上的不成熟。其需要进一步思考和阅读文献，找出直接相关的、具体的、可测量的结局指标，这样的选题才具有可操作性。

### (三) 采用结构化方法构建完整的研究问题

结构化研究问题指使研究的定义、层次、涉及的范围和相关的影响因素更加清晰、明确和具体，形成一个具有完整结构和具体内容的研究问题。结构化的研究问题，会使研究者的思路进一步清晰、具体，对后续开展文献检索、招募研究对象、落实科研设计都有着重要的指导意义。

---

**知识拓展**

#### PICO 法构建研究问题

PICO 法是一种以循证医学为基础的构建临床研究问题的方法。PICO 是 population/patient（研究对象）、intervention（干预措施）、comparison（对照）和 outcome（结局指标）四个英文首字母的缩写。PICO 法提供了构建临床研究问题的逻辑思路和框架，通常包括四个步骤：

1. 确定研究对象或病人群体（population/patient）。
2. 明确研究的干预措施（intervention）。
3. 明确研究的对照组（comparison）。
4. 确定研究的结局指标（outcome）。

例如："渐进式功能锻炼对于改善乳腺癌病人康复的效果"，该研究中研究对象（P）为乳腺癌病人，干预措施（I）为渐进式功能锻炼，对照（C）为常规方法，结局指标（O）为患肢活动度、生活质量等。

---

### (四) 充分论证，建立假设

形成研究问题以后，还需要把提出的问题进一步扩展、加深和完善，找出变量之间的关系，进而形成假设，再选择和设计验证假设的方法和手段。一旦形成研究假设，并确定了验证假设的方法和手段，选题也就基本完成了。在这个过程中，反复的论证和讨论是必不可少的。研究问题的论证

可以通过研究者自己的深入思考和文献查新来进行，也可以与有经验的研究者经过充分讨论后决定，还可以举行开题报告会请相关领域的专家给予指导意见。一份完整的开题报告通常包括以下内容：课题的目的、意义、创新性，立题的依据，目前国内外研究进展，研究的内容，拟采取的研究途径和研究设备，技术路线，方法与指标的选择，预试验情况，预期结果，安排与进展，存在的问题与解决方法等。通过报告自己的开题思想，聆听不同学术观点与思路的交锋，有助于克服选题的片面性，使选题更为完善。

## 二、研究问题的陈述

研究问题确定以后，必须清楚地陈述出其相应的研究目的、研究目标、研究问题和研究假设，以指导科研设计过程。

### （一）研究目的

研究目的（research purpose）是指进行此研究的理由。研究目的常从选题的立题依据中引申出来，所以立题依据的结尾部分要清楚地陈述出"本研究的目的是……"

---

**例 2-5**

### 研究目的举例

糖尿病病人存在着服药不依从的问题，而服药不依从加剧了病人的病情，增加了医疗和社会负担。因此，本研究的研究目的是调查糖尿病病人的服药依从性，并构建基于移动健康的出院支持计划，提高糖尿病病人的服药依从性。

---

### （二）研究问题

研究问题（research question）是一个简明的疑问句，包含一个或多个变量。研究问题的陈述必须涵盖主要的研究变量和目标人群的特点，以及变量之间可能存在的相互关系。

---

**例 2-6**

### 研究问题举例

糖尿病病人的服药依从性水平如何？
糖尿病病人的服药依从性受哪些因素影响？
基于移动健康的出院支持计划能否提高糖尿病病人的服药依从性？

---

### （三）研究目标

研究目标（research objective）是为了实现研究目的、回答研究问题而确定的具体研究内容。它是一些清楚而简明的陈述，陈述形式是确认变量间的关系，确定组间差异，或者进行预测。研究目标的书写应遵循以下规则：

**1. 应以行为动词引出** 如"调查""描述""观察""测量""评价""比较""验证"等包含具体行为含义的动词，不建议使用"研究""探讨""探索""了解"等抽象、笼统的词汇。

**2. 应包含研究对象、研究变量** 例如"评价渐进式功能锻炼对改善乳腺癌术后病人生活质量的效果""测量青少年糖尿病病人胰岛素使用的知识、态度和行为"。

**3. 简洁、明确、具体、通顺** 例如"比较化疗病人口腔溃疡使用口泰漱口液与益口漱口液口腔黏膜的不同转归"不够通顺和明确，改为"比较使用口泰漱口液与益口漱口液对治疗化疗所致口腔溃疡的效果"就通顺多了。再比如"观察术中腹腔冲洗液的温度对病人体温的影响"不够具体,改为"观察消化道肿瘤手术病人术中腹腔冲洗液的温度对病人术后 6 小时内体温的影响"就更具操作性了。一个研究目标通常只针对一个或两个变量,例如"调查糖尿病病人的服药依从性""评价基于移动健康的出院支持计划对提高糖尿病病人服药依从性的效果"。

**4. 体现研究的创新点**  研究目标是选题阶段最关键的成果,应充分体现选题的智慧与精华。因此,在撰写研究目标时,应尽可能反映研究的创新点。例如一项研究拟检索和评价我国护理领域的干预性研究,研究目标写为"我国护理干预性研究的质量评价",没能充分体现出研究的价值,改为"系统检索我国 1979 年至 2022 年的护理干预性研究,并评价其质量"就凸显出研究的严谨性和工作量。再比如一项关于帕金森病病人生活质量的纵向研究,研究目标写为"调查帕金森病病人的生活质量",无法显示出纵向研究的方法学价值,而改为"测量并比较帕金森病病人在出院时及出院后 1 个月、3 个月、6 个月的生活质量",研究的难度和深度就呈现出来了。

**5. 不应包含研究意义**  研究意义是研究的价值,应在立题依据和背景意义中阐述。研究目标是此次研究的具体任务,不需要外延。例如一项研究将研究目标写为"描述化疗病人的心理状况和护理需求,以探索适合的护理模式,提高化疗病人的生命质量",这中间就包含了研究意义,而正确的写法是"描述化疗病人的心理状况和护理需求"。

### (四) 研究假设

研究假设(research hypothesis)是对特定人群中两个或多个变量之间可能存在的(期望的)关系的一种正式的陈述,是研究者对预期研究结果(各变量之间关系)所作的推测性判断或设想。

**1. 研究假设的来源**

(1)研究假设通常来自理论或概念框架:例如研究假设"正念认知疗法可以改善抑郁症病人的症状"来源于泰斯德的理论研究,该研究证实生活压力、烦躁不安的情绪、思维障碍与抑郁的复发有很高的相关性。因此,要想消除抑郁或减少抑郁复发,首先要使人们认识到消极思维的出现预示着抑郁的可能复发,然后通过某种方式使人们从易复发抑郁的消极思维中解脱出来。

(2)研究假设也可以基于事实或实验依据形成:例如研究假设"出院计划可以降低心衰病人的再入院率",该研究从以往的实践经验中发现良好的出院前教育可以提高心衰病人出院后的自我管理能力,因此推测基于证据的出院计划可以降低心衰病人的再入院率。

**2. 研究假设的特征**

(1)科学性:是指研究假设不是凭空想象,而是根据自然科学和社会科学的基本原理,以大量科学实验的客观事实为基础,再通过研究者正确地应用科学逻辑思维才提出的。

(2)预测性:是指研究假设不是含糊的设问,而是给出明确的预测性结果。

(3)假定性:尽管假设具有科学性,但还只是根据已有的事实、经验或对某种现象的反复观察推测出来的,还没有被证实或没有被完全证实。

(4)可验证性:假设是设想两个或两个以上变量之间的预期关系,需将变量对应地组合成几组假设,才具有可验证性和操作性。

**3. 研究假设的阐述方法**  研究假设是将研究问题(疑问句)转变成对预期结果的预测(陈述句),并且包含对各研究变量相互关系、影响的指向性判断。因此,研究假设的陈述应包括"有关""无关""不同""相似""有助于""无助于""多"或"少"等明确指向的判断词。

**例 2-7**

### 研究假设的书写举例

产前进行活动的孕妇比没有进行活动的孕妇产程快。

膀胱冲洗效果与膀胱冲洗速度有关。

剖宫产女性与自然分娩女性产后亲子接触的方法不同。

使用含有氯己定的溶液进行口腔护理有助于降低气管插管病人的口腔细菌定植数。

### 研究目的、研究问题、研究目标与研究假设的书写举例

某研究者关注肺癌病人术后的排痰问题,希望开展一项通过基于反馈性指导的术前教育来促进肺癌病人术后有效排痰的研究。

研究目的:本研究的目的是通过评价基于反馈性指导的术前教育对肺癌病人术后有效排痰的效果,为制订适合肺癌病人术后有效排痰的护理措施提供依据。

研究问题:基于反馈性指导的术前教育能否促进肺癌病人术后有效排痰?

研究目标:评价反馈性指导的术前教育对促进肺癌病人术后掌握有效排痰技巧的效果。

研究假设:基于反馈性指导的术前教育组肺癌手术后病人比对照组病人能更好地掌握有效排痰的技巧。

## 第三节　理论/概念框架的建立

科学研究是在继承中创新的活动,好的科研课题必须将已有的知识和理论融入新的课题中。护理研究中经常会见到理论框架、概念框架等名词,有时还会出现混用的现象。理论/概念框架是研究中选择研究变量、建立概念与概念之间的联系、形成假设、设计研究工具、解释研究结果的基础。因此,研究者应了解理论/概念框架的含义及其在护理研究中的意义,以便更好地理解和借鉴其他护理研究的方法和成果。

## 一、基本概念

### (一) 概念

概念(concept)是描述物体、属性或事件的一些词组,是对真实世界的抽象描述。概念是人类思维形式最基本的组成单位,是构成命题、推理的要素。概念反映事物的特有属性,使它与其他事物相区别。概念是构成理论的基石。

**1. 概念的分类**　根据概念所代表的事物、属性在现实世界中能够观察的程度,可将概念分为三类:

(1)**经验性概念**:指能够在现实世界中观察到的或体验到的事物。如血液、红色等。

(2)**推理性概念**:指能够间接观察到的属性或事件。如疼痛、体温升高等。

(3)**抽象性概念**:指抽象的观点等,在现实世界中不能直接观察到。如焦虑、关怀等。

**2. 概念的定义**　对概念的定义有两种:

(1)**理论性定义**:是关于概念的理论上的定义。例如"术后疼痛"的理论性定义是一个经历手术过程后感受到的不适体验。

(2)**操作性定义**:包含测量某一结构或一个变量所必需的具体操作活动。例如"术后疼痛"的操作定义是用0~10的等级尺度来测量术后疼痛。在研究的理论框架陈述时,对研究概念必须给出操作性定义,指出具体在此研究中的测量方法。

## (二) 理论

理论（theory）从广义上来说，是人们对自然界及人类社会现象的规律的系统性认识；从狭义上来说，理论是对事物和现象本质所进行的系统性和抽象性的概括。

理论是由一组概念、定义、概念间关系组成的，具有逻辑性和整体性。以理论为基础，能对观察到的现象进行系统、整体的解释；以理论为框架，能使概念和变量在研究的现象中获得特殊的意义；以理论为指导，能把研究结果联系起来，使学科知识得以积累和扩充。

## (三) 模式

模式（model）是一组关于概念间的关系的语言陈述，以说明各个概念是如何相互关联的，并初步提出如何应用这些内容进行解释、预测和评价各种行动结果。

模式是理论发展的早期。护理理论中有许多是以护理模式的形式出现的，以笼统而较为抽象的方式说明了护理的实质。由于其笼统而抽象的特点，很难直接指导护理实践。护理模式需要通过科研和实践不断地检验、总结及明确，以发展为完善的护理理论。

## (四) 理论框架与概念框架

框架（framework）是围绕某一具体被研究或被描述的事件或问题，通过概念与概念关系所构成的一个知识结构或知识网络，是各种相关概念或研究变量有机组合而形成的一个可视化的知识结构。

框架可区分为概念框架（conceptual framework）和理论框架（theoretical framework）。如果框架来源于一个理论，框架中各个概念间的相互关系提供理论指导的理论是现成的，那么该框架就称为理论框架。如果框架没有根据某现存的理论作为依据，可以利用普遍被人们接受的命题或学说则称为概念框架。概念框架、理论框架没有严格区别，经常互换使用。

# 二、构建理论/概念框架的意义

建立理论/概念框架是护理研究的重要部分。它就好比是高楼大厦的设计图，是研究的基础。理论/概念框架以图或者叙述的形式，解释有待研究的主要事物，包括关键因素、概念、变量及变量间假定的关系。通过构建理论/概念框架，能够为立题提供理论基础，为研究设计提供方向，同时也将研究结果与已知的理论知识联系了起来，因而有利于促进学科的发展，有利于指导研究，也有利于发展和验证理论。

# 三、护理研究中常用的概念模式和理论

## (一) 广域理论

护理学广域理论（grand theory）是对护理学的性质、任务和护理工作的目标这三大内容进行系统性构建的理论。如奥瑞姆（Orem）的自护模式、罗伊（Roy）的适应模式、纽曼（Neuman）的系统模式等。

## (二) 中域理论

中域理论（middle range theory）涵盖的范围较为具体，重点阐述一些护理领域的具体现象或概念以及护理实践的相关领域。如科尔卡巴（Kolcaba）的舒适理论、米歇尔（Mishel）的疾病不确定感理论等。

---

**例 2-8**

## 护理理论和模式科研实例

李晓英等将奥瑞姆自护模式应用于老年髋部骨折病人的疾病认知及术后恢复的干预研究

中，以自护模式为理论基础，对病人的恢复情况、疾病知晓情况、并发症发生情况等进行评估。结果显示，老年髋部骨折病人术后给予奥瑞姆自护模式护理，有助于促进病人术后恢复、提高病人对于疾病的认知、降低并发症发生率。

## 四、形成理论/概念框架的基本过程

理论/概念框架的形成是建立在对研究目的和意义的深入认识，以及全面的文献查证的基础上。形成理论/概念框架的基本步骤包括：

### （一）选择和定义概念和变量

**1. 选择概念和变量**　根据研究目的，选择研究变量和概念。变量也称研究因素，是研究者操纵、控制或观察的条件或特征。研究变量是抽象程度不同的概念。有的概念非常具体，如体重、体温、血压等；有的概念比较抽象，如社会支持、移情等。研究中的变量应能反映理论框架中的概念。

**2. 定义概念和变量**　通过文献研究，对变量或指标做出具体的界定、说明。设计操作性定义常见的方法有：

（1）**方法与程序描述法**：指通过特定的方法或操作程序给变量或指标下定义的一种方法。如"疲劳"可定义为连续工作8小时后个体存在的状态。

（2）**静态特征描述法**：通过描述客体或事物所具有的静态特征给变量下定义的一种方法。如"焦虑"可定义为对预期即将面临不良处境的一种紧张、不安、担忧的情绪。

（3）**动态特征描述法**：通过描述客体或事物所具有的动态特征给变量下定义的一种方法。如"高血压用药知识"可定义为高血压病人能够说出自己所服用药物的名称、剂量及常见的副作用。

### （二）陈述概念间关系

发展理论框架的重要步骤就是通过陈述概念之间的关系将相关概念连接起来，并形成概念之间相互关系的层次结构。如果可能的话，概念间关系需有理论基础或者文献资源的支持，包括已有的研究对假定的概念间关系的讨论，以及发表的有关临床观察的经验。

如果理论框架来自现有的理论，概念间关系应从该理论的叙述中找到现有的陈述。如果不是以理论为基础的，也可以从文献的观点中找到依据，阅读有关概念的研究文献，结合临床经验，合成概念间关系的陈述。

### （三）建立概念间关系的层次结构

概念间关系的层次结构需包含理论中的一般命题和科研课题中的具体假设。一般的陈述层次是从抽象到具体，理论的命题首先陈述，接着列出研究课题的假设或者科研问题。有时与一个命题相关的有一个以上的假设，但是每个假设必须有相关的命题陈述。概念间假定关系的层次结构可以将理论框架与研究方法部分连接起来。

### （四）构建框架图

**1. 陈述理论框架**　即将陈述的概念间关系用简化的图形加以组织、呈现出来。具体在描绘理论框架图时，按因果关系或影响与被影响的关系从左到右排列各概念或研究变量；将概念或变量用方框框起来，相关性强的概念可放在一个框内；用线条连接各概念框，并用箭头表示概念之间的方向和路径。构建理论框架时应注意每个概念都应包括在框架内，每个概念框都必须与至少一个概念框相连，以反映所研究的现象和有关的陈述。

**2. 评价理论框架**　理论框架形成后应请相关专家评价，以明确该理论框架的表述是否清楚、是否对本研究中的概念给予描述或解释、是否适合本研究问题、理论框架的推理是否符合逻辑等，从而不断修改以完善该研究的理论框架。

总之，在形成理论/概念框架过程中，应深入分析文献，选择与研究现象相关的概念并对概念进行界定，陈述概念间的相互关系并形成层次结构，构建框架图。反复尝试后，将设计好的框架结构请专家审查。通过不断修改，最终形成该研究的理论框架或概念框架。

（陈晶晶）

## 思考题

1. 护士小张在肾内科从事血液透析工作多年。近期，她在阅读期刊论文时了解到了积极心理学这一新理念。与护士长交流后，小张准备开展一项积极心理学应用于血液透析病人的研究。请问：选题的来源有哪些？科研选题应符合哪些原则？

练习题

2. 护士小陈在精神科工作，经常采用约束的方法来保护病人、防范意外事件的发生。她想开展一项研究，对精神科病人使用量化风险评估的分级护理模式，与常规护理做对照，观察两组病人的保护性约束率是否有差异。请陈述研究问题、研究目标、研究目的与研究假设。

# 第三章 │ 文献检索

教学课件

思维导图

## 学习目标

1. 掌握文献检索的概念、方法、途径和步骤；中外文献数据库的检索方法。
2. 熟悉文献检索工具的类型；文献的整理和利用方法。
3. 了解文献的类型。
4. 能在常用数据库中进行基本文献检索。
5. 具有通过文献检索初步开展护理科研或指导护理实践的能力。

## 第一节 概 述

### 情景导入

　　某社区卫生服务中心的护士小王发现很多慢性病病人存在用药依从性差、生活方式不良等健康管理不足的问题，例如部分原发性高血压病人不按时服药或自行增减药物、长期高盐饮食、缺乏运动锻炼等。作为一名护理人员，需要针对这类人群制订护理方案，以促进病人的健康管理能力。

　　**请问：**

　　1. 护士小王想了解慢性病健康管理的相关信息，应该到哪里查找文献资料？

　　2. 护士小王如何检索所需要的文献信息？

　　护理研究活动是在传承和借鉴前人研究成果的基础上进行新的或深入的探讨。因此，文献检索是护理研究中非常重要的一环，它贯穿于从选题到论文撰写的全过程。文献检索可以启发研究者的选题思路，帮助研究者明确研究方向。通过文献查询，研究者可以了解感兴趣课题的研究进展，可以借鉴他人的研究经验进一步完善自己的科研设计，也可以为结果分析和讨论提供相应的理论支持。因此，护理人员应具备信息意识及检索能力，为健康管理提供依据和理论基础。

## 一、文献的类型

　　文献（literature）是记录知识的一切载体。人类积累创造的知识，用文字、图形、符号、音频、视频等手段记录保存下来，并用于交流传播的一切物质形态的载体，都称为文献。文献的类型很多，常用的划分标准有以下几种：

### （一）按文献加工程度划分

　　**1. 零次文献**　是指未经正式发表或尚未融入正式交流渠道的一种文献形式，如原始实验数据、观察记录、原始统计数字、技术档案等。零次文献反映了科研工作者的最新发现或最新想法，是一次文献的素材，但不成熟，往往因不公开交流而难以获得。

**2. 一次文献**　也称原始文献,是指以作者本人在生产、科研或理论探索中所获得的第一手资料为基本素材撰写形成的文献,如期刊论文、学术专著、科技报告、学位论文、专利文献等。一次文献记录的是作者最新的发现或发明,以及新见解、新理论或新方法的具体描述,因而是科学研究工作主要的信息来源。

**3. 二次文献**　是指对一次文献信息进行加工、提炼、浓缩而形成的工具性文献,如题录、索引、文摘、搜索引擎等。二次文献是将一次文献根据其内容特征和外部特征进行加工、整理,使分散和无序的文献信息有序化、系统化,以便于查找与利用,因其具有文献检索的功能,也称检索工具。

**4. 三次文献**　是指围绕某一专题,借助于二次文献,对一次文献进行综合、分析、研究和评述而撰写形成的文献,如综述、述评、专题报告、百科全书、年鉴等。三次文献是从一次文献中汲取重要的内容供给读者,以便读者高效率地了解某一领域的研究水平、动态和发展趋势。

## (二) 按文献载体形式划分

**1. 印刷型文献**　以纸张为载体的文献类型,如传统的图书、期刊等。

**2. 电子型文献**　以数字化形式将信息存储在磁盘、光盘或网络等载体上,借助于计算机和现代化通信手段传播利用的一种文献类型,如电子图书、电子期刊、网络数据库、光盘数据库等。

**3. 声像型文献**　以磁性材料或感光材料作为载体,利用声像技术和装置直接记录声音和图像而产生的一种文献形式,如录音带、唱片、光盘等。

**4. 缩微型文献**　利用光学记录技术,将文献的影像缩小并记录在感光材料上,然后借助于专门的阅读设备进行阅读的一种文献形式,如缩微胶卷、缩微照片等。

## (三) 按文献出版类型划分

**1. 图书**　是指对某一领域的知识进行系统阐述或对已有研究成果、生产技术、经验等进行归纳概括形成的出版物。每一种正式出版的图书都标有一个国际标准书号(international standard book number, ISBN)。图书一般分为阅读型图书(如教科书、专著、文集等)和工具型图书(如词典、百科全书、年鉴等)。

**2. 期刊**　是指定期或不定期出版的有固定名称的连续出版物。每一种正式出版期刊都有其对应的国际标准连续出版物号(international standard serial number, ISSN)。

**3. 会议文献**　是指国内各种重要学术会议和国际会议上发表的论文和报告。会议文献可分为会前文献和会后文献,会前文献主要指论文预印本和论文摘要,会后文献主要指会议结束后出版的论文汇编。

**4. 学位论文**　是指高等学校、科研机构的研究生、本科生为申请学位,在进行科学研究后撰写的学术论文。

**5. 专利文献**　是指各国及国际性专利组织在审批专利过程中形成并定期出版的各类文件的总称,是受专利法保护的有关技术发明的法律文件。

**6. 政府出版物**　是指各国政府部门及其设立的专门机构发表、出版的文件,具有正式性和权威性的特点,其内容广泛,从基础科学、应用科学到政治、经济等社会科学。政府出版物通常包括行政性文献(政府公报、法令汇编、规章制度、调查报告、统计资料等)和科学性文献(研究报告、科普资料、技术政策文件等)。

**7. 技术标准**　是指由有关主管部门批准颁布,对产品、工程或其他技术项目的质量、规格、程序、方法等所作的规定,是一种规章性的文献,有一定的法律约束力,是从事生产、建设工作需要共同执行的一种技术依据。

## 二、文献检索的概念

文献检索(literature retrieval)是以文献为对象的查找过程。狭义的文献检索是将文献按一定的方式组织和存储起来,并通过一定的方法,从大量的文献集合中查寻出符合特定需要的相关文献的过程。

广义的文献检索包括存储和检索两个过程：

**1. 文献的存储**　主要是指工作人员将大量无序、分散的文献收集起来，对文献进行标引，形成文献的外表和内容特征标识，经过整理、分类、标引、浓缩、编排，使之有序化和系统化，而成为具有查询功能的检索工具的过程。

**2. 文献的检索**　利用已编排好的检索工具，根据读者的需求，确定检索概念及范围，然后选择一定的检索语言，将检索概念转换成检索特征标识，在文献检索系统中查找到文献线索，最后通过逐篇筛选确定需要进一步阅读的文献。

## 三、文献检索的工具

### （一）文献检索工具的功能和结构

文献检索工具是用以查找有关文献的工具和设备，指按一定学科、一定主题将大量分散的文献进行收集、整理，根据一定的方式编排并储存在一定的载体，并给文献以检索标识。文献检索工具不仅具有检索功能，还具有存储功能，存储是检索的基础和前提。

目前文献检索工具的种类很多，就其结构来说，一般由编写使用说明、目次表和主题词表、正文、索引和附录五部分组成。

**1. 使用说明**　是编辑者对检索工具所作的必要说明，包括编辑内容、著录标准、代号说明、编排体例、使用方法等。其作用是指导读者选择和使用检索工具。

**2. 目次表和主题词表**　目次表或分类类目表是组织编排正文文献条目的依据。目次表反映了检索工具结构的概貌，同时它也是引向正文的线索，可视为正文的分类目录，作为从分类入手检索文献的一种途径。主题词表用于主题标引和检索，多数是单独出版或附在书末。

**3. 正文**　是检索工具的主体，是众多文献条目（即文献线索）的集合体。检索工具是编制人员对所收录的原始文献进行著录，每篇文献著录成一条文献条目，把所有的文献条目按一定的规则（如按分类）组织编排起来，并给予一个顺序号（文摘号），即成为检索工具的正文部分。正文部分是检索的对象。

**4. 索引**　是将文献中所包含的知识单元，按一定的编排方式标明所在地址，提供多种检索途径，便于检索。知识单元是指名词术语、数据、事实、人名、地名等。索引体系完备情况是衡量检索工具质量的主要标志。索引一般不单独出版。

**5. 附录**　包括摘用刊物的名称、各种编号、文字转译、术语和文献收藏单位的代号、名词解释等。

### （二）文献检索工具的类型

按编著方式的不同，文献检索工具主要分为以下四种类型：

**1. 目录型检索工具**　目录又称书目，是指著录一批相关文献，并按照一定次序编排而成的一种揭示与报道文献信息的工具。它是历史上出现最早的一种检索工具类型，也是查找近期文献资料的有效工具。目录主要揭示文献信息的外部特征，如文献的题名、著者、出处等，以一个完整的出版或收藏单位为著录单元。常见的目录按其收录范围可以分为国家目录、联合目录和馆藏目录；按检索途径可划分为书名目录、著者目录、分类目录和主题目录。

**2. 题录型检索工具**　题录是以单篇文献为基本著录单位来描述文献外部特征（如文献名、著者姓名、文献出处等），快速报道文献信息的一种检索工具。它是用来查找最新文献的重要工具。目录与题录的主要区别在于著录的对象不同：目录著录的对象是单位出版物，题录著录的对象是单篇文献。

**3. 文摘型检索工具**　文摘型检索工具一般由题录和内容摘要两部分组成。它在描述信息外部特征的基础上，还著录了揭示内容特征的摘要部分，是系统地报道、累计和检索信息的主要工具，是二次文献的核心。按文摘的目的和用途划分，有指示性文摘和报道性文摘两大类。指示性文摘以最简短的语言写明文献题目、内容范围、研究目的和出处，实际上是题目的补充说明，一般在100字左右。报道性文摘以揭示原文论述的主题实质为宗旨，反映了原文内容、讨论的范围和目的、采取的研究手段和方法、所得的结果或结论,同时也包括有关数据、公式,一般在 500 字左右,重要的文章可多达千字。

**4. 索引型检索工具**　索引型检索工具是根据一定的需要,把特定范围内的某些重要文献中的有关款目或知识单元,如书名、刊名、人名、地名等,按照一定的方式编排,并指明出处,根据查到的线索进一步查找原始信息内容的工具。学习检索工具的使用方法,主要是学习索引的使用方法。索引的类型有很多种,在检索工具中,常见的索引类型有主题索引、分类索引、著者索引和关键词索引等。

## 四、文献检索的方法、途径和步骤

### (一)文献检索的方法

文献检索的方法是为实现文献检索计划或方案所提出的检索目的而采取的具体操作方法或手段的总称。文献检索方法主要有以下三种:

**1. 常用法**　又称工具法或直接法,即直接利用各种检索工具和检索系统来查找文献资料的方法。常用法是检索中最为常用的方法。根据检索要求的不同,常用法又可分为顺查法、倒查法和抽查法三种。

(1)**顺查法**:是一种以检索课题的起始年代为起点,按时间顺序由远及近、从过去到现在查找文献的方法。这种方法比较系统、全面、可靠,且检全率、检准率高。但对手工检索来说,劳动量较大、费时间、效率较低。

(2)**倒查法**:是一种逆时间顺序由近及远、从新到旧地查找文献,直到满足文献检索需要为止的方法。此法的检索目的是要更多地获得某学科或研究课题最新或近期一段时间内所发表的文献信息或研究进展情况。这种方法比较节省时间、效率高,但漏检的可能性大。

(3)**抽查法**:针对学科或研究课题发展的特点,根据检索的要求,重点抓住其发展迅速、研究热门、文献发表数量较集中的高峰期,有重点地抽出一个或几个时间段逐年进行查找文献的方法。这种方法能用较少的时间获得较多的文献,检索的效率高,但必须熟悉该学科发展的特点和发展迅速的时期才能达到预期的效果。

**2. 追溯法**　也称引文法,是指查找某一篇文献被哪些文献所引用,或利用已有文献末尾所附的参考文献或引用文献、有关注释、辅助索引、附录等进行追溯查找原始文献信息的方法。然后再根据原始文献信息的有关指引,扩大并发现新线索,去进一步查找,如此反复跟踪扩展下去,直到检索到满意的文献信息。在没有检索工具或检索工具不全的情况下,利用此法可获得一些相关文献。其缺点是查得的文献不全,且比较陈旧,容易漏检。

**3. 循环法**　又称分段法,是将常用法与追溯法交替使用的一种方法。即在查找文献时既利用检索工具进行检索,又利用已有文献后面所附的参考文献进行追溯检索,两种方法分期分段交替使用,直到满足需要为止。根据情况分期分段选用不同的方法,可获得一定时间内相关的文献线索,并可节省检索时间。

### (二)文献检索的途径

不同的检索工具有不同的检索方法和途径,其中,根据文献的特征检索文献是最简捷的方法。文献有两种特征,一是外表特征(题名、著者、文献序号等),二是内容特征(分类号、主题词、关键词等)。

**1. 从文献的外表特征进行检索的途径**

(1)**题名途径**:是利用书名、刊名或篇名等名称进行查找文献的途径。如检索书名《护理研究基础》、检索刊名《中华护理杂志》。因为每种书刊资料都有自己的名称,且名称均在其封面的显著位置,易于查找,所以这是最方便快捷的检索途径。

(2)**著者途径**:是利用文献的著者、编译者的姓名或机构团体的名称编制索引来查找文献的途径。如已知我国循证护理学专家胡雁老师,检索文献著者"胡雁"可查找其大量学术论文。通过著者检索途径,可以查找到同一著者所著文献的信息,便于发现和了解同行专家的研究进展。所以,国外的各种检索工具大部分都有著者检索途径。著者索引以著者姓名为检索标识,按著者姓名字顺排列,因而检索直接,查准率高,是一条重要而简捷的检索途径。

（3）**序号途径**:是以文献的各种代码、数字编制的索引查找文献的途径。如科技文献的报告号、专利说明书的专利号、化学物质的化学物质登记号、图书的国际标准书号（ISBN）、期刊的国际标准刊号（ISSN）等。文献序号具有明确、简短和唯一的特点。

> **知识拓展**
>
> ### ISBN
>
> 国际标准化组织（International Organization for Standardization, ISO）于 1972 年颁布了 ISBN 国际标准,并在西柏林普鲁士图书馆设立了实施该标准的管理机构——国际 ISBN 中心。
>
> ISBN 是国际标准书号的简称,它是应图书出版、管理的需要,并便于国际出版品的交流与统计所发展的一套国际统一的编号制度。一个 ISBN 说明了一本书的版本、装帧、文种、材料和出版地等内容。ISBN 具有图书的唯一性、专指性和可识别性。

**2. 从文献的内部特征进行检索的途径**

（1）**分类途径**:是以文献内容所在学科分类体系中的位置,以学科分类号为检索入口,按照分类号和类目名称来检索文献的途径。分类途径进行检索的前提是确定要查找文献所属的学科类目,依据分类法,从中找出该类目的分类号。

> **例 3-1**
>
> ### 分类途径举例
>
> 例如在《学科分类与代码》中,门类排列顺序是:A 自然科学,代码为 110~190;B 农业科学,代码为 210~240;C 医药科学,代码为 310~360;D 工程与技术科学,代码为 410~630;E 人文与社会科学,代码为 710~910。
>
> 检索时应选择 C 医药科学,选择代码 320 临床医学,再选择代码 320.71 护理学,其下代码 320.7120 专科护理学。

分类途径的优点是从学科概念的上下、左右关系来反映事物的派生、隶属、平行关系,体现了学科的系统性和科学分类的逻辑规律,有利于从学科专业角度查找文献信息。但该途径涉及相互交叉的学科或分化较快的学科时,专指性不强,容易造成漏检。

（2）**主题途径**:是以文献涉及的主题概念词为检索入口,通过主题索引来查找文献的途径。所谓主题词是指能够表征文献内容主题特征的、经过规范化处理的名词术语。把这些主题词按字顺排列起来,就构成了主题索引。检索时与查字典相似,直接按主题词顺序就可以找到某一特定课题的文献。目前国内最常用的主题词表是《医学主题词表》（*Medical Subject Headings*, MeSH）、《中医药学主题词表》和《汉语主题词表》。

> **例 3-2**
>
> ### 主题途径举例
>
> 以万方数据库为例,可选择"MeSH 主题检索"入口,在输入框中输入"高血压",点击检索

按钮，查找与高血压相关的主题词。然后，在检索结果列表中，选择"高血压"。点击主题词后，进入主题信息页面，可以查看主题词的信息。

主题途径的最大优点是概念准确，直接性、适应性及通用性强，专指度高，能将分散在各学科领域里的有关某课题中同一主题词的相关文献集中在一起，较好地满足特性检索的要求，突破了分类检索途径的严格框架限制，适合现代科学发展。

（3）**关键词途径**：是指从文献题名、文献摘要和文献正文中挑选出来的具有实质意义的、能够表达文献主要内容、起关键作用的词或词组，把它们按字顺编排而成的一种检索途径。它与主题途径相近，但由于其选词没有进行规范化处理，选词也不受主题词表控制，就使得同一内容的文献可能分散在不同的关键词下。因为这种词是自由词，故检索时必须把不同词形的同义词、近义词等查遍，否则会漏检。

---

**例 3-3**

### 关键词途径举例

例如查询干预措施，关键词可尝试护理干预、干预措施、干预方法等。

---

（4）**分类主题途径**：是分类途径与主题途径相结合的检索途径，相互间可取长补短，如《美国生物学文摘》中的目次表即属于这一类。其优点是比单纯的分类途径要细致具体，同时又可以克服单纯的主题途径难以熟悉和掌握不足。

### （三）文献检索的步骤

**1. 分析检索课题**　文献检索的首要环节就是对检索课题进行认真细致的分析，明确检索目的及要求。了解课题的意义和作用，确定检索的学科范围、文献类型、年限及研究课题对查新、查准和查全的指标要求。

**2. 选择检索工具或数据库**　在分析检索课题时，要确定检索工具或数据库，因为每种检索工具都有分类目次、著者、主题词等检索标志，每种数据库都有其一定的使用范围。一般情况下应掌握以下几点：①要考虑检索工具或数据库对课题内容的覆盖程度和一致性。②优先选择专业性的检索工具，再利用综合型检索工具进行配合和补充。③在机检条件允许的情况下应以检索数据库为主，它具有多点检索、多属性检索、检索效率高等特点。④根据检索者的外语水平和实际条件来选择合适的检索工具。

**3. 确定检索途径**　检索工具确定后，需要确定检索途径，选择检索标识。一般的检索工具能提供多种检索途径，如分类号、著者、主题词等检索标识。每一检索课题都包含一个或多个甚至一系列的检索词，在检索时应选择主要的、有检索意义的词进行检索。选用何种检索途径，应根据课题的要求及所包含的检索词、检索系统所提供的检索途径来确定。当检索课题内容涉及面广、文献需求范围宽、泛指性较强时，宜选用分类检索途径；当课题内容较窄、文献需求专指性较强时，宜选用主题检索途径；当选的检索系统提供的检索途径较多时，应综合应用，互相补充，避免单一途径检索导致文献不足或造成漏检。

**4. 选择检索方法**　检索方法的确定在于寻求一种快速、准确、全面地获得文献信息的检索效果，它是由课题的要求和检索工具的体系所决定的。一般来说，在检索工具比较齐全的情况下，采用常用法比较合适；在检索工具比较短缺时，可采用分段法；如果没有或严重缺乏检索工具时，只能采用追溯法。如果检索的课题要求全面普查，可采用常用法中的顺查法或抽查法；若检索的课题时间紧迫，又要解决某一课题有关的关键性技术问题，要求查准甚至查全，则可采用倒查法，可迅速查得最新技术文献。

**5. 查找文献线索**　在明确检索要求、确定检索系统、选定检索方法后，就可以应用检索工具实施检索，所获得的检索结果为查到的文献线索。在检索过程中应随时对检出的文献进行判断取舍，对符合要求的文献信息，逐项记录其相关内容，如文献的名称、著者姓名、著者单位及期刊名称、年、卷、期、页等，以便索取原文。因此，对文献线索的整理、分析、识别是检索过程中极其重要的一个环节。

**6. 获取原始文献**　根据查到的文献线索获取原始文献，是整个检索过程的最后一步。检索结束后，还要根据所获得的文献线索索取原文。检索工具中的文献出处项中的出版物经常采用缩写，因此，首先要将出版物名称缩写（或代号），对照检索工具所附的"来源索引""收录出版物一览表"等查出刊名的全称。

总之，利用检索工具查到的有关文献信息线索、参阅的文摘或题录要逐条核对，整理与检索课题有关的文献信息。需要详细查阅原始文献的全文时，应准确无误地记下原文出处，力求做到准确无误。根据文献线索除可利用馆藏目录、联合目录外，还可以利用具有目录作用的工具，如《国外科技资料目录：中草药》所附的"收藏期刊名单"，通过馆际互借或复制手段获得原始文献，也可向作者本人索取。

---

**知识拓展**

### 查全率与查准率

查全率与查准率是评价检索效果的两项重要指标，与文献的存储与信息检索直接相关。

查准率是指检出的相关文献量与检出文献总量的比率，是衡量信息检索系统检出文献准确度的尺度。查准率=（检索出的相关信息量/检索出的信息总量）×100%。

查全率是指检出的相关文献与全部相关文献的百分比，是衡量信息检索系统检出文献成功度的一项指标。查全率=（检索出的相关信息量/系统中的相关信息总量）×100%。

查全率与查准率之间的关系：如果提高查全率，则降低查准率，反之成立。原因是如增加查全率，则会对检索范围和限制放宽，与此同时增加很多不相关的文献，而降低查准率。然而，同时提高查全率和查准率，也较为困难。但只强调一方面，而忽视另一方面，也不可取。因此，检索者应当根据具体的要求，合理调节查全率和查准率，保证检索效果。

---

## 五、文献的整理和利用

研究者通过文献检索会得到大量的文献信息。面对检索到的大量文献，如果不进行合理的整理，不仅会消耗大量的时间与精力，还会造成文献引证的不系统、不完整。因此，研究者需要对文献进行合理的整理和利用。

### （一）文献的整理

文献的整理是指利用科学方法把收集到的杂乱无序的文献进行加工处理，使之有序化，以便存储和及时提取利用。文献资料的整理与分析贯穿于整个研究过程的始终。

**1. 文献的阅读**　为了提高阅读效率，研究者应根据阅读目的、文献性质等采用不同的文献阅读策略。一般应遵循以下阅读的原则：

（1）**先中文，后外文**：一般中文文献阅读相对容易，先阅读中文文献有助于对所研究的课题形成系统化认识，理解一些专有名词和习惯用语，提高阅读速度，并为检索和阅读外文文献打下基础。

（2）**先粗读，后精读**：粗读的目的主要是初步判断收集到的文献内容和价值，决定文献资料的取舍和选定重点文章。在粗读阶段，一般先看目录、作者、摘要、标题、结论等信息，经粗读选出来的文章再进行精读。精读的目的是分析和摘录重点内容，掌握其主要论点、论据、结论等。精读时还要善于提出问题，思考问题，分辨真伪。

（3）**先近期，后远期**：先从最新、最近的文献开始，追溯以往的文献，可以迅速了解现在的专业水平和先进的理论、观点及方法、手段。而且近期文献资料常引用既往文献，可为查找文献提供线索。

（4）**先综合，后专题**：先查阅综合性文章，有助于全面了解研究问题的相关内容。然后在此基础上，根据需要有目的地查阅专题文献。

**2.文献的记录** 在整理文献的过程中，需要对有价值的研究资料进行记录，如文献资料中具有独创性的观点或看法、具有说服力的事实材料或数据资料、有争议性的意见或内容、阅读心得等。记录的方法有以下几种：

（1）**做标注**：在文献的空白处写下自己的见解和批语，或者在文献的重点、难点及精彩处做上标记。

（2）**做摘录**：将文献中重要的内容摘抄下来，需要同时注明资料的出处，便于写作时引用。

（3）**写提要**：把原文中的基本内容、主要观点或重要事实加以总结概括，用自己的语言写下来。

（4）**写读书笔记**：将阅读的心得体会和联想写下来。

**3.文献的管理** 进行科学研究时，研究者会积累大量的文献资料，这就需要一个有效的方法来管理文献。文献信息管理的方法从早期的制作文献卡片、在计算机中建立文件夹，发展到如今专业的文献管理软件。

文献管理软件集文献的收集、检索、管理、应用功能于一体，有助于快速、准确地处理文献信息。目前常用的文献管理软件主要有国外的 EndNote、Mendeley Reference Manager、Zotero 等，国内的 NoteExpress、NoteFirst、医学文献王等。

---

**知识拓展**

### 常用的文献管理软件简介

1. EndNote 是当今世界上较优秀的文献管理软件之一。EndNote 的功能有直接从网络搜索相关文献并导入 Endnote 的文献库内、建立个人文献库和图片库、直接在 Word 中格式化引文和图形、自动编辑参考文献的格式等。许多文献数据库提供了检索结果的 EndNote 输出格式，为 EndNote 用户导入检索结果提供了方便。

2. NoteExpress 是国内知名的文献管理软件之一，可以通过多种途径高效自动地检索、下载、管理文献资料，拥有多种获取文献资料的互联网数据源。它可以按照各种期刊、杂志的要求自动完成参考文献引用的格式化。数据挖掘的功能可以帮助用户快速了解某研究方向的最新进展及观点等。笔记功能可以记录类似日记、科研心得、论文草稿等瞬间产生的隐性知识。

---

## （二）文献信息的利用

文献信息的利用贯穿于科研工作的全过程。在科研选题阶段，通过利用文献信息，科研人员可以明确科研课题的概况和研究意义，论证课题的可行性和新颖性；在科研设计阶段，通过利用文献信息，科研人员可以理清研究思路，拟订科研设计与实验方案；在课题进行阶段，通过深入研究前人的文献，可以解决实验过程中出现的新问题；在撰写科研成果时，需要借鉴或引用文献内容，为论述提供可靠的依据，提高论文质量；在课题结束阶段，需要大量的文献作论据，对科研成果的创新性、科学性、实用性做出客观评价。

# 第二节　医学文献数据库及检索工具

## 一、中文医学文献数据库及检索工具

### （一）中国生物医学文献服务系统

中国生物医学文献服务系统（SinoMed）由中国医学科学院医学信息研究所开发研制，资源丰富、专业性强，能全面、快速地反映国内外生物医学领域研究的新进展，学科范围广泛，年代跨度大，更新及时。该系统资源包括中国生物医学文献服务库（CBM）、中国医学科普文献数据库（CPM）、北京协和医学院博硕学位论文库（PUMCD）、西文生物医学文献数据库（WBM）等多种资源。美国国立医学图书馆《医学主题词表（MeSH）》中译本、《中国中医药学主题词表》是 SinoMed 进行主题标引和主题检索的依据。该数据库提供快速检索、高级检索、主题检索、分类检索、引文检索、期刊检索等多种检索途径。

### （二）中国知网

中国知网（China National Knowledge Infrastructure，CNKI），又名中国知识基础设施工程，是由清华大学、清华同方于 1996 年 6 月发起的以实现全社会知识资源传播共享与增值利用为目标的信息化建设项目。该数据库是集期刊论文、学位论文、会议论文、报纸、年鉴、专利等为一体的网络出版平台，内容涵盖自然科学、工程技术、农业、医学、人文社会科学、信息技术等各个领域，提供分类导航、初级检索、高级检索、专业检索、作者发文检索、句子检索等多种检索途径。

### （三）万方数据知识服务平台

万方数据知识服务平台由万方数据股份有限公司开发研制，是以科技信息为主，集经济、社会、人文等相关信息于一体的综合性信息资源系统。该数据库检索资源包括期刊论文、学位论文、会议论文、专利、中外标准、科技成果等，提供高级检索、专业检索与作者发文检索等检索途径。

### （四）维普中文期刊服务平台

维普中文期刊服务平台是由重庆维普资讯有限公司开发的综合性中文期刊一站式服务平台。该数据库收录了 1989 年至今的多种期刊资源，内容涵盖社会科学、自然科学、工程技术、农业科学、医药卫生、经济管理等学科，提供快速检索、期刊检索、高级检索和检索式检索等检索途径。

## 二、英文医学文献数据库及检索工具

### （一）PubMed

PubMed 由美国国立医学图书馆（National Library of Medicine，NLM）下属的美国生物技术信息中心（National Center for Biotechnology Information，NCBI）研制开发，是生物医学领域最重要也是最权威的数据库之一。PubMed 数据更新快，检索功能强大，提供多种数据库外部链接，收录生物医学期刊的题录、文摘及部分全文，涵盖的内容包括基础医学、临床医学、护理学、预防医学、口腔医学、卫生保健等。

### （二）OVID 检索平台

OVID 检索平台由美国 OVID 技术公司提供，该公司是一家全球性的电子数据库出版公司。该平台提供的数据类型有数据库、期刊、电子参考书等，学科范围涵盖理、工、农、医、人文及社会科学等学科领域。OVID 检索平台通过 Databases@Ovid、Journals@Ovid Full Text 和 Books@Ovid 三种途径为用户提供检索服务。

### （三）EBSCO

EBSCO 是目前世界上提供学术文献服务最大的专业公司之一，涉及自然科学、社会科学、生物医学、艺术与人文等多学科领域。EBSCO 有两个主要全文数据库，即学术期刊数据库（Academic Search Premier，ASP）和商业资源数据库（Business Source Premier，BSP）。

### （四）CINAHL

CINAHL（Cumulative Index to Nursing and Allied Health Literature）是由美国国立医学图书馆编辑出版的国际权威的护理、联合保健、生物医学及卫生保健专业文献数据库，是全球最主要也是最权威的护理学文献索引摘要数据库。它收录了 1982 年以来世界主要国家和地区出版的护理及其他专业卫生保健领域的英文期刊和部分精选的非英文期刊中的文献摘要。该数据库收录的文献类型主要有书目信息、图书章节、视听资料、学位论文、会议论文、护理专业实践标准等内容。

## MEDLINE 数据库

MEDLINE 数据库是美国国家医学图书馆（NLM）建立的国际性综合生物医学信息书目数据库，主要提供有关生物医学和生命科学领域的文献。它的内容涵盖三种重要的纸本医学文献检索工具：《医学索引》（*Index Medicus*）、《牙科文献索引》（*Index to Dental Literature*）、《国际护理索引》（*International Nursing Index*）。它收录了 1966 年以来世界多个国家和地区出版的生物医学核心期刊文献，以题录和文摘的形式进行报道，涉及的主要学科领域有基础医学、临床医学、环境医学、营养卫生、职业病学、卫生管理、医疗保健等。MEDLINE 数据库可通过 Web of Science、EBSCO、OVID 等多个平台进行访问。

## 三、其他网络检索工具

### （一）学术搜索引擎

学术搜索引擎以网络学术资源为索引对象，涵盖互联网上的免费学术资源和以深层网页形式存在的学术资源。

**1. 百度学术搜索**　是百度公司推出的提供中英文文献检索的学术资源搜索平台，其数据来源于国内外学术站点，包括商业学术数据库如中国知网、万方、维普、EBSCO、Springer 等，以及提供全文链接的网站如百度文库、道客巴巴、豆丁网、杂志社网站等，涵盖各类学术期刊论文、会议论文、学位论文等文献类型。

**2. Google Scholar**　是 Google 公司推出的学术搜索引擎，收录的文献类型包括期刊论文、学位论文、图书、专利、技术报告等，信息主要来源于学术研究机构、学术出版商、预印本文库、开放存取网站等。

### （二）网络护理资源信息

国内外专业学术团体、组织或机构建立的网站可为护理人员提供大量的信息，如中国护理网、中华护理学会官网、丁香园、Medscape 等。

## 第三节　文献检索实例分析

本节以肝癌病人精准护理相关文献的检索为例，分析文献检索的过程。

## 文献检索实例

肝胆外科护士小张在阅读文献时发现，随着精准医学的发展，精准护理也成为研究的热点，精准护理能使病人获得更准确、更全面、更精细的护理服务。小张希望将精准护理应用于肝癌病人。于是，她决定进行文献检索来了解近年来精准护理在肝癌病人中的应用情况。

该课题的目的是了解精准护理在肝癌病人临床应用中的研究进展，文献检索侧重查新、查全、查准。利用文献数据库检索时，中文数据库可以选择中国知网（CNKI）、万方、维普等服务平台，英文数据库可以选择 PubMed、OVID、CINAHL 等平台。

下面以 CNKI 和 PubMed 为例，确定检索策略。

### （一）CNKI 中的检索策略

打开中国知网主页（图 3-1）。登录单位或个人账户。

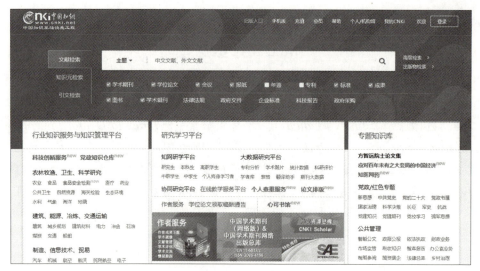

图 3-1　中国知网主页界面

在主页界面选择跨库检索或单库检索,跨库检索在主页"文献检索"标签下按需要勾选学术期刊、学位论文、会议、报纸等数据库,单库检索则在选定的单个数据库进行检索。下面以学术期刊库为例介绍检索过程。

**1. 检索方式**　CNKI 可供选择的检索方式有基本检索、高级检索、专业检索、作者发文检索和句子检索。

**2. 检索途径**　以高级检索为例,数据库可供选择的检索项有主题、篇名、关键词、摘要、全文、参考文献、DOI 等,同时可选择时间范围、期刊来源等(图 3-2)。这里以主题检索为例进行检索。需要注意的是,CNKI 的"主题"检索不同于 CBM 数据库的"主题词"检索,这里的"主题"检索字段范围包括篇名、关键词和摘要 3 个字段。

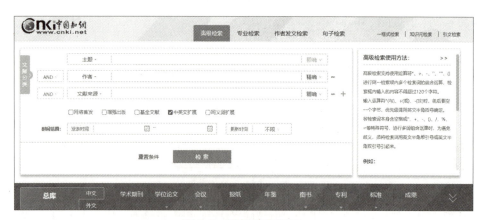

图 3-2　高级检索界面

**3. 确定检索词**　该课题包括"肝癌"和"精准护理"两个概念。

(1)**肝癌**:检索词有肝癌、肝脏恶性肿瘤。

(2)**精准护理**:检索词有精准护理、精准化护理。

**4. 检索表达式的构建**　根据确定的检索词,构建检索表达式为:(肝癌 OR 肝脏恶性肿瘤)AND(精准护理 OR 精准化护理)。

**5. 检索**　先检索"肝癌"的相关文献(图 3-3),再在结果中检索"精准护理"的相关文献(图 3-4),并限定检索年限。研究者还可以通过"分组浏览",根据主题、学科、发表年度、研究层次、期刊等进行选择(图 3-5)。

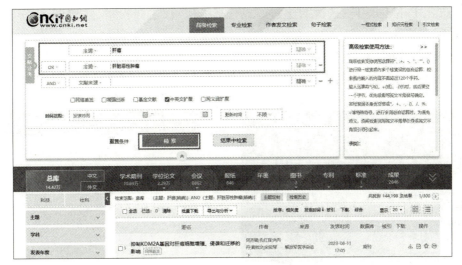

图 3-3　肝癌相关文献检索界面

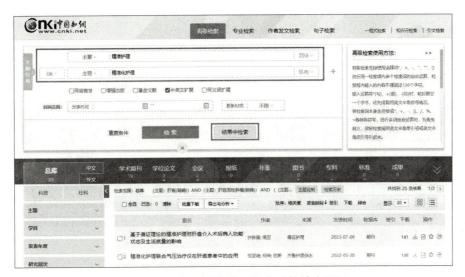

图 3-4　肝癌和精准护理组合后的检索界面

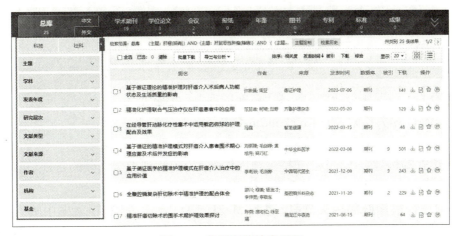

图 3-5　分组浏览检索界面

## （二）PubMed 中的检索策略

进入 PubMed 主界面（图 3-6），登录账号。

**1. 检索方式**　PubMed可供选择的检索方式有基本检索、高级检索、主题词途径检索。

**2. 检索途径**

（1）进行高级检索时，可在PubMed主页检索栏下点击"Advanced"进入检索页面，可供选择的检索项有作者、日期、标题、刊名等（图3-7）。

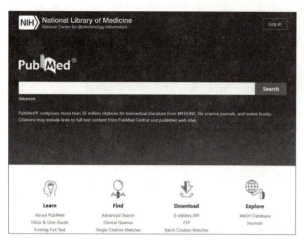 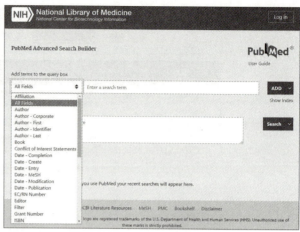

图3-6　PubMed主界面　　　　　　　　　　　　　图3-7　PubMed高级检索界面

（2）进行主题词检索时，可在PubMed主页右下角点击"MeSH Database"进入检索页面（图3-8）。

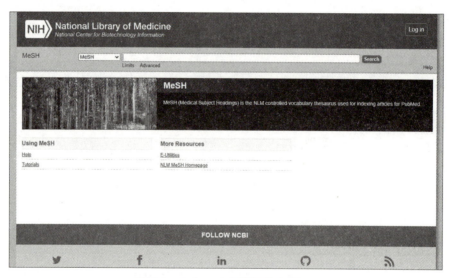

图3-8　PubMed主题词检索界面

**3. 确定检索词**　该课题包括"肝癌"和"精准护理"两个概念。

（1）liver cancer：相关检索词有liver cancer、liver neoplasms。

（2）precision nursing：相关检索词有precision nursing、precision care。

**4. 检索表达式的构建**　PubMed支持主题词检索，为了达到查全文献的目的，可以采取主题词和自由词检索相结合的方式。

（1）**主题词途径检索肝癌相关文献**：进入MeSH Database后，在检索框中输入检索词"liver cancer"，点击search，系统会将其转换成主题词"liver neoplasms"（图3-9）。点击主题词，会显示该主题词的定义、副主题词等内容（图3-10）。如果有合适的副主题词，可以勾选相应的副主题词进行进一步限定。点击右上方的"Add to search builder"，添加检索式到"PubMed Search Builder"框内，点击"Search PubMed"进行检索（图3-10），即可显示检索结果。

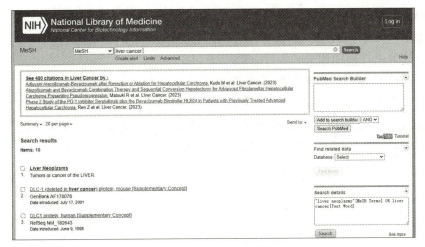

图 3-9　MeSH 主题词转换界面

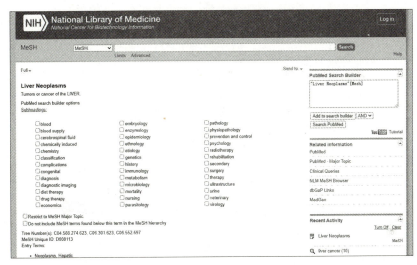

图 3-10　MeSH 主题词定义、副主题词界面

（2）**自由词途径检索肝癌相关文献**：进入高级检索后，选择"Title/Abstract"，在检索框中输入检索词"liver cancer"，点击右侧的"Add with OR"，再在检索框中输入"liver neoplasm"，点击右侧的"Add with OR"（图 3-11），点击"Search"，即可显示检索式为"（liver cancer［Title/Abstract］）OR（liver neoplasm［Title/Abstract］）"的检索结果。

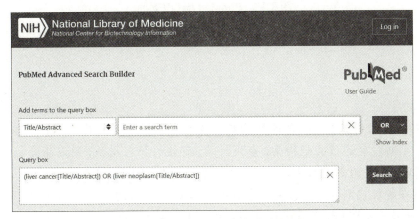

图 3-11　PubMed 高级检索过程界面

（3）**主题词和自由词组合检索肝癌相关文献**：在高级检索页面的下方有检索史，可以查看之前执行的检索策略和检索结果数量。点击检索序号后的"Actions"可以进行逻辑运算。选择"Add with OR"将前两步的结果进行逻辑组合，然后检索。

5.按前三步同样的方法检索精准护理相关文献。

6.检索既含有肝癌又含有精准护理的文献：在高级检索页面的检索史处，将肝癌和精准护理的检索结果用"Add with AND"进行逻辑运算（图 3-12），得到检索结果（图 3-13）。若需限定检索年限，可在页面左侧"Publication data"中的"Custom Range"中输入具体的时间。

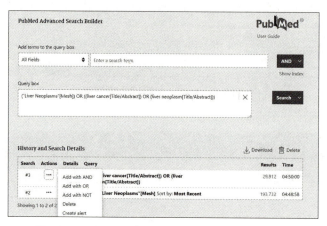

图 3-12 PubMed 主题词和自由词组合检索界面

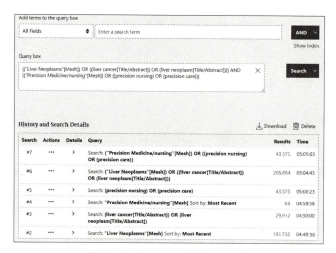

图 3-13 PubMed 检索史界面

（陈晶晶）

## 思考题

1.护士小刘在肿瘤科工作，她发现肿瘤病人在接受放疗和/或化疗后，常存在口腔黏膜炎。小刘希望通过文献检索，查找科学、有效的护理措施，用以指导临床。请帮助小刘以 CNKI 为例进行文献检索，选择最佳的护理干预方法。

2.护士小赵在神经内科工作，想要检索有关谵妄护理方面的文献。请帮助小赵在 PubMed 数据库和 CBM 数据库进行主题词检索和关键词检索，并体会主题词和关键词的区别。

ER 3-3

练习题

# 第四章 | 研究设计

教学课件

思维导图

**学习目标**

1. 掌握研究设计的相关概念，实验性研究设计、类实验性研究设计、非实验性研究设计的具体方法。
2. 熟悉实验性研究设计、类实验性研究设计、非实验性研究设计的特点。
3. 了解研究的内部效度和外部效度。
4. 能有效阅读不同研究设计类型的护理论文。
5. 具有求真务实、勇于创新的科研精神。

## 第一节 概 述

**情景导入**

目前，很多研究使用在校大学生作为被试，而且相当多的研究设计为实验性研究。
**请问：**
1. 该研究结果被推论到其他人群时有什么样的局限性？
2. 该研究结果被推论到其他情景时有什么样的局限性？

研究设计是为了实现某一个目标，根据可能出现的设计问题预先制订的对应方案，用以指导具体的研究过程，以得到理想和科学的研究结果。在护理研究中，研究问题是为了明确"做什么"，研究设计往往是为了阐述"如何做"，即通过科学的方法来达到研究目的。

研究设计的内容主要包括研究的类型选择、明确研究的基本要素、确保研究的内部效度及外部效度、质量控制、科研伦理等多个方面。

## 一、研究设计的相关概念

### （一）研究对象

研究对象是研究者根据研究的目的，从研究的总体中抽取的部分代表，也称被试或受体，在统计学中称为样本。因为研究的资料主要来自研究对象，研究的结果还要推论到总体，所以保证研究对象或样本对总体的代表性十分必要。如何保证样本的代表性呢？首先，要严格规定总体的条件；其次，要按随机原则抽取样本；最后，要选用适量的样本量。适量的样本量意味着，样本量太小缺少代表性，样本量太大则不易控制，容易产生误差。

### （二）处理因素

处理因素又称实验因素，是指研究者根据研究目的，欲观察或欲施加的能作用于研究对象并引起直接或间接效应的因素。处理因素可以是实验者主观施加的某种外部干预，如使用或不使用某种护理措施等。例如观察培养基放置在空气中受污染的程度与季节的关系，"放置在不同季节的空气中"即为该实验的"处理因素"。

### （三）对照

在实验性研究中，除了干预对研究结果产生影响外，一些非干预因素（即干扰变量）也会对研究结果产生影响，因此，设立对照就是为了控制实验中非干预因素的影响。有对照才有比较。在大多数的科学研究中，研究者需要通过设立对照组突出实验因素的效应，减少误差，提高研究的精确度。例如研究某一药物对某自限性疾病防治效果时，就需要设立不加药物的对照组来突出药物治疗这一实验主要因素的效应。设立对照时要求所比较的各组间除干预因素不同外，其他非干预因素应尽可能相同，从而能够正确评价干预效果。例如在观察某项护理干预的效果时，也需要设立对照组，在给予试验组和对照组同等常规护理的基础上，对试验组实施护理干预措施并观察和比较效果。

在研究设计中，对照可以在同一组样本中进行，称为自身对照，也可以在不同的两组或多组间进行，称为组间对照。组间对照又可以分为多种形式，如空白对照、实验对照、标准对照、相互对照、配对对照等。选用何种对照形式需要根据研究的具体问题而定。

**1. 空白对照**　指对对照组不施加任何处理的对照形式，处理因素完全空白，仅对他们进行观察、记录结果，并将其与试验组的结果进行比较。例如观察某种疫苗预防某种传染病的效果，试验组的儿童接种该疫苗，对照组的儿童不接种该疫苗，也不接种任何其他免疫制品，观察和比较两组的反应。空白对照仅适用于病情轻且稳定的病人，即使不给予任何处理也不会产生伦理方面的问题。在很多护理研究的情景中，这种对照会因形式上的不对等而有可能出现误差，所以在临床上一般会对对照组使用"安慰剂"。安慰剂对照本质上也是一种空白对照，但其可产生安慰剂效应，在实验中应尽量消除主观因素的影响。

> **例 4-1**
>
> ### 空白对照实例分析
>
> 为了比较不同方式的前锯肌阻滞在乳腺癌改良根治术中的效果，选择行择期乳腺癌改良根治手术病人 90 例，采用随机数表法将 90 名病人分为三组，每组 30 例，分别为传统前锯肌阻滞组、空白对照组、新型前锯肌阻滞组。传统前锯肌阻滞组病人在麻醉诱导前实施布兰科诺（Blcanco）法前锯肌阻滞，给予 0.5% 罗哌卡因 20ml；新型前锯肌阻滞组在麻醉诱导前实施弗兰科（Flanco）法前锯肌阻滞，给予 0.5% 罗哌卡因 20ml；空白对照组在麻醉诱导前不做神经阻滞预处理。最终得出结论：相比传统前锯肌阻滞（布兰科诺法前锯肌阻滞），新型前锯肌阻滞（弗兰科法前锯肌阻滞）能有效提高乳腺癌改良根治术病人的术后恢复质量并能减少病人术后阿片类药物消耗量。

**2. 实验对照**　在某种有关的实验条件下进行观察的对照。对照组不施加处理因素，但施加某种实验因素（不是所研究的处理因素）。例如，用烟熏剂做病房空气消毒实验，需用不加药的单纯烟熏做对照，以排除烟熏本身的抑菌作用。

**3. 配对对照**　根据研究的要求，首先将条件相同的研究对象配成对，然后将配成对的研究对象随机分到试验组和对照组，分别给予不同的处理因素，对比两组之间的不同效应。如将性别、年龄、体重相同的小鼠配对，然后随机分到试验组和对照组，让试验组的小鼠服用降压药，比较两组小鼠血压的变化情况。配对对照常用于动物实验，在以人为研究对象的试验中因难以完全配对而不常使用。

**4. 相互对照**　没有形式上的对照组，而是几个接受处理的试验组相互对照，它们互为对照组。腋下体温测量时间的研究中，设立了体温测量 3 分钟、5 分钟、7 分钟、10 分钟四个试验组，通过组间比较确立最佳的测量时间。

**5. 标准对照**　指以目前公认的有效的处理方法（如某病的护理常规、有效的护理方法）施加给对照组，然后与试验组的干预措施（新护理方法）的效果比较。这类研究通常采用随机双盲设计，研究对象随机分配至试验组与对照组，是临床研究中常用的对照方法。标准对照施加给对照组的处理措施效果稳定，较少引起伦理方面的问题。

### （四）随机化

护理研究对象的复杂性使得研究过程常常受到多种干扰因素的影响。为了排除这些干扰因素的影响，突出实验的主效应，可以采取随机化的方法。随机化（randomization）是为了在选取样本和将研究对象分组时，避免来自研究者与研究对象两方面的主观因素的干扰而使结果偏离真实值，采用特殊方法使总体或样本中每个个体发生某事件的概率均等。随机化包括随机抽样和随机分组两种形式。

随机抽样（random sampling）是在抽样过程中采用随机化方法，使总体中所有对象都有同等的机会被抽取进入研究样本，保证了样本有较好的代表性。随机分组（random allocation）是为提高组间的均衡性，减少非研究因素的干扰，在研究样本确定后，进一步采用随机的方法，使研究对象以同等的机会被分配进入试验组或对照组中。随机化的应用，一是可以最大可能地保证每个研究对象有同等的机会被分到试验组和对照组，二是最大可能地使干扰因素均衡地分到试验组和对照组内，从而突出实验的主效应，体现研究结果的客观性。常用的随机化方法如下：

**1. 简单随机法**（simple randomization）　具体方法有多种，例如最简单的抽签法、抛硬币、掷骰子等，但是针对样本量较大的研究，常运用随机数字表进行分配。简单随机法适用于样本量超过100的研究，尤其是大样本研究时，目前常用计算机进行随机化，可用有关软件经随机数发生器产生随机数。在有些研究中，研究者选择就诊日期、住院号、就诊顺序等的奇偶数进行分组，称为半随机法，实际上不是随机化方法，因为当研究者预先知道下一位研究对象将被分配到哪一组时，主观上对研究对象的某些资料进行一定的取舍，可能产生选择偏倚。

**2. 分层随机法**（stratified randomization）　先将研究对象按某一特征进行分组（层），然后在各层中采用简单随机法抽取研究对象组成样本，实现分层随机抽样；或在各层中按简单随机分配的方法，分出试验对象与对照对象，最后将各层试验对象与对照对象分别合在一起作为试验组与对照组，实现分层随机分组。分层随机抽样可以保证各"层"都有一定研究对象进入样本，提高了样本的代表性；分层随机分组可以保证各"层"都有对象进入试验组或对照组，提高了试验组间的均衡性。

**3. 区组随机分组法**（block randomization）　先将研究对象分为不同区组，然后再对每一区组内的研究对象用简单随机法进行分配。每一区组的研究对象数一般按分组数的倍数来确定。如研究分为试验组和对照组，则区组例数可选2、4、6、8等，但区组例数越大，研究对象在分配时的排列组合越复杂。例如某研究分为试验组和对照组，确定区组例数为4。首先，研究对象按进入试验的先后顺序，每4个研究对象一组，然后再对每一区组的4个研究对象分别根据随机数字表进行随机分组。区组随机分组的特点之一就是分组后各组研究对象数相等。而对一个区组的4个对象按随机数字表进行随机分配时很可能出现2组例数不等的情况，必须进行适当调整。

**4. 系统随机法**（systematic randomization）　是一种简单易行的方法，适用于大样本的流行病学调查。先将总体的观察单位按某种与观察指标无关的特征（如入院先后顺序、住院号、门牌号等）顺序编号，再根据抽样比例将其分为若干部分，先从第一部分随机抽取第一个观察单位，然后按一固定间隔在第二、第三……各部分抽取观察单位组成样本。例如欲从2 000个观察单位中抽取100个组成样本，即抽样比例为5%（抽样间隔为1/20），可先从第1~20（第一部分）之间随机抽出一个观察单位，如为12号，此后按每隔20抽取一个单位，即：32、52、72、…、1 992号组成样本。若其均符合纳入与排除标准，则可随机等分成两组。系统抽样样本的观察单位在总体中分布均匀，抽样代表性较好。但是如果总体各单元的排列顺序存在一定周期性，以这种方法进行抽样则可能出现较大的偏倚。

**5. 整群随机法**（cluster randomization）　不以个体为单位进行抽样或分组，主要以现成的群体，如医院、病房、乡、村、社区、街道等进行抽样或分组，且所抽到群体中的所有观察单位都将作为研究样本。在整群随机分组中，被分到试验组的群体中的每个观察单位都作为试验对象，被分到对照组的群体中的每个观察单位都作为对照对象。整群随机法方便、容易实施，具有节省人力、物力等优点，在实际工作中适用于大规模研究，可行性较好。

**例 4-2**

### 整群随机法实例分析

为了了解 2018—2021 年某市某区儿童青少年近视状况，采用整群随机抽样方法，于 2018—2021 年抽取某市某区 9 所学校学生，开展远视力检查、屈光检测以及问卷调查，并对数据进行分析。

**6. 多级抽样法**（multistage sampling） 是一种从大到小多个级别进行抽样的方法。首先从总体中随机抽取范围较大的单元，称为一级抽样单元（如省、市），再从抽中的一级单元随机抽取范围较小的二级单元（如区、街道），若抽样到此为止称为二级抽样，若再继续往小范围抽样，则称为多级抽样。在一些大规模研究（全国糖尿病患病率调查、全国高血压抽样调查等）项目中，多级抽样成为唯一实用的抽样方法。在具体实施时，多级抽样常常与上述各种基本抽样方法结合使用。

### （五）研究指标和研究变量

研究指标（indicator）是指在研究中用来反映研究目的的一种现象标志，是获得研究数据所采用的观察项目，如身高和体重就是反映生长发育状况常采用的指标。

研究变量（variable）是指研究工作中所要解释、探讨、描述或检验的因素，可以通过对研究指标的观察或测量而得以体现，例如应对方式作为研究的变量，是通过问卷的得分高低来反映个体应对方式的好坏。可以说，确认研究指标的过程即确认变量的过程。在护理科研中，正确地区分变量十分重要。常见的变量类型有：

1. 按数值的性质，变量可被分为数值变量和分类变量。

（1）**数值变量**（numerical variable）：其变量值是定量的，数值有大小，可进行比较，如身高、体重、脉搏、血细胞计数等。由这些数值变量的测量值构成的资料称为计量资料。

（2）**分类变量**（categorical variable）：其变量值是定性的，数值代表的是不同的类别，不能比较大小。分类变量又可分为二分类变量（如疗效分为治愈和未治愈两大类）和多分类变量（如学习成绩分为优、良、中、差四个类别），或者无序分类变量（如 ABO 血型的四种类型）和有序分类变量（如术后疼痛指标分为 1、2、3、4 级）。由分类变量构成的资料称为计数资料。

2. 根据变量在研究中作用的不同，变量可被分为自变量、因变量和外变量。

（1）**自变量**（independent variable）：是研究问题的"因"，是影响研究目的的主要因素，是研究过程中能够控制和操纵的变量，最终能导致研究结果的产生或影响研究结果，但本身不受结果的影响。

（2）**因变量**（dependent variable）：是研究问题的"果"，是研究中想要得到的结果或反应，它主要受到自变量的影响，同时也可受到其他因素的影响。

（3）**外变量**（extraneous variable）：也称无关变量，是指那些能影响研究结果的干扰因素，是在科研设计中要加以控制或消除的变量，以便更好地判断自变量对因变量的效应。

## 二、研究的效度

研究设计的主要目标是提高整个研究的科学性水平，即确保研究结果真实、可靠。效度是评价研究设计质量乃至整个研究结果科学水平的标准。研究的效度是指研究在揭示所研究内容的本质或其规律方面的准确、客观、科学程度。研究的效度分为内部效度与外部效度。

## （一）内部效度

内部效度（internal validity）指研究中的自变量与因变量之间因果关系的明确程度。通俗地说就是指研究的有效性，比如结果的可信度、真实性等。一项研究的内部效度高，就意味着因变量的变化确系由特定的自变量引起的。在实际的研究中，由于除了自变量外，某些外变量也会对因变量产生影响，从而导致研究结果的混淆，难以判定自变量与因变量之间关系的确定性，降低了研究的内部效度。因此，为了提高内部效度，有必要控制各种外变量。在护理研究中，常见的内部效度影响因素有以下几个方面：

1. **被试因素** 包括被试的选择偏性和被试的缺失两种常见的情形。被试的选择偏性是指在对被试进行分组时，如果没有用随机取样和随机分配的方法，在试验处理之前，他们在各方面并不相等或有偏性，从而造成研究结果的混淆，降低了内部效度。而被试的缺失是指在某些长期的追踪研究中，即使开始参加研究的被试是经过随机取样和随机分配的，但由于被试的中途缺失，常常使缺失后的被试难以代表原来的样本，降低了内部效度。

2. **生长和成熟** 除了自变量可能使个体发生变化外，个体本身的生长和成熟也是使其变化的重要因素，尤其是在以儿童为被试而又采用单组前测后测试验的情况下，生长和成熟因素的影响就更大。

3. **主试因素** 主要是指研究者知道研究目的所产生的"试验者效应"，或是为了得到某些阳性结果而过分关注试验组而忽视对照组，从而使研究的内部效度降低。

4. **前测的影响** 在一般情况下，前后两次测量的结果会有一定的差异，后测的分数将比前测的高。这主要是因为练习因素、临场经验以及对研究目的的敏感程度等在内的影响，造成了后测成绩的提高。

5. **研究过程的影响** 在研究过程中，实验仪器、控制方式的不一致，测量程度的变化，试验处理的扩散和交流等都可能混淆自变量的效果，从而降低了内部效度。

6. **历史** 亦称"经历"，指在研究过程中，与试验变量同时发生，并对试验结果产生影响的特定时间。当出现这种情况时，研究者无法判断试验结果是由自变量引起还是由特定时间引起，由此降低了内部效度。

7. **霍桑效应**（Hawthorne effect） 该效应主要指研究对象做出某种反应，并不是真正的处理因素的作用，而是因为研究对象感觉自己受到了关注而呈现的类似于处理效应的反应。

8. **安慰剂效应**（placebo effect） 是指当研究对象收到的是安慰剂，却出现接受真正处理因素时所发生的状况。

---

**例 4-3**

### 安慰剂效应实例分析

2006 年，哈佛医学院做了一个试验，他们找来 270 位慢性上臂痛的病人，分成两组。一组给他们口服一种新的药物，另外一组每周扎两次针灸，治疗开始前，医生向每个病人讲解可能的副作用，比如针灸会引起疼痛、红肿，而药物组的副作用包括嗜睡、失眠、头晕等。试验开始两周后，接近 1/3 的病人向医生报告有不同程度的副作用。针灸组病人报告局部有红肿，持续疼痛。吃药组病人报告失眠、无力、恶心、起皮疹等，都与事前医生告知的吻合。但是这些病人不知道的是，他们吃到嘴的药物其实是磨好的普通玉米粉，没有任何药物成分。而使用的针灸也是一种特殊的针，表面看起来一模一样，但一旦触到皮肤，针尖就会自动缩回去，根本不会扎进皮肤，更没有按照穴位扎针。

## 控制外变量的主要方法

在研究设计时,研究者可以通过以下方法提高内部效度(控制外变量)。

1. 排除法　将混杂因素整个排除,例如研究者认为周围环境的噪声可能对试验结果造成影响,可以通过在隔音环境中进行试验,从而杜绝该因素的影响。

2. 将外变量作为处理因素　研究者将自变量以外的混杂因素作为次要变量也纳入研究中进行测量,以便能对混杂因素对因变量的影响进行评估。

3. 随机化法　随机抽取样本,以确保样本具有较好的代表性,或将被试随机分配到各个组中,确保被试在接受处理之前是同质的。

4. 重复测量　在接受试验处理时,每名被试同时又都是自身的控制组,因变量的变化会在每名被试之间进行比较。即每名被试都既在试验组又在控制组,性别、智商、动机水平等都保持恒定。

5. 设立对照　相对于单组的试验前后自身对照研究,设立对照组,可以消除成长或成熟以及时间变化等因素对结果的影响。

6. 盲法　主要有单盲法、双盲法和三盲法。单盲法,即研究对象不知道自己的分组情况,可以消除研究对象为迎合研究者的期望而有意作答的情况;双盲法,即研究对象和资料收集者均不知道分组情况,可以消除研究者期望效应;三盲法,即研究对象、资料收集者和资料分析者均不知道分组情况,则又消除了资料分析者对结果操纵的可能影响。

7. 统计控制法　将混杂因素看作协变量进行测量,通过统计分析方法中的协方差分析将它的影响移出统计过程,从而控制混杂因素对因变量的影响。

### (二)外部效度

外部效度(external validity)指研究发现能够普遍推广到样本来自的总体以及其他同类现象中去的程度,即研究结果的普遍代表性和适用性。外部效度一般涉及三个方面,分别为其他总体、其他环境和其他时间,即在多大程度上,从一个研究所得出的结论能够同样推广到不同的人、环境和时间上。

1. **其他总体**　例如一项研究探讨了每周体育锻炼与糖尿病患病率之间的关系。然而该研究只对女性被试做了调查。这就存在一个问题,即在女性中的研究结果是否可以推广到男性。判断一个结论是否适合于不同的人群,必须把不同的人群作为研究设计的一部分。在因素设计中,可以将不同的人群作为一个因素。例如可以重新设计上述研究,把性别作为一个变量,这样就要比较4组之间的不同:进行锻炼的女性,不锻炼的女性,进行锻炼的男性,不锻炼的男性。性别和锻炼之间在糖尿病预防能力上的交互作用说明,锻炼对男性和女性具有不同的效果。在不同的人群之间比较某种特质,可能的选择几乎是无限的。从政策或社会的角度来看,重要的特质包括性别、种族、年龄以及社会经济状况。

2. **其他环境**　一些医学的研究,都是在严格控制条件的实验室中进行的,而实验室环境有一定的特殊性和人为性,和现实生活情景有很大的差距。这样,实验室研究所面临的一个问题是,所获得的研究结果在多大程度上能够推广到现实生活情景中。

3. **其他时间**　涉及社会因素的研究,如护理伦理学、护理美学、护理心理学、精神科护理学等领域的研究,可能会存在这样的问题,即在一个特定的社会时代历史背景中获得的研究发现,已经不再适用于已发生变化的新的社会背景。这种情况下,可以认为,先前的研究外部效度低,因此,研究者有必要进行新的研究。

总之,多数情况下,提高研究的外部效度并不能单凭一项研究,而是需要凭借一系列拓展性(拓展到其他总体、环境、时间)甚至是重复验证性的研究工作才能做到。

## 三、护理研究设计的类型

研究设计可以按照不同的划分标准进行分类。按照研究性质的不同,可分为量性研究和质性研究;按照研究目的的不同,可分为回顾性研究和前瞻性研究;按照设计内容的不同,可分为实验性研究、类实验性研究和非实验性研究三类。需要注意的是,各种分类标准之间无严格的界限,相互之间可以存在重叠,比如,某非实验性研究可以是回顾性研究,也可以是前瞻性研究。

### (一)量性研究和质性研究

量性研究(quantitative research)是指按照预先设计的方案进行研究,通过对指标的观察获得数据资料,并最终用数字来说明和解释结果。量性研究是目前护理科研中经常被采用的研究方法,比如我们下面要讲到的实验性研究、类实验性研究和非实验性研究。

**例 4-4**

### 量性研究实例分析

主动踝泵运动预防心脏射频消融术后病人术肢肿胀疼痛研究。以 99 例射频消融术后病人为研究对象,随机分为观察组(50 例)和对照组(49 例)。对照组病人术后按常规护理;观察组术后接受主动踝泵运动护理干预,比较两组病人术后术肢肿胀发生率、术肢肌肉疼痛评分、术肢温度异常发生率、腰酸/腰痛发生率等指标。了解主动踝泵运动在预防心脏射频消融术后术肢肿胀和缓解术肢肌肉疼痛中的效果。

质性研究(qualitative research)是源于社会学的研究方法,是以研究者本人作为研究工具,在自然情境下采用多种资料收集方法对社会现象进行整体性研究,采用归纳方法分析资料,并最终以文字形式描述结果或形成理论。由于护理研究常常以人或人群作为研究对象,因此,质性研究这一方法也非常适用。

**例 4-5**

### 质性研究实例分析

一项胆道闭锁患儿住院期间父母照护体验的质性研究。基于慢性病轨迹模式,探讨胆道闭锁患儿住院期间父母的照护体验。采用现象学研究方法,对 19 名胆道闭锁住院患儿父母进行半结构式访谈,采用 Colaizzi 7 步分析法分析访谈资料。结果发现胆道闭锁患儿住院期间不同阶段父母的照护体验可归纳为 3 个主题。诊断阶段:疾病认知与自我概念缺乏,情绪反应强烈;术后阶段:支持需求突出,照护负担沉重;出院阶段:希望与压力并存。医护人员应给予针对性的照护支持与指导,以提高患儿健康水平及减轻父母的照护负担。

### (二)回顾性研究和前瞻性研究

回顾性研究(retrospective study)是指运用临床已有的资料(如病历)对某一研究问题进行分析和总结的一种方法。它是由"果"到"因"的研究,省时、省钱、省人力,易被医护人员采用,是进行深入研究的基础;但同时也存在偏差大、主观因素多且因记录不全而不够准确等缺陷。

前瞻性研究(prospective study)是一种由"因"到"果"的研究方法,多采用对照方法,观察已存在差异的两组或两组以上的研究对象在自然状态下持续若干时间后发生变化的差异。前瞻性研究是一种科学合理的研究方法。

### (三) 实验性研究、类实验性研究和非实验性研究

实验性研究（experimental study）是干预研究，是公认的能准确解释自变量和因变量之间因果关系的一种研究，它最大限度地控制了无关变量的干扰，突出了实验因素的主效应，具有较高的科学性。

类实验性研究（quasi-experimental study）也称半实验性研究，与实验性研究相类似，也属于干预研究。与实验性研究设计的不同在于，类实验性研究无法满足实验性研究所要求的条件，如无法随机分组、无法获得对照组等，因此其科学性逊于实验性研究。但在以人为主要研究对象的护理研究中应用比较广泛。

非实验性研究（non-experimental study）有时也被称为调查性研究或观察性研究，是指在研究中对研究对象不施加任何的干预因素，观察研究对象在自然的状态下的某些特征或变化，适合于对研究问题了解不多的情形。

本章以实验性研究、类实验性研究和非实验性研究为例，对研究设计的具体方法进行阐述。

## 第二节　实验性研究

### 情景导入

某医院护士在工作中欲研究吊床体位对于促进早产儿生长发育的效果。

**请问：**

1. 在该研究中，干预措施是什么？
2. 该研究的自变量、因变量分别是什么？

## 一、概述

实验性研究（experiment study）又称干预性研究（intervention study），是研究者根据研究目的人为地对研究对象设置干预措施，按重复、对照、随机化原则控制干预措施以外的影响因素，总结干预措施的效果。任何实验性研究设计必须具备以下三个要素：

### (一) 干预

干预（intervention），也称操纵（manipulation），是研究者根据研究目的对研究对象施加的处理因素，如某种护理干预措施。这些处理因素多为研究的自变量，其引起的结果为研究的因变量。在护理研究中，研究者通过对研究对象施加某种干预，以期达到理想的结果或结局。干预是实验性研究和非实验性研究的本质区别。

### (二) 设立对照

为了突出实验处理因素的主效应，有必要对研究中影响结果的干扰因素进行控制，设立对照组可达到这一目的。根据研究的需要，可选用多种对照形式，比如一个试验组和一个对照组；多个试验组和一个对照组；多个试验组互为对照等形式。设立对照的原则是所比较的各组除了干预因素不同外，其他干扰因素应尽可能相同，从而能正确判断自变量对因变量的作用。

### (三) 随机化

随机化是实验性研究设计的重要研究方法和基本原则之一。在护理研究中，由于受到各种因素的影响，应采取随机化的方法对研究对象进行选择和分配，避免在选择和分配研究对象时可能出现的偏差，保证研究结果的准确性。如果违背了随机化的原则，将会人为地夸大或缩小组间差别，使研究结果出现偏差。

## 二、常用的实验性研究设计

严格满足干预、对照和随机化三个条件的实验性研究设计也称为随机对照试验（randomized controlled trial，RCT）。在具体的研究过程中，实验性研究设计可以采用多种具体的方法，常见的有实验前后对照设计、单纯实验后对照设计和所罗门四组设计等。

### （一）实验前后对照设计

实验前后对照设计（pretest-posttest design），又被称为经典的随机对照试验，是将符合纳入与排除标准的研究对象随机分配到试验组和对照组，在干预实施前对两组研究对象进行观察或测量，干预实施后再对两组进行观察或测量。表达式如下：

| R | E | $O_1$ | X | $O_2$ |
|---|---|---|---|---|
| R | C | $O_1$ | | $O_2$ |

注：R=随机分组；E=试验组；C=对照组；$O_{1,2}$=第1，2次观察或测量；X=干预或处理因素。

**例4-6**

### 随机对照试验实例分析

一项研究关于渐进性增加时间在新生儿游泳中的应用。采用随机临床试验研究方法，选择正常足月新生儿138例，其中70例为试验组（E组）渐进式增加新生儿游泳时间（$X_1$），68例为对照组（C组）常规游泳15分钟（$X_2$），观察两组新生儿游泳前后的平均睡眠时间与体重的变化（$O_1$，$O_2$）。

**知识拓展**

### 大样本随机双盲试验的由来

1789年，以法国的巴黎学派皮埃尔·路易斯（Pierre Louis）为代表的医生掀起了一场医学革命。他们主张治疗不能依据传统古典理论和盲从权威，而是要观察事实做出推理和决策。Louis第一次引入"对照组"的概念，发出了循证医学的先声。

为什么要大样本呢？因为统计学的"大数原则"告诉我们，样本越大，统计结果越能稀释掉那些特例（例如某些人免疫系统特别强或特别弱），也就越能逼近真实情况。为什么要随机呢？因为这样可以有效避免病人由于病情轻重而导致的痊愈效果阶段性差异。

在实施双盲试验前，研究者采用的是单盲试验，即只有病人们不知道自己属于哪一组。后来人们发现：假如参加治疗的医生知道病人分组的情况，出于自己的主观目的，能自觉或不自觉地对病人产生暗示或者过分地关注试验组等，由此导致来自医生的主观偏见对结果产生了影响。所以，人们改进了盲测的方法，病人和研究者不知分组情况，而统计工作由第三方来进行。这样一来，就能很好屏蔽来自医生的偏见影响，让试验更加客观公正了。大样本随机双盲由此发展起来。

### （二）单纯实验后对照设计

单纯实验后对照设计（posttest-only design）是指将研究对象随机分到试验组和对照组，对试验组实施干预措施后，对试验组和对照组都进行观察或测量，以突出干预或处理的效果。

| R | E | X | O |
|---|---|---|---|
| R | C | | O |

注：R= 随机分组；E= 试验组；C= 对照组；O= 干预后的观察或测量；X= 干预或处理因素。

## 单纯实验后对照设计实例分析

探讨渐强式运动训练对冠脉搭桥病人术后恢复及心功能的影响。将随机选取的 60 例拟行冠脉搭桥的住院病人随机分为康复者（$n=30$）和对照组（$n=30$）。两组均接受常规的手术前后治疗和护理，在此基础上，康复组给予强度渐增的运动训练。主要观察指标包括术后两组病人 6 分钟步行试验（6MWT）结果、左室射血分数（LVEF）、术后插管时间、重症护理时间与术后住院时间。

### （三）所罗门四组设计

所罗门四组设计（Solomon four-group design）是指将研究对象随机分为两个试验组和两个对照组，对其中的一个试验组和对照组在干预前和干预后分别进行观测，而对另一个试验组和对照组只进行干预后的观测。该设计适用于某些干预前的观测可能会对研究的结果产生影响的情形，如对情感、态度问题的研究。表达式如下：

| R | E |       | X | $O_1$ |
|---|---|-------|---|-------|
| R | C |       |   | $O_1$ |
| R | E | $O_1$ | X | $O_2$ |
| R | C | $O_1$ |   | $O_2$ |

注：R= 随机分组；E= 试验组；C= 对照组；$O_{1,2}$= 第 1，2 次观察或测量；X= 干预或处理因素。

## 所罗门四组设计

一项探讨认知教育改善护士对获得性免疫缺陷综合征（AIDS）病人态度的研究。通过认知教育干预，观察护士对 AIDS 病人态度的改变。将随机抽取的 160 名护士随机分成 4 组，每组 40 人，试验组和对照组各 2 组，分别命名为试验组 1、2 和对照组 1、2。对试验组 1 和对照组 1 在认知教育实施前进行态度的测量，对试验组 1 进行认知教育干预后，再对试验组 1 和对照组 1 进行态度的测量；而对实验组 2 和对照组 2 在认知教育干预前不实施测量，认知教育干预后，才对试验组 2 和对照组 2 进行态度的测量。通过统计分析，判断前测可能对结果的影响，并在此基础上推断认知教育干预对护士态度的影响。

## 三、实验性研究设计的优点和局限性

### （一）优点

实验性研究能准确地解释自变量和因变量之间的因果关系，是检验因果假设最有说服力的一种研究设计，较好地反映了研究的科学性和客观性。

### （二）局限性

实验性研究在护理领域的应用普遍性较差。实验性研究需要严格地控制干扰变量，但是护理研究的对象大多是人，很难进行有效的控制；出于伦理方面的考虑，很难完全做到随机分组；实际研究中，很难找到完全相等的对照组。

## 第三节　类实验性研究

**情景导入**

　　某科室护士小张为了研究职业认知教育对妇产科护士工作倦怠和心理健康的影响,选取在某市 A 医院妇产科工作并符合纳入标准的女护士 30 人,组织护理学专家及心理咨询师对该 30 名护士进行职业认知教育培训。职业认知教育前和教育后,课题研究人员对 30 名护士采用症状自评量表和工作倦怠量表进行测评,并对所得数据进行比较分析。结果表明:教育后,护士职业倦怠评定结果明显好于教育前;临床护士在躯体化、强迫、人际关系、抑郁、焦虑、恐怖、敌对等因子评分上明显低于教育前。

　　**请问:**
　　1. 护士小张采取了哪种研究设计方法?
　　2. 该研究设计的适用范围有哪些?

　　类实验性研究(quasi-experimental study)亦称半实验研究,指在研究中,研究者不能完全控制研究对象的分组,即研究设计中一定有对研究对象的护理干预内容,但可能缺少按随机原则分组或没有设对照组,或两个条件都不具备。类实验性研究结果虽对因果关系论述较弱,不如实验性研究可信度高,但也能从一定程度上说明干预措施与结局指标之间的因果关系,在护理研究中比较实用。在研究对象为人的研究中,很难进行完全的实验性研究,特别要达到随机分组比较困难,故选择类实验性研究的可行性较高。

## 一、常用的类实验性研究设计

　　常用的类实验性研究包括不对等对照组设计、自身前后对照设计及时间连续性设计等。

### (一) 不对等对照组设计

　　不对等对照组设计(nonequivalent control group design)是指具有试验组和对照组,但限于现实的条件,试验组与对照组无法做到随机分组,两组不对等。表达式如下:

| 方式 1 | E | | X | $O_1$ |
|---|---|---|---|---|
| | C | | | $O_1$ |
| 或者 | | | | |
| 方式 2 | E | $O_1$ | X | $O_2$ |
| | C | $O_1$ | | $O_2$ |

注:E= 试验组;C= 对照组;$O_{1,2}$= 第 1,2 次观察或测量;X= 干预或处理因素。

**例 4-9**

### 不对等对照组设计实例分析

　　一项研究探讨放松训练对肺癌病人围手术期康复的效果。将 100 例肺癌围手术期病人按病区分组,其中 A、B、C 病区 50 例为干预组,D、E 病区 50 例为对照组,两组均采取常规护理,干预组在常规护理的基础上于围手术期进行放松训练。两组分别于术后 5~7 天进行焦虑、疼痛、体力活动状态,以及呼吸功能、血氧饱和度的评定。结果显示干预组病人焦虑、疼痛、体力活动状态、呼吸功能和血氧饱和度较对照组有改善,差异有统计学意义($P <0.05$)。结论:放松

训练能降低肺癌围手术期病人的焦虑,减轻疼痛,提高血氧饱和度,较快地恢复病人的呼吸功能,促进机体康复。

### (二) 自身前后对照设计

自身前后对照设计(one group pretest-posttest design)是指研究设计中没有设立对照组,被试在干预前后进行自身比较对照。表达式如下:

| | | |
|---|---|---|
| $O_1$ | X | $O_2$ |

注: $O_1$= 干预前的观察或测量; $O_2$= 干预后的观察或测量; X= 干预或处理因素。

### (三) 时间连续性设计

时间连续性设计(time series design)实际是自身实验前后对照设计的一种改进。当自身变量的稳定性无法确定时,可以采用此种设计。表达式如下:

| | | | | | | | | | | |
|---|---|---|---|---|---|---|---|---|---|---|
| $O_{11}$ | $O_{12}$ | $O_{13}$ | …… | $O_{1i}$ | X | $O_{21}$ | $O_{22}$ | $O_{23}$ | …… | $O_{2i}$ |

注: $O_{1i}$= 干预前的观察或测量; $O_{2i}$= 干预后的观察或测量; X= 干预或处理因素。

**例 4-10**

## 时间连续性设计实例分析

一项研究关于医院奖励制度对护士工作积极性的影响。随机选取某一病房科室,在实施奖励制度之前对护士的工作积极性进行多次测量,实施奖励制度后再对护士的工作积极性进行多次测量。通过对各阶段护士工作积极性的比较,分析奖励制度的有效性和持续时间。

## 二、类实验性研究的优缺点

### (一) 优点

类实验性研究在人群中实施干预性研究的可行性高,同实验性研究相比,在护理研究领域具有更高的实用性。

### (二) 局限性

由于类实验性研究不能做到完全随机,干扰因素不能被均衡地分布在试验组和对照组中,效果的判断很难完全归因于干预措施,所以类实验性研究结果的可信度不如实验性研究结果高。

## 第四节 非实验性研究

**情景导入**

某医院护士小李欲了解居家腹膜透析病人自我护理能力的现状,并探讨其影响因素。小李对 194 例常规门诊随访的居家腹膜透析病人进行调查,了解病人的自我护理能力。临床护理工作者可针对不同年龄、教育程度、透析龄及居住环境的腹膜透析病人采取不同的健康教育方式,以促进其自我护理能力的提高。

**请问:**

1. 根据研究目的,小李将采取哪种研究设计方法?
2. 该研究设计有什么优点和缺点?

非实验性研究（non-experimental study）即流行病学的观察性研究（observational study），是研究者对研究对象不施加任何护理干预和处理的研究方法。这类研究常在完全自然状态下进行，故简便易行。非实验性研究是实验性研究的非常重要的基础，许多实验性研究都是先由非实验性研究提供线索再由实验性研究予以验证的。非实验性研究结果可用来描述和比较各观察指标的状况，如描述性研究、相关性研究及比较性研究等均属于非实验性研究，其结果虽不能解释因果关系，但却是实验性研究的重要基础。

非实验性研究具有以下特点：

**1. 无任何干预或处理措施** 这是非实验性研究与实验性研究的本质区别。

**2. 在完全自然的状态下进行** 非实验性研究强调观察被试的自然状态或者在自然状态下的行为发展变化。

**3. 适合于对研究问题了解不多或问题较复杂的情形** 非实验性研究适用于对护理领域的现象不了解或了解不多的情形，通过描述、比较或者探讨相互关系来揭示现象的本质。

## 一、常用的非实验性研究设计

非实验性研究设计的常见形式有描述性研究、分析性研究、相关性研究。

### （一）描述性研究

描述性研究（descriptive research）是利用已有的资料或特殊调查的资料，按不同地区、不同时间及不同人群特征分组，把疾病或健康状态和暴露因素的分布情况真实地描述出来。通过比较分析导致疾病或健康状态分布差异的可能原因，提出进一步的研究方向或防治策略的设想。其也是目前护理领域应用最多的非实验性研究设计，用来观察、记录、描述某种状态、程度等，用以回答"是什么"和"怎么样"等问题，最终是为了从中发现规律，或确定可能的影响因素。描述性研究常采用横断面研究和纵向研究的形式。

**1. 横断面研究**（cross sectional study） 是指在特定的时间内，对特定被试的现状及相关因素进行观察和测量，是护理研究中使用最多的类型；在特定时间与特定空间内对某一人群事件（或疾病）的发生（或患病）状况及其影响（暴露）因素进行的调查分析。由于所获得的资料是在某一特定时间上收集的，好似时间的一个横断面，又称现况研究或现患率研究（prevalence study）。

> **例 4-11**
>
> #### 横断面研究实例分析
>
> 关于老年人体育锻炼与自我赋能的关系研究——基于在上海市的抽样调查。以上海市老年人为切入点，引入"自我赋能"概念，研究上海市老年人体育锻炼与自我赋能之间的关系。以问卷调查法、访谈法和文献资料法深入调查上海市老年人的体育锻炼情况，心理失能、自我赋能和自我赋能方式，对上海市老年人进行正式调查，共计发放 600 份问卷，分析老年人体育锻炼与自我赋能之间的关系。

**2. 纵向研究**（longitudinal study） 也称随访研究（follow-up study），是在不同时点对同一人群的疾病、健康状况和某些因素进行定期随访，以了解这些因素随时间的动态变化情况，即在不同时间对这一人群进行多次横断面研究的综合研究，是前瞻性研究。随访的间隔和方式可根据研究内容有所不同，可短到每周甚至每天，也可长至一年甚至几年。纵向研究观察的对象常常影响结论的适用范围，除了环境因素外，病人个体特征也影响疾病转归，如病人年龄、性别、文化程度、社会阶层等。因此，纵向研究时尽量考虑观察对象的代表性。纵向研究是无对照研究，所以在下结论时要慎重。

## 纵向研究实例分析

一项关于大学生压力知觉与手机成瘾倾向关系的纵向研究。选取297名大学生，探讨大学生的压力知觉与手机成瘾倾向的发展变化及二者间的相互预测关系。在2020年5月（$T_1$）、12月（$T_2$）及2021年6月（$T_3$）进行了3次问卷调查。采用中文版压力知觉量表（CPSS）和大学生手机成瘾倾向量表（MPATS）测量压力知觉和手机成瘾倾向。

### （二）分析性研究

分析性研究（analytical study）是在自然状态下，对两种或两种以上不同的事物、现象、行为或人群的异同进行比较的研究方法。分析性研究属于观察法，暴露因素不是人为干预和随机分配，而是在研究前已客观存在的，这是与实验性研究的重要区别；分析性研究必须设立对照组，这是与描述性研究的重要区别。分析性研究主要包括队列研究与病例对照研究。

**1. 队列研究**　也称为定群研究，是指对目前已存在差异的两组或以上的研究对象（比如是否暴露于某危险因素），在自然的状态下进行持续若干时间的观察，比较随着时间的延续组间的差异，并进行分析。队列研究的方向是纵向的、前瞻性的，即由因到果的研究方向。

**2. 病例对照研究**（case-control study）　是一种回顾性研究，从因果关系的时间顺序来看是从"果"查"因"的研究方法，也就是从已患病的病例出发，去寻找过去可能与疾病有关的因素。

### （三）相关性研究

在相关性研究中，无任何人为施加因素，探讨各变量间关系或探索是否存在关系，找出所观察变量间是否有关联。相关性研究在护理领域中也有应用。

## 二、非实验性研究的优缺点

### （一）优点

在完全自然的状态下进行，可收集多种资料，简便、易行；适用于对研究问题知之不多或研究问题比较复杂的情形；是实验性研究的基础。

### （二）局限性

无人为施加因素，不能控制其他变量，不能探讨因果关系。

（陈菲菲）

---

**思考题**

1. 研究内部效度和外部效度都是衡量研究质量的重要指标，但是在实际的研究设计中，经常会出现"提高内部效度同时会降低外部效度，为获得较高的外部效度必然导致内部效度下降"的情形，对此，研究者该如何处理两者的关系？

2. 有人认为，非实验性研究不能解释因果关系，实用价值不大，这种观点对吗？

ER 4-3

练习题

# 第五章 | 总体和样本

ER 5-1
教学课件

ER 5-2
思维导图

**学习目标**

1. 掌握总体、观察单位、样本、误差、样本量的概念；抽样的原则及方法。
2. 熟悉样本量估计的注意事项。
3. 了解常用的样本量的估计方法。
4. 学会根据研究目的及研究设计类型，确定恰当的抽样方法。
5. 具有评价护理研究论文中样本抽样方法的科学思维能力；具有精益求精的科学精神，尊重生命，关爱研究对象。

在护理研究设计最初阶段，研究者必须确定研究的对象和观察单位，研究对象也称为受试对象。临床护理研究以人作为主要研究对象，通常抽取全部目标研究对象中的一部分作为实际研究对象。本章探讨选择研究对象的方法以及研究所需要的样本量，有助于护理研究人员在抽样过程中抽取到能够代表研究总体的实际研究对象。

## 第一节　基本概念

**情景导入**

骨质疏松症是一种以骨量减低、骨组织微结构损坏，导致骨脆性增加、易发生骨折为特征的全身性骨病。骨质疏松症导致的骨折严重威胁着中老年人的生活质量，也给家庭和社会带来了沉重的经济负担。WHO（世界卫生组织）明确提出骨质疏松症治疗的三大原则，即补钙、饮食调节和运动疗法。其中运动疗法由于其有效、价廉、不良反应少等特点被越来越多地运用于临床实践中。然而研究发现，骨质疏松症病人的运动知识、信念水平较低，运动行为不理想。研究人员基于信息 - 动机 - 行为技巧模型构建了骨质疏松症病人运动行为护理干预方案，计划比较接受运动行为护理干预组与未接受运动行为护理干预组的病人骨折发生率、日常生活自理能力和生活质量，从而验证干预效果，从而为骨质疏松症病人提供系统、规范的运动行为护理干预方案。

请问：
1. 研究者如何确定研究对象和观察单位？
2. 研究对象确定后，如何确定研究对象的人数？
3. 研究者如何选取有代表性的研究对象？

## 一、总体

总体（population）是根据研究目的确定的全部同质个体的某个（或某些）变量值的集合。这里的个体又称为观察单位(observation unit)或研究单位(study unit),是研究总体的单位组成部分,是科学研究中的最基本单位。观察单位可以是一个人,也可以是特指的一群人(如一个家庭、一所学校等),可以是一个器官,甚至一个细胞等。

总体有三个特征:①同质性。构成总体的各个单位必须具有某一方面的共性,这个共性是确定总体范围的标准。它的同质基础则是同一地区、同一年份的同一人群。②大量性。总体是由许多单位所组成的,而不是只有个别单位。③差异性。总体单位之间,除了必须在某一方面有共性之外,在其他方面必然存在差异。

总体所包含的范围随研究目的的不同而改变。因此,对总体要有明确的规定。例如要研究2022年我国注册护士的健康状况,则我国当年的全体注册护士就是研究总体;研究2022年某城市接受乳腺癌手术治疗妇女的生活质量,则研究总体是2022年在该城市接受乳腺癌手术治疗的妇女。

### (一)有限总体

总体通常限于特定的空间、时间、人群范围之内,若同质研究对象的所有观察单位为有限个数,则这个总体称为有限总体(finite population)。例如研究某校护理学院2022年在校护生的心理健康状况,则该研究总体具有时间(2022年)与空间(某校护理学院)的限制,该护理学院2022年所有的在校护生构成的是一个有限总体。

### (二)无限总体

有时总体是假设的或抽象的,没有时间和空间的限制,观察单位数是无限的,称为无限总体(infinite population)。例如研究老年高血压病人的自我管理现状,则组成该总体的观察单位为所有老年高血压病人,无时间和空间的限制,因而可视为无限总体。

### (三)目标总体

目标总体(target population)也称为"目标人群",是由研究目的决定的符合纳入标准的被抽取样本的所有个体变量值集合体,是研究者所要将研究结论外推的整个集合体。其范围大小不等。如儿童的体重,目标总体指的是全世界符合儿童这个标准的人群的体重值。

### (四)可得总体

可得总体(accessible population)是目标总体的一部分,是研究者根据研究的需要能方便抽取的总体。例如某研究者需要研究的目标总体是中国护士的职业认同感程度,可得总体是某市护士的职业认同感程度。在这种情况下,样本从可得总体中获得,样本研究的结果首先适用于可得总体,然后再推广到目标总体。

## 二、样本

样本(sample)是指从总体中随机抽取的部分观察单位。总体包含的观察单位通常是大量的甚至是无限的,在实际工作中,一般不可能或不必要对每个观察单位逐一进行研究。研究者只能从中抽取一部分观察单位加以实际观察或调查研究,用这一部分观察单位的观察研究结果,再去推论和估计总体情况。因此,观察样本的目的在于推论总体,这就是样本与总体的辩证关系。例如,用一滴外周血的化验结果,代表此人的全血成分;某研究想要探究宫颈癌病人恐惧疾病进展现状及其影响因素,计划抽取某三甲医院肿瘤科和妇科住院治疗的宫颈癌病人288例,其总体是所有宫颈癌病人的变量值,样本即所抽选的288例病人的变量值。

## 三、误差

在护理研究中,由于各种因素的影响,研究者的观察结果偏离真实情况,产生误差(error)。误差是指研究中所得到的实际测量值与客观真实值之间的差异。误差是客观存在的,任何研究中的测量结果都只能在一定条件下无限接近真实值,而不可能做到绝对准确。护理研究者必须认识到误差产生的原因以及各种原因所产生误差的特点,才能在护理研究中有针对性地采取控制措施。常见的误差分为两类,即随机误差和系统误差。

### (一) 随机误差

随机误差(random error)又称为偶然误差(accidental error)。样本与总体之间因被测定生物学现象(指标)的随机变异,以及测量方法本身的随机变异等原因存在一定差异,从而导致实测值与真实值之间的差异,称为随机误差。随机误差包括抽样误差和随机测量误差。

抽样误差是由于个体生物学变异的存在,在随机抽样研究中产生的样本统计量与总体参数间的差别,其大小随样本不同而改变。例如,分3批观察护理干预对糖尿病病人血糖的影响,每一批随机抽取样本50例,对所得到的观测值进行统计处理后,会发现3批样本的结果之间会有所差异。虽然使用了随机抽样的方法,但抽样产生的样本指标与总体间仍存在差异。抽样误差越大,说明样本对总体的代表性越小,结果越不可靠。抽样误差在护理研究中最主要的来源是观察单位间存在个体差异,因而抽样误差是无法避免的。随机测量误差则是指同一观察单位的某项指标在同一条件下进行反复测量时,其大小和符号以偶然的方式出现的误差。

随机误差是客观存在的,无法消除和避免,但其本质、其分布又必然存在一定的规律性。当研究的样本量足够大时,随机误差服从正态分布。因此在研究设计阶段平衡或限制研究对象的特征、增加样本量,在实施阶段充分收集和利用有价值的信息,在分析阶段运用相对高效的统计分析方法,提高误差估计的精度等方式来将随机误差减少到最低限度。

### (二) 系统误差

系统误差(systematic error)亦称为偏倚(bias),是由某些确定性原因而造成的确定性误差。偏倚可来自以下几个方面:①受试者:如抽样不均匀、分配不随机。②观察者:如在调查中调查员有倾向性暗示或在检验操作中由于个人技术偏差所致。③仪器:因仪器未校正、发生故障或使用不当所致。④环境因素:如气候、地理位置等。偏倚是影响研究结果真实性的主要因素,它可能夸大或缩小真实效应,从而高估或低估研究因素与研究结果间的关联强度。偏倚可以发生在研究设计、实施、分析以及推理的各阶段,可以通过正确的研究设计、严格的技术措施尽可能控制甚至消除偏倚。

偏倚可分为选择偏倚(selection bias)、信息偏倚(information bias)以及混杂偏倚(confounding bias)三大类。选择偏倚主要发生在研究的设计阶段,是在研究对象选取过程中由于选取方式不当,导致入选对象与未入选对象之间在暴露或重要特征上存在差异,从而造成系统误差。在干预性研究中,选择偏倚主要指各组在基线特征上不同而导致的系统差异。信息偏倚又称观察偏倚,是从研究对象获取研究所需信息时产生的系统误差,主要发生在收集和测量指标的阶段。混杂偏倚是由于一个或多个外来因素的存在,掩盖或夸大了所研究因素与疾病(或事件)之间的联系,从而部分或全部地歪曲了两者之间的真实联系。引起混杂偏倚的外来因素称为混杂因素(confounding factor)。

## 四、抽样

护理研究中研究对象多是无限总体,无法直接获取研究总体的信息。即使研究对象是有限总体,因各种条件的局限,也很难对总体进行直接观察,因此多采用由样本信息推断总体特征的研究方法,而最常用的研究方法是抽样研究。抽样(sampling)是指从总体中,按照一定的要求抽取部分观察单位组成样本的过程。抽样是临床护理研究中的基本方法之一。例如,调查某地2021年5岁女童的体重,可从某地2021年5岁女童中随机抽取1 000名女童,逐个进行体重称量,得到1 000名女童的体重测量值,组成样本。通过样本信息来推断总体特征。

## 第二节　抽样的原则及方法

### 一、抽样的原则

抽样的最终目的在于通过样本的统计值推断总体。抽样调查中为了能用样本的特征推断总体的特征，必须保证样本的可靠性和代表性。

#### （一）保证样本的可靠性

可靠性指样本中每一观察单位确实来自同质总体。为确保研究质量，则需要对研究对象制定明确的纳入标准和排除标准。

纳入标准（inclusion criteria）是根据研究目的而确定的目标人群的特征，明确纳入标准有助于提高研究对象的可靠性。纳入标准的要点是从复杂的群体中，选择特点相对单一的对象进行研究。纳入标准的内容可以包含对年龄、性别、婚姻状况、职业、居住地等社会人口学资料的规定；对病种、病程、病情、伴随疾病、既往疾病等疾病相关因素的规定。例如调查了解胃癌术后病人未满足需求程度，确定研究对象的纳入标准为：①经病理检查诊断为胃癌并已行手术。②年龄≥18岁。③能正常沟通交流，有完整的认知和行为能力。④知晓病情。⑤知情同意且自愿参与本研究。

纳入标准通常包括诊断标准（diagnostic criteria）。诊断标准是对病种、病型、病程、病情等严格区分，给出正确诊断。临床护理研究中选定研究对象的首要条件是必须符合疾病的诊断标准。凡属国际疾病分类所区划的疾病都有着相应的科学诊断标准，确定疾病诊断标准应注重参考国际上如WHO所建议的通用标准。纳入标准的制定应简明扼要，不宜过于苛刻，以免影响研究结果的外推性。研究对象的选择应尽可能选择新患病尚未接受各种治疗与干预措施影响的病例，以减少偏倚的发生。

另外，护理研究的实施和结果还受研究对象的来源、病情、社会经济状况、心理特点等很多干扰因素的影响。为了防止这些因素的干扰，应根据研究目的以及干预措施的特点，对符合纳入标准的潜在研究对象制定相应的排除标准。排除标准（exclusion criteria）是在符合纳入标准前提下的其他不满足研究要求的特殊情况。排除标准用于明确不适合入组的研究对象，其内容可以包含生理状况不佳者、服用禁忌药物者、难以随访者、不能合作者等。例如调查了解胃癌术后病人未满足需求程度，确定研究对象的排除标准为：①有其他严重疾病或精神疾病。②确诊胃癌已转移。③正在参与其他研究。

在纳入和排除标准的共同控制下，符合诊断标准的入组病例相对单一，从而避免干扰因素过多，使研究结果有相对可靠的病例基础。

#### （二）保证样本的代表性

代表性是指样本充分反映总体特征。某观察指标在样本中的频数分布情况和该观察指标在总体中实际的分布情况比较接近，可以看作是总体的缩影。如果样本具有代表性，样本测量或观察所得的结果外推到总体中则正确可靠。有代表性的样本必须满足以下两条原则：

**1. 随机化原则**　随机化是指在进行抽样时，总体中每一个体是否被抽取到，不是由研究者主观决定，而是每一个体按照概率原理拥有被均等地抽取到的可能性。因为在一个人群中，某些因素或某些方面的特征并不是均匀分布的，这就要求在选择调查样本时，不能随意地进行选择，而是采用一定抽样技术进行随机抽样，以保证样本的某些特征与总体相同或相近，使样本能够代表总体。

**2. 足够的样本量**　足够的样本量是指保证样本中有足够的变量值个数。足够的标准要根据研究的精度和变量的变异程度确定。通常精度要求越高，样本量要求越大；变量的变异越大，样本量要求越大。

只有满足上述原则，才能保证样本最大可能地代表总体，才能保证研究结果推断总体特征的可靠性。

## 二、抽样的方法

研究者已确定在研究中采用抽样调查后,应根据研究目的、样本量大小、统计学方面的考虑,决定采用具体的抽样方法。抽样方法有多种,可以归纳为概率抽样与非概率抽样两类。

### (一)概率抽样

概率抽样(probability sampling)又称随机抽样,是根据概率理论,使用随机的方法抽取样本,保证总体中的每一个研究个体均有相等的机会被抽中。随机抽样和随机分配是两个不同的概念。随机分配是将实验对象随机分配到研究的各组别中,即每个试验对象均有同等机会被分配到每一组。最普遍被使用的概率性抽样方法是简单随机抽样、系统抽样、分层随机抽样、整群抽样和多阶段抽样。

**1. 简单随机抽样**(simple random sampling) 是根据概率理论,通过随机化的具体操作程序,保证总体中的每个研究个体均有相等的机会被抽中的抽取样本方法。它是概率抽样中最基本、被广为使用的一种方法,是所有其他抽样方法的基础。具体方法:首先确定目标人群的特征,将总体的全部研究单位统一排列并进行编号,再用抽签法、随机数字表法或计算机抽取等方法随机抽取组成样本,直至抽取到预定的样本量为止。其中,抽签法比较简便,随时可用,但由于总体单位较多,在实际调查中抽签法较少采用。随机数字表法能保证抽样的随机性,但要求有随机数字表并学会正确使用。计算机和某些计算器可以用随机函数产生随机数,因此也可以用于抽样设计。

---

**例 5-1**

### 简单随机抽样实例分析

研究者要了解某三甲医院 2 000 名护士的核心能力现状,计划利用随机数字表法抽取其中的 200 名护士进行调查。具体方法如下:首先将护士进行编号,如 0 000,0 001,0 002,……,1 998,1 999,然后在随机数字表中任意指定某行某列的一个数字,向任何一个方向摘录数字,以四个数字为一组,这些四位数中凡大于 2 000 小于 4 000 者,均减去 2 000;大于 4 000 小于 6 000 者减去 4 000,以此类推,使每一组数字都不大于 2 000。如后面得到的一组不大于 2 000 的四位数与前面出现的数字相同则弃去,共取 200 组不大于 2 000 的数字,与这些数字相对应的 200 名护士就构成本次调查的样本。

---

简单随机抽样方法简便、易行,但不适于总体数量较多的研究。因为事先需要把所有研究对象编号,因此当总体数量较多时,工作量大增,往往难以做到。当个体差异大、抽样比例较少而样本量不大时,所得到的样本对总体的代表性差。故在实际调查时很少单独使用,常用到多级抽样中。

**2. 系统抽样**(systematic sampling) 又称机械抽样或等距抽样,即按照一定顺序,每隔一定数量的单位机械地从总体中抽取一个研究对象组成样本,每次抽样的起点必须通过随机确定。具体方法是将总体中的每个研究单位按某一特征顺序编号,并根据抽样比例即样本量与总体含量之比规定好抽样间隔 H(抽样比例的倒数),再随机确定一个小于 H 的数字 K,然后以 K 为起点,每间隔 H 抽取一个编号,这些编号所代表的研究单位组成样本。

---

**例 5-2**

### 系统抽样实例分析

某大学护理学院有 2 000 名学生,研究者要调查该大学医学生的心理健康状况,若用系统抽样方法抽取 200 名学生为样本,具体方法如下:首先对全院学生按学号顺序统一编号,如

0, 1, 2, …, 1 998, 1 999, 2 000, 总体含量 $N=2 000$，样本量 $n=200$，抽样间隔 $H=2 000/200=10$，随机确定数字 K（K<H），如 K=6，然后每隔 10 抽取一个编号，得 16, 26, 36, …, 1 996，共得到 200 个编号，这些编号所对应的 200 名学生组成样本。

系统抽样方法简便易行，容易得到一个按比例分配的样本，被选入样本的研究单位在总体中的分布比较均匀，通常抽样误差小于简单随机抽样，对总体的估计较准确。当研究者获得总体的所有按顺序排列的个体名单时，多采用该方法。但当编号所代表的研究单位具有一定的周期性趋势或单调递增（或递减）趋势时，可能产生明显的系统误差，所得到的样本会有明显的偏差，缺乏代表性。例如，上述案例中，护理学院每一个班的学号是按入学成绩由高到低或由低到高顺序排列，每班 30 人，如果抽样间距为 30，此时系统抽样就可能抽到成绩普遍较好或较差的学生，产生明显的误差。因此，当研究单位在总体中分布比较均匀时，系统抽样才比较合适。

**3. 分层抽样**（stratified sampling） 是将总体分为若干相互之间差异较大的组别、类型、区域等，称之为层（strata），然后再从每一层内随机抽取一定数量的研究单位，按照某种特征或某些标志（年龄、性别、住址、职业、教育程度、民族等）将总体加以分组，合起来组成样本。

**例 5-3**

### 分层抽样实例分析

某研究者欲了解某高中学校学生的健康促进行为状况，确定样本量为 210，已知该学校有 1 050 名学生。研究者考虑到学生艾滋病知识及态度与年级有关，拟采用分层抽样方法。具体方法如下：首先按年级分层，即一年级、二年级、三年级 3 个层次。然后，按比例确定每层抽取的人数，则抽取每个年级学生人数比例为 210÷1 050=20%。已知该高中一年级学生有 400 名，二年级学生有 350 名，三年级学生有 300 名，按比例计算出每个年级需要抽取的人数，结果一年级 400×20%=80 名，二年级 350×20%=70 名，三年级 300×20%=60 名，共抽取 210 名学生组成所需的样本。

分层抽样结果常使各层样本量不相等。例如研究某企业员工的艾滋病知识水平及态度状况，该企业员工有 1 000 人，其中男性占 10%，女性占 90%，若想抽取一个 100 人的样本，则可以按性别分层，从男女工中分别随机抽取 10 人、90 人。因男性员工只有 10 人，不具有代表性。这时研究者应该放弃原有的比例而加大男性员工的抽样数，可以在男女工中各抽取 50 人，使样本更具代表性。

分层抽样时要注意选择分层用的特征指标与分层标志，应使各层内的差异较小，层间差异较大。在实际运用分层抽样方法时，研究者需要考虑分层标准问题。同一个总体可以按照不同的标准进行分层，即根据不同的标准可以将一个总体分成不同的类型或层次。通常采用的原则有：①以所要分析和研究的主要变量或相关的变量作为分层的标准。②保证各层内部同质性强、各层之间异质性强、突出总体内在结构的变量作为分层变量。③以有明显层次区分的变量作为分层变量。

分层后增加了各层内的同质性，使观察值的变异度减少，各层的抽样误差减少，更好地保证抽取的样本对总体的代表性。当样本量相同时，分层抽样的抽样误差小于简单随机抽样、系统抽样和整群抽样。

**4. 整群抽样**（cluster sampling） 是指将总体中所有的研究单位按某种属性分成若干个群体，再从这些群体中随机抽取其中一部分群体，其内的全部研究单位构成样本，即整群抽样不是从总体中逐个随机抽取个体，也不是从每个层随机抽取个体，而是以由个体组成的群体为单位进行抽样。

整群抽样便于组织，可节省人力、物力，比较适用于大规模的调查。但当群体间差异较大时会增大抽样误差，所以在分群时应尽量使群体间差异较小，使抽取的群体数相对多，可减少整群抽样带来的误差。如果确定所抽取的样本量是一定的，可以采用增加抽样的群体数而相应地减少每个群内的研究单位数的方法减少误差。

**例 5-4**

### 整群抽样实例分析

某研究者欲调查某市社区老年人痴呆恐惧程度，确定样本量为 4 000，已知该市一共有 50 个社区，共有社区老年人 55 000 名。获得总体中每一个老年人的名单较为困难，实施简单随机抽样法、系统抽样法以及分层抽样法难度较大，因而拟采用整群抽样法。具体方式如下：把该市的 50 个社区按 1, 2, 3, …, 48, 49, 50 编号，每个社区平均老年人数为 55 000÷50=1 100 人，总共需要 4 000 名社区老年人，估算要抽取 4 个社区，随后通过随机数字表或计算机随机选出 4 个编号，如果这 4 个社区的所有老年人数量不够 4 000 名，可以再随机抽取 1 个社区。这些抽到的社区中所有老年人组成研究样本。

上述四种抽样方法都是单阶段抽样，其中的简单随机抽样法是最基本的方法，也是其他抽样方法的基础。当样本例数一定时，上述四种抽样方法的抽样误差大小排列为：分层抽样<系统抽样<简单随机抽样<整群抽样。在实际调查研究中，选用哪种抽样方法要根据观察单位在调查总体中的分布特征而定，常常将两种或几种抽样方法结合起来使用。

**5. 多级抽样**（multistage sampling） 该方法先从总体中抽取范围较大的单元，称为一级抽样单元（如县、市），再从抽中的一级单元中抽取范围较小的单元，称为二级抽样单元（如区、街），若继续从中抽出范围更小的单元（如村、居委会），称为三级抽样单元。还可以推而广之，可做更多阶段的抽样。多级抽样是在大型调查时常用的抽样方法，常与上述各种基本抽样方法结合使用。该方法实施起来节省人力和物力，在样本量相同时，多级抽样的观察单位在总体中的分布较均匀，其统计学的精确度高于整群抽样。

### （二）非概率抽样方法

非概率抽样（non-probability sampling）也称非随机抽样，是指抽样未采用随机抽样的方法，总体中的每一个研究单位被抽取进入样本的概率不确定。研究者可以根据主观经验或其他条件来抽取样本，其样本的代表性往往较小，易产生误差，且无法估计，不能用统计推断的结果来推论总体，很难保证研究质量和所得结果的真实性。所以，在大规模的正式研究中，一般很少用非概率抽样。但是在许多专业的研究中仍是较实用的获得研究样本的方法，包括社会学、护理学等专业仍较多地应用非概率抽样。非概率抽样主要有 4 种方法，包括方便抽样、配额抽样、目的抽样及滚雪球抽样。

**1. 方便抽样**（convenient sampling） 也称偶遇抽样（accidental sampling），是指研究者根据现实情况，以自己方便的形式抽取偶然遇到或者容易找到的总体单位作为样本成员。如教师要调查学生的考试压力情况，直接抽取本校的学生进行调查；其他类似的还有在街头路口拦住过往行人进行调查。

方便抽样是非概率抽样中最简单的方法，其优点是方便、易行、省时省钱。其缺点是抽到的样本不一定能代表总体，会造成较大的偏差。因其准确性和代表性差，一般应尽量避免使用。如果只能采用这种方法，在分析结果时应特别慎重。

**2. 配额抽样**（quota sampling） 也称定额抽样，是指研究者将总体按某种特征分层（群），根据总体内各层（群）的构成比，按比例抽取各层（群）中的研究单位作为样本。例如研究者想调查护生对护士角色的看法，准备抽取 40 人的样本。某护理学院的学生共 200 人，一、二、三、四年级分别占 20%、25%、30%、25%。进行配额抽样时，按照各年级学生占学院学生总数的比例，从一、二、三、四年级分别抽取8人、10人、12人、10人，至于选到哪位学生进入研究样本，则不是随机的。

配额抽样与分层概率抽样十分相似，但两者具有本质上的区别。二者虽然都依据某些特征对总体进行分层，但二者的目的不同，抽样方法也不同。分层抽样的各层样本是随机抽取的，而配额抽样的各层样本是非随机的。配额抽样是在方便抽样的基础上增加了分层配额的抽样策略，是经常使用的非概率抽样。

**3. 目的抽样**（purposive sampling）　是指研究者依据自己的专业知识和经验以及对调查总体的了解，有意识地选择某些被判断为最能代表总体的研究对象作为样本的抽样方法。当研究者对自己的研究领域十分熟悉，对研究总体比较了解时采用这种抽样方法，可获得代表性较高的样本。例如调查冠心病病人接受冠状动脉搭桥术的情况，可以从开展该项手术的医院中选择调查对象。

目的抽样的主要优点在于可以充分发挥研究人员的主观能动性，特别是研究者经验比较丰富、对研究总体比较了解、研究者的分析判断能力较强、研究方法与技术十分熟练时，采用这种方法往往十分方便。在实际研究中，此抽样方法多用于总体规模小，但其内部各研究对象间差异大的情况，以及所涉及范围较窄或时间、人力、物力等条件有限而难以进行大规模抽样的情况。该方法虽然没有采取随机抽样，但是仍然有很强的实用性。如用于检验某种新的技术措施，在探索性、前瞻性的研究中比较常用。其缺点是没有客观的指标来判断所抽得的样本是否真的具有代表性。

**4. 滚雪球抽样**（snowball sampling）　是指当研究者无法了解总体的情况时，利用社会间群体内部联系较密切的优势和朋友间具有共性的特点来进行抽样。具体方法如下：首先访问具有代表性的某人群，然后请他（她）们提供另外一些属于研究目标总体的对象，以此根据所形成的线索选择此后的调查对象。即访问第一人后，由第一人推荐第二人，由第二人推荐第三人，与滚雪球一样，逐渐增加样本人数，找到越来越多具有相同性质的群体成员，直到达到所需的样本量。该抽样方法在寻找某些特殊总体中的个体时非常有用，如酗酒者、药物滥用者等，因为这些个体一般不愿意让人们了解他们，很难找到。

从以上几种非概率抽样的比较来看，最容易造成抽样误差的是方便抽样，相对而言，配额抽样和目的抽样的效果往往会优于方便抽样。

## 第三节　样本量的估计

在护理研究中，由于人力、物力、经费等因素的限制，只能从总体中抽取一部分样本进行研究。在具体的研究中，除了考虑抽样方法外，还有样本量是否合适的问题。因为样本量过少，所得指标就不稳定，推断总体的精确度就差，检验效能低，结论缺乏充分依据；而样本量过多，不仅增加研究成本，还会增加临床研究的难度，往往难以严格控制条件。样本量的估计是指为满足统计的准确性和可靠性，研究者确定该研究中所需要的最低研究单位的数量。

### 一、样本量估计的原则

样本量的估计要根据总体的性质、特征和研究者所欲承担的误差风险，同时保证科研结论具有一定的可靠性。如果研究单位之间的变异较大，则样本量要稍大；如果研究单位之间均衡性较好，则样本量可以稍小。如果研究者希望达到的精确度和可信度高，样本量应大。如果调查某疾病的患病率，若现患率低，样本量要大；反之，样本量可稍小。

### 二、与样本量相关的一些参数

样本量大小与一些参数有关。因此在估计样本量之前，必须确定这些参数。

1. **检验水准**（$\alpha$ 值）　即本次研究允许的第一类错误的概率（即拒绝实际正确的无效假设的概

率),也称假阳性率,是统计学上的显著性水平,通常 α 值定为 0.05。例如一项旨在观察综合护理干预对高血压病人服药依从性的研究,设定 α 为 0.05,那么研究者就设定了在无效假设正确的前提下(综合运动干预与服药依从性没有关联),错误地拒绝无效假设的最大概率是 5%(推断综合运动干预与服药依从性存在关联)。α 值越小,即假阳性率越低,所需样本越大。另外,还应明确是单侧检验(α)还是双侧(α/2)检验。一般认为双侧检验较为稳妥。

**2. 检验效能**(power of test) 也称把握度(power),即在特定的检验水准下,若总体间确实存在差别,该项研究能发现此差异的概率(真阳性率)。检验效能用 1−β 表示其大小。β 表示第二类错误的概率,即没有拒绝实际错误的无效假设概率,也称假阴性率。检验效能通常要求达到 80% 或 90%。样本量越大,检验效能越高;样本量越小,检验效能越低。

**3. 总体标准差 σ 或总体率 π 的估计值** 它们分别反映计量资料和计数资料的变异程度。在其他条件相同的情况下,总体标准差值越大,即总体中各观察单位计量值的变异程度越大,所需样本量越大;反之,所需样本量越小。如果没有前人经验或文献报道作为依据,可通过预实验取得样本的标准差或样本率分别作为总体标准差或总体率的估计值。

**4. 容许误差 δ** 指研究者要求的或客观实际存在的样本统计量与总体参数之间或样本统计量间的差值。由于抽样误差的影响,用样本指标估计总体指标常有一定的误差,因而要确定一个样本指标与总体指标相差所容许的限度。在其他条件确定的情况下,容许误差越小,所需样本量越大。容许误差值可通过预实验确定,也可以通过查阅文献,以专业上有意义的差值代替。

## 三、确定样本量的方法

护理研究中,通常可以通过经验法、计算法、查表法等方法确定样本量。

**1. 经验法** 指根据前人无数次科研实践经验所积累的一些常数作为大致的标准。在调查性研究方面,一般认为确定正常值范围的研究项目需要 100 人以上;地区性调查样本量通常为 500~1 000,全国性调查样本量为 1 500~2 500;肿瘤死亡率调查不能少于 10 万人口;估计人口年龄、性别构成的抽样应为总人口数的 1/10。实验性研究样本量则可以少一些,如果做回归分析,样本量可为自变量个数的 10~20 倍。

**2. 查表法** 利用根据数理统计专门编制成的样本量查询表。研究者根据研究目的与临床实际情况需要提前确定检验水准、检验效能、总体标准差或总体率以及容许误差等参数。在预试验中所获得的某些初步数据,常可为样本量估计提供有用的参考资料。

**3. 计算法** 通过一定的数学公式估算出所需样本量。根据研究资料的性质、科研设计类型、抽样方法,选择不同的样本量计算公式。

### 例 5-5

#### 估计总体均数时样本含量的估算

$$n = \frac{\mu_{\alpha/2}^{2} \sigma^{2}}{\delta^{2}}$$

上式中 $n$ 为样本大小,$\sigma$ 为总体标准差的估计值,$\delta$ 为容许误差,$\mu_{\alpha/2}$ 为正态分布中累计概率为 $\alpha/2$ 时的 $\mu$ 值,是通过查表得到,当 $\alpha=0.05$ 时,$\mu=1.96$。

某社区卫生服务中心拟调查该社区 5 岁儿童身高是否偏低,期望误差不超过 0.2cm,根据文献资料,5 岁儿童身高值的标准差为 2cm,$\alpha=0.05$,若用简单随机抽样方法抽取样本,需调查多少名儿童?

本例 $\delta=0.2$,$\sigma=2$,$\mu_{\alpha/2}=1.96$,代入公式,$n=1.96^2 \times 2^2/0.2^2 \approx 385$ 人。

## 估计总体率时样本含量的估算

可用以下样本量计算公式。

$$n = \frac{\mu_{\alpha/2}^2 \pi (1-\pi)}{\delta^2}$$

上式中 $n$ 为样本量，$\mu_{\alpha/2}$ 为正态分布中累计概率为 $\alpha/2$ 时的 $\mu$ 值，$\pi$ 为总体率的估计值，$\delta$ 为容许误差。

某研究者欲通过简单随机抽样方法调查某医科大学学生睡眠障碍的患病率，根据文献资料，睡眠障碍患病率为 10%，若将容许误差控制在 2.5%，应纳入多少样本？

本例 $\pi=0.1$，$\delta=0.025$，取 $\alpha=0.05$，则查表 $\mu_{\alpha/2}=1.96$，代入公式得 $n=1.96^2 \times 0.10 \times (1-0.10)/ 0.025^2 \approx 554$ 人。

## 四、样本量估计的注意事项

**1. 选择恰当的样本量的估计方法**　因为研究目的、研究设计、研究资料及抽样方法不同，样本量估计方法各异，故应按照相关使用标准的说明，选用正确的估计样本量的方法。如样本均数与总体比较（或配对比较）、两样本均数比较、两样本率比较等，均有各自相应的样本量估算公式。

**2. 多种样本量估计方法相结合**　采用计算方法进行估计时，可多做几种估算方案，最终取最大值为最终样本量估计值。若有多个结局指标，一般按主要结局指标进行估算。

**3. 要求每组间样本例数相等**　为多组设计时，一般都要求各组间的样本量相等，只有在某些特殊情况下才考虑各组的样本量不等。

**4. 必须考虑样本的丢失情况**　由于估计的样本量是最少需要量，在抽样过程中，受试者中有不合作者、中途失访者、意外死亡者等都会减少有效观察对象，故进行试验时尚需增加 10%~15%，而有的重复检查失访率可以更高。如初估样本量为 $n$，试验组不依从率为 $Q_1$，对照组沾染率为 $Q_2$，则校正后样本量 $n_a=n/(1-Q_1-Q_2)$。研究者应根据实践经验以及借鉴其他研究者的研究经验对失访的数量进行预先估计。

**知识拓展**

## 常见的样本量计算软件和网站

由于样本量计算公式较复杂，手工计算操作较繁琐，一些样本量估算软件或网站应运而生。目前常用的样本量估计软件有 nOuery Advisor + nTerim，PASS，DSTPLAN，G* Power，PC-Size，PS，SAS Power and Sample Size application（PSS），Stata 软件，R 软件。其中，nQuery Advisor+nTerim 和 PASS 最常用，几乎涵盖了所有的样本量计算方法。

nQuery Advisor+nTerim：是由爱尔兰 Statistical Solutions 公司开发的商业软件，由 nQuery Advisor7 软件加入 nTerim 模块组成，前者原先是一个独立样本量估计软件，后者是专门用于期中分析的样本量估计模块。该软件运行于 Windows 平台，同时得到了美国食品药品监督管理局（FDA）、欧洲药品管理局等的官方认可，为世界制药企业和生物技术公司 50 强中的 49 家所使用，内容几乎已经涵盖了样本量计算的所有方面。

PASS：由美国 NCSS 公司开发，是一款运行在 Windows 平台下的商业软件。类似于

nQuery，它也覆盖了几乎所有的样本量计算方法，其官方网站宣称用到的统计方法已经超过了230种。

DSTPLAN：是一款运行在 Windows 环境下的免费软件，其本身是基于 Fortran 语言构造，由得克萨斯大学安德森癌症中心开发，包括的统计分析方法有 $t$ 检验、相关分析、率的比较、$2×N$ 的列联表检验，以及生存分析的差异性检验。

G\* Power：是一款在 Windows 以及 Mac OS X 环境下运行的免费软件，由德国杜塞尔多夫大学开发，包括的统计分析方法有 $t$ 检验、方差分析、回归分析、相关分析以及拟合优度分析。该软件在用户输入关键参数后就会立即给出效应量。

PC-Size：是一款在 Windows 环境下免费运行的 DOS 命令行软件，包括的统计分析方法有 $t$ 检验、方差分析、回归分析、相关分析以及率的比较。该软件也可计算效应量。

PS：是一款在 Windows 环境下运行的免费软件，包括的统计分析方法有 $t$ 检验、卡方检验、Fisher 确切概率法、McNemar 检验、回归分析及生存分析等。

SAS Power and Sample Size application（PSS）：是由 SAS 公司开发的运行于 Windows 环境的一款软件，其附带在整个 SAS 系列内随同安装，包括的统计分析方法非常有限，只有 $t$ 检验、率的比较、相关分析、回归分析、方差分析以及生存分析。

Stata 软件或 R 软件：严格来讲属于编程语言而不是现成的软件。理论上只要编程得当，可以实现任何样本量计算的统计方法。

样本量计算网站：在线样本量计算网站也较多，其中有一款较常用，其网站名称为 Power and Sample Size。该在线软件可以完成常用的多种研究设计和统计分析的样本量计算，网站界面也比较清晰，易于操作；还有一个独特的优势是除了协助计算出所需的样本量，还给出了该种计算方法的统计学公式和文献出处，非常方便在学位论文和研究计划书中应用。

（崔仁善）

## 思考题

某研究者欲调查某市社区医院护士的社会支持与心理健康状况，并分析社会支持与心理健康的相关关系。已知该市一共有 40 个社区，总共拥有 1 000 名社区护士，研究者需要调查其中 200 名社区护士。请设计样本抽样方案。

ER 5-3

练习题

# 第六章 | 资料的收集

教学课件

思维导图

## 学习目标

1. 掌握问卷调查法、信度、效度的概念。
2. 熟悉问卷的编制步骤;研究工具信度和效度的测评方法。
3. 了解结构式观察法的步骤;国外量表翻译和应用的基本过程。
4. 能选择合适的资料收集方法;能对信度和效度的高低做出判断。
5. 具有严谨的科学态度和求实的科学作风。

收集资料指系统地、有计划地从研究对象处获取数据和资料的过程。收集资料是回答研究问题,证实研究假设的重要步骤。资料的真实、准确与否直接关系到研究结果的真实性和科学性。因此,研究者应秉持严谨的科学态度和求实的科学作风,严格按照设计方案规定的方法和步骤进行资料的收集,掌握资料的类型,熟悉各种资料收集方法的优势和局限性等。

### (一)资料的定义

**1. 广义的科研资料** 指研究过程中的全部资料,包括研究开始阶段的课题申报书、开题报告、专家论证材料和鉴定意见等能反映研究课题基本情况的资料;也包括研究过程中收集的各种数据、访谈记录等资料;还包括各种总结性材料,如阶段性总结、论文、验收报告、验收鉴定书、成果推广应用材料等。

**2. 狭义的科研资料** 指研究过程中,通过各类收集资料的方法从研究对象处获取的所研究变量的各种信息和数据,用于回答研究问题,是产生研究结果和结论的重要依据。

### (二)资料的种类

#### 1. 根据资料属性分类

(1)量性资料:指数字形式的资料,用于量性研究,通过生物医学测量法、结构式的问卷或量表等方法收集的资料。在收集资料过程中,需严格控制资料收集的条件和场所,避免外界干扰,并尽量保持资料的客观性。

(2)质性资料:指文字、图像、声音、录像等非数字形式的资料,用于质性研究,通过采用非结构式或半结构式访谈法、参与式观察法等收集的资料。在收集资料过程中,通常要求研究者深入研究现场,不同程度地参与到研究对象的活动中,尽量不干扰研究场所的自然情景,不需要控制研究者和研究对象的相互影响。

#### 2. 根据资料来源分类

(1)一手资料:指研究者根据研究目的和研究计划,通过不同的资料收集方法,对研究对象直接进行测量、观察、调查或访谈获取的资料。

(2)二手资料:是对一个或者多个一手资料进行分析、综合、重组后,总结得出的资料,是由研究者在其他已有的资料基础上进行二次分析完成的资料。例如对现有的期刊论文、病历、档案、会议资料、疾病信息登记库等进行分析所得到的资料。

### (三)常用的资料收集方法

护理研究中常用的资料收集方法有自陈法、观察法、生物医学测量法等。自陈法(self-report)资料直接从研究对象处获取,可通过口头会谈的形式获取,也可通过填写书面问卷的形式获取,包括问卷法、访谈法及日记法,其中问卷法和访谈法又称为调查法。

自陈法和观察法根据研究方案是否明确具体,是否有事先设计的特定结构,又分为非结构式、半结构式与结构式三类。结构式资料收集方法在研究工具选择上有严格的要求,事先要规定好资料的内容和记录方法,从而确保所收集到的资料的信度与效度,一般用于量性研究;问卷法即属于结构式或半结构式的自陈法;非结构式资料收集方法通常只有一个大致的内容和范围,常用于质性研究,如探索新领域和新知识。

生物医学测量法指通过使用特定的仪器设备和技术,从研究对象处测量获取生理生化资料的方法,如体温、脉搏、血压、血氧饱和度、白细胞计数等资料采用生物医学测量法获取。

除上述方法外,还有 Q 分类法、德尔菲法和档案记录收集法也可用于护理研究中。

## 第一节  调  查  法

> **情景导入**
>
> 　1 型糖尿病又称胰岛素依赖型糖尿病,是青少年常见的慢性病之一。保持规律、健康的饮食习惯是管理糖尿病的先决条件。某三甲医院护士小王,欲选取来院复诊的青少年 1 型糖尿病病人作为调查对象,采用自设问卷与量表相结合的方式调查 1 型糖尿病病人饮食行为紊乱的现状并分析其影响因素,旨在为相关干预方案的制订提供依据。
>
> **请问:**
> 1. 护士小王可通过哪些方式发放问卷?
> 2. 护士小王应如何进行问卷的编制?

调查法是护理研究中较常用的资料收集方法,包括问卷调查法和访谈调查法。

## 一、问卷调查法

问卷调查法(questionnaire)也称问卷法,指研究者通过使用问卷或量表从研究对象处获得研究所需信息的方法。该法是调查研究中最常选用的方法,包括知识水平、观点、态度、信念、感觉、知觉以及行为等资料。

### (一)问卷调查法收集资料的步骤

通过问卷法收集资料的过程,包括选择研究工具、选择和培训调查人员、发放问卷、填写问卷、回收和整理问卷。

**1. 选择研究工具**

**(1)根据研究内容和研究对象选择研究工具**:研究者需要根据研究目的和研究内容明确研究变量,然后根据研究变量检索相关的量表和问卷。在选择研究工具时,要考虑是否适用于本研究的人群。应首选在国内已广泛应用的、成熟的、信效度较好的量表,其次是公认的问卷。如果在本文化领域找不到合适的研究工具,可以借鉴和引进国外的量表和问卷,需进行翻译及文化调适后使用。若前两者都没有,则需要进行问卷编制,内容详见"问卷的编制步骤"。

**(2)优先选择具备国内常模资料的研究工具**:使用具有常模的量表,便于将研究结果与常模比较,使研究结果具有可比性。

（3）**选择信效度较好的研究工具**：信度和效度是衡量研究工具是否有效的重要指标，信度和效度差的工具所测得的指标是不可信、不准确的。国外的量表经过翻译－回译的过程实现本土化后，需要再次进行信效度检验后方可使用。

**2. 选择和培训调查人员** 应选择与调查对象较为熟悉的人员，有利于取得调查对象的信任，获得调查对象的配合。如对住院病人进行问卷调查时，最好选择病房的护士或者实习护士。当有多个调查人员参与调查时，在开展调查前，需要对调查人员进行统一培训，以帮助调查人员掌握调查的目的和意义、发放问卷的方法、统一条目的含义及填写方法，以及明确调查工作的进程及注意事项等。

**3. 发放问卷** 根据问卷发放形式的不同，可分为现场问卷法、电话访谈法、邮寄／电子邮件问卷法和网络问卷法四种。

（1）**现场问卷法**（on-spot questionnaire）：指研究者现场使用统一的指导语，向研究对象说明研究目的和问卷填写要求后，请研究对象独立填写问卷，问卷填写完成后当场收回。现场问卷法根据人数的多少分为个别问卷法和小组问卷法，前者是一对一收集资料，后者则是把部分研究对象组织起来集中进行问卷的发放和回收。在回收问卷时，还可以采用投入问卷回收箱的方式，以消除研究对象的某些心理顾虑。现场问卷法的效率高，花费时间较短，回收率也相对较高，但收集到的资料的深度有限。需要注意的是，应避免在病人刚入院、病情诊断初期或病情危重时开展问卷调查。

（2）**电话访谈法**（telephone questionnaire）：指研究者通过电话访谈的方式完成问卷调查。研究者在电话中向研究对象说明研究目的后，按照问卷内容询问研究对象，并给出可选答案让研究对象从中做出选择，研究者代为填写。该法与邮寄／电子邮件问卷法相比，应答率和准确率较高，但花费较大；与现场问卷法相比，调查范围更广；需要注意的是，访谈时间不宜过长。

（3）**邮寄／电子邮件问卷法**（mailed/E-mailed questionnaire）：指研究者通过信函或电子邮件的方式发放和回收问卷。标准的邮寄问卷应由首页、问卷正文、信封（写明回寄地址并贴足邮票）三部分组成。首页内容为指导语，对研究目的、意义、填写方法、需要的时间、保密性承诺等进行说明，并请求研究对象配合。如果在一定时间内（2~3 周）仍未收到回信，可电话提醒或再次寄信并附上问卷。邮寄问卷法虽然调查范围广，但回收率低，一般要求回收率达 60% 以上，常需重复邮寄。电子邮件问卷法，指通过 E-mail 形式发放和回收问卷，该方式更为经济、快捷、方便。

（4）**网络问卷法**（online survey）：又称在线调查，指研究者通过网络及调查系统，将调查问卷在网上进行发布，研究对象通过网络平台填写问卷，完成调查。网络问卷法因不受时间和地域限制，可以在短时间内调查不同地区的大量样本，可降低调查成本，提高调查效率；同时，网络问卷法避免了研究者和研究对象的直接接触，避免了研究者对问卷填写的影响，也使得调查结果更为客观。不足之处在于，由于网络问卷调查的匿名性特点，会出现研究对象所填信息的真实性无法保证，以及出现应答率低、重复性应答等问题。

**4. 填写问卷** 研究对象填写问卷的方式分为自填式和他填式，自填式是由研究对象独立完成问卷的填写，调查人员只给予适当的指导。问卷尽可能由本人填写，在一些特殊情况下如调查对象为儿童可由其监护人替代回答，或者因研究对象文化程度、视物障碍、无法自理等原因不能自行填写问卷，调查人员可用中性、不加评判的态度逐一阅读，针对研究对象口述，由调查人员代为填写。

**5. 回收和整理问卷** 回收问卷时，除了要注意回收率，还要注意有效率。回收后先清点问卷数量，检查是否收齐，然后认真检查每份问卷的质量。如检查是否有遗漏的问题、是否有无效问卷（全部是同一选项），如发现存在问题应请研究对象及时补充或者重新填写。最后，对合格的问卷进行编号，注明资料收集人的姓名和回收日期，并妥善保管。

**（二）问卷的编制**

**1. 问卷的编制步骤**

（1）**确定研究概念**：首先要根据研究目的，确定要测量的概念是什么，在查阅相关文献并结合专业知识及理论框架的基础上，明确测量概念的操作性定义及测量模块。例如，某研究欲调查住院老年人的跌倒现状及其原因，根据研究目的，在文献回顾的基础上，研究者首先对跌倒这一概念进行了明确的操作性定义：跌倒是指不能控制地、非故意地摔倒在地上或更低的平面上，遭到猛烈的打击、意识丧失、突然瘫痪或癫痫发作等原因所致的跌倒除外。随后，研究者通过文献回顾结合专业知识将跌倒原因这一研究概念划分为生理因素、疾病因素、环境因素、药物因素、心理因素等模块。

（2）**编制具体条目**：根据文献回顾确定了研究概念和模块之后，接下来就是如何编制具体的条目，以达到对每个模块进行测评的目的，即运用多个具体的小问题来反映研究概念下的某一个大的方面。条目的来源，一方面可以通过文献回顾，借鉴已有问卷中测量相关概念的成熟条目，但要注意成熟条目的理论框架与研究者的研究目的是否相符；另一方面，可以结合研究者的专业知识、实践经验、相关理论，在质性访谈的基础上自行发展设计条目。另外，在编制具体条目时，还要根据研究目的，选择不同的问题类型，例如，是开放式问题还是封闭式问题，备选答案是两分制，还是等级式，内容详见"问卷的问题类型"。

（3）**对条目进行排序**：排序原则如下。①问卷应从一般性的、表浅层次的问题开始，如性别、年龄、学历、入院时间等。②第二层进入实质性问题，即对研究概念的测量，如跌倒情况、跌倒原因等。③同一模块的问题应集中在一起。④敏感性问题一般放在问卷的后面。⑤开放性问题应放在问卷的最后，并在卷面留出足够的空间供研究对象书写。⑥对某些排列时有跳跃的问题，应明确标明如何填写。

## 例 6-1

1）您吸烟吗？

    如回答是请答题2）；如回答否请答题3）。

2）您是什么时候开始吸的？

    ①20 岁以下　②20~29 岁　③30~39 岁　④40 岁以上

3）您的家人或同事吸烟吗？

    ①是　　　　②否

4）润饰文字：对问卷中文字的总体要求是简洁、易读、易懂、尽量避免使用专业术语。

（4）**编写指导语**：每份问卷前应有简短的指导语，说明调查者身份、调查目的和意义、保密性承诺以及填写问卷大致需要的时间等。

## 例 6-2

### 指导语举例

尊敬的老年朋友：

您好！我叫×××，是×××单位××级研究生，现正在进行一项"社区脑卒中病人功能锻炼依从性及其影响因素"的研究。本研究的结果将对医护人员实施有效的干预、改善社区脑卒中病人功能锻炼依从性、促进肢体恢复、预防疾病复发起到积极的作用。本次调查主要了解您在功能锻炼方面的一些情况，填写问卷大概需要花费您20分钟的时间，本研究不会对您及您的家人带来任何伤害，整个调查过程不记名，您所填写的资料我会为您严格保密，请您放心。

真诚希望您能同意参加本次研究。如有不便，您有权拒绝参加，或在参加后的任何时间选择退出，这将不会对您产生任何影响。

如果您同意参加，我们将十分感激，请您在下面签署知情同意书。谢谢！

研究者：×××

联系电话：××××××

（5）**编写填表说明**：填表说明主要是为了指导调查对象如何填写问卷。有些问卷将此项内容写在指导语中。

例 6-3

## 填表说明举例

请您阅读问卷中的每一道题目，并根据自身的实际感受作答。凡是符合您情况的就在"是"上打"√"；凡是不符合您情况的就在"否"上打"√"。每个问题必须回答，答案无所谓对与不对，好与不好。请尽快回答，不要在每个问题上有太多思索。回答时不要考虑"应该怎样"，只回答您平时"是怎样"就可以了。

（1）评定专家效度：问卷初稿形成后，要请相关领域专家对其内容效度进行评定，找出不相关或不清楚的条目，进行修订和删减。

（2）问卷预试验：问卷在运用于正式调查之前，需要先选取小部分研究对象进行预调查，通过预调查的反馈，发现问卷中存在的问题和缺陷，并进行相应的修改。若是进行信效度的测量，一般每个条目需选择 10~20 名研究对象进行测试。

### 2. 问卷的问题类型

（1）**开放式问题**（open-ended question）：要求研究对象在一定范围内自由作答，类似于日常考试中的论述题。开放式问题适合于比较合作、善于表达的研究对象，其主要优势在于能够提供给研究对象较大的灵活性，获取较深入、较全面的信息，常用于质性研究。然而，在整理分析研究对象的回答时，该优势往往又变成了劣势，为了能够对研究对象多样性的回答进行总结，研究人员往往需要对研究对象的反应进行大量的编码，通常带来大量繁重的分析、编码和统计工作。

（2）**封闭式问题**（close-ended question）：要求研究对象在备选项中进行选择，例如某项关于社区卫生服务质量的调查表中有这样一个问题："您觉得您所在社区的卫生服务质量如何？"选项有"很好、好、无所谓好坏、不太好、很糟糕"。封闭式问题的作答较为迅速和容易，也不需要繁重复杂的计分工作。然而，封闭式问题的主要缺点在于降低了研究对象的自主性。此外，当问题所提供的备选项中没有一项符合研究对象的情况时，研究对象因为没有其他选择，只能退而求其次，勉强从备选项中选择一项，由此导致问题无法反映研究对象的真实情况。

封闭式问题根据答案设置的不同，又可分为两分制、单选题式、多选题式、排序式、等级式。

1）两分制问题（dichotomous question）：又称是非题型问题，答案以"是""否"的方式来表示，适合收集事实性信息，也适合收集小儿的资料。

例 6-4

您吸烟吗？　　①是　　②否

2）单选题式问题（single choice question）：该类问题只有单一的答案。

您目前的职称是：
① 护士　　②护师　　③主管护师　　④副主任护师　　⑤主任护师

3）多选题式问题（multiple choice question）：该类问题一般提供 3~8 个答案，适合收集态度和意见方面的资料。备选项要包含所有可能的答案，在不能确定是否完全覆盖所有可能的答案时，应增设"其他（请写明）"一栏。

您是通过何种途径获得关于脑卒中防治的相关信息的？
① 医生　　　②护士　　　③病友　　　④家人或朋友　　　⑤报纸
⑥ 电视　　　⑦网络　　　⑧有关书籍　　⑨社区宣传栏
⑩ 其他（请写明）：_____

4）排序式问题（rank-order question）：要求研究对象对所列选项按某种程度进行排序，常见有重要程度、偏向程度、难易程度等。排序时可以是对所有选项排序，也可以是排出前面几个，如三个、五个。

您认为目前国内临床护理人员在实施循证护理实践方面的障碍因素有哪些？请按障碍程度从大到小排列以下选项：
（　　）缺乏时间和精力
（　　）缺乏循证护理相关知识
（　　）缺乏挑战常规的评判性思维
（　　）缺乏领导支持
（　　）缺乏高质量的证据

5）等级评定式问题（rating question）：要求研究对象在一个有序排列的等级上进行选择，可以用数字、文字、线段等表现。

**3. 问卷编制的注意事项**　在编制问卷条目时，对问卷中所使用的语言要注意以下几个方面：

（1）**用词应通俗易懂，简洁明了**：适用于文化程度最低的研究对象，避免使用专业术语，例如"造瘘口是否有渗血"就过于专业，可以改为"伤口是否有出血"。

（2）**避免诱导性和暗示性的提问**：为了避免诱导性提问可能带来的偏差，在提问中要么罗列所有的观点，要么一个也不提及。

（3）**避免双重提问**：双重提问指在一个条目中询问两个问题，但只有一个答案。例如："你最近是否感觉头痛、恶心？"如果调查对象最近既没有头痛也没有恶心，那么他会回答"否"，但如果调查对象最近只出现了其中的一项症状，那么他可能被迫只能回答"是"，这样就会引起偏差。解决的办法非常简单，只需将其拆分成两个问题分别提问即可。

（4）**敏感性问题采用第三人称的说法更能让人接受**：例如"化疗后的脱发是否让您在外出的时候感到很尴尬？"可以改为"化疗后的脱发是否让人在外出的时候感到很尴尬？"

### （三）量表的类型与编制

量表（scale）是由一组封闭式问题组成的，以评分的方式测量人们主观态度和行为的工具。量表是一种既简单又容易操作的工具，比单个指标或单个项目能获得更多、更真实、更精确的信息。

**1. 量表的分类**　量表有多种分类方法，可以从心理测量学角度、教育学角度、社会学角度、管理学角度等进行分类。而护理领域的量表则常侧重于按评定者性质、内容以及测评数据水平进行分类。

**（1）按评定者性质分类**：可将量表分为自评量表和他评量表。自评量表是由测评对象自己填写的量表。制订自评量表时要考虑条目的语言是否适合填写者的水平，调查对象是否能理解提出的问题。他评量表是护士、教师或研究者等使用量表对测评对象进行评价，在心理相关量表中比较常见。此时，要注意的是严格制订量表评定原则以减少评定者间误差。

**（2）按内容分类**：可将量表分为行为、现象或事件量表，知识相关量表，心理状态或态度量表。行为、现象或事件量表，关注人物的特征、事件或行动，可被第三者观察到；知识相关量表，关注被试对某个感兴趣的主题知识的认知能力；心理状态或态度量表，关注被试的各种心理状态特征、某个现象或主题的观点、信念和态度等。

**（3）按测评数据水平分类**：根据测量精度高低，斯蒂文斯将量表分为四个水平，由低到高分别为称名量表、等级量表、等距量表、比率量表。

1）**称名量表**：也称分类量表或命名量表，用于测量事物属性或类别，是用数字标记事物和类别。由于称名量表的特点是对事物或人进行分类或描述，因此该类量表不能做数量化分析，也不能做加减乘除运算。如性别、血型、班级。

2）**等级量表**：也称顺序量表，是对事物进行排序形成的量表，数字不仅指明事物类别，同时还指明不同类别大小等级或具有的某种属性。等级量表的特点是既没有相等的测量单位，也没有计算时的绝对零点。例如将健康自我管理能力分成优、良、中、差时，或将学生分为小学生、中学生、大学生、研究生时，没有 0 等级，而且各等级之间是不等距的。

---

**例 6-8**

### 社会支持评定量表（摘选）

您有多少关系密切，可以得到支持和帮助的朋友？（只选一项）

①1 个也没有　　②1~2 个　　③3~5 个　　④6 个或 6 个以上

---

3）**等距量表**：是具有相等测量单位的量表，不仅能反映事物大小的程度，而且还有相等的测量单位。等距量表的特点是没有绝对零点，不存在倍数关系，因此对测量结果只能用于加减，不能用"几倍"或"几分之几"的方式表示量表测评分数之间的关系。例如在评定慢性病病人健康自我管理能力时，女性病人得分为 120 分，男性病人得分为 60 分，我们不能由这些得出女性的健康自我管理能力是男性的 2 倍。

4）**比率量表**：也称等比量表，是量表中最高级的一类量表，既有相等的测量单位，又有绝对的零点，如测量长度、重量、面积等。

**2. 量表的编制步骤**

**（1）明确测评对象和测评目的**：研发量表首先要明确该量表的用途，用于测评什么，另外还要进一步明确其测量变量的内涵，对主要概念进行界定和解释。只有量表的使用目的明确、潜变量的内涵清晰，才能准确地界定维度和编制条目。例如编制"护理学生学习动力测评量表"时，该量表的测评目的是通过测量，了解在校护理学生的学习动力情况，即了解学生学习动力的高低和影响学习动力的相关因素。测量的潜变量为"学习动力"，其内涵是指"学习的推动力"，它直接推动学生的学习活动，由内在动力（学习动机、学习态度、学习兴趣、学习需要）和外在动力（学校动力）组成。

与此同时，要清楚测评的对象是谁，例如在研发"护理学生学习动力测评量表"时，要明确该量表将来用于测评谁，是测评所有层次的护理学生，还是只测评护理本科生或者是护理中专生等。由于量表的用途不同，研发量表时的测评对象也不同，因此需要事先明确其测评对象的入组标准。

**（2）找到理论基础或形成量表概念框架**：量表概念框架的实质是测评目的的细化，是进一步明确该量表到底要测评什么，从哪几个方面进行具体测评等问题。此阶段的主要目的是进一步明确所要测量现象（潜变量）的内涵，确定量表维度。形成量表概念框架的常用方法有以下3种。

1）使用已有的模式或理论作为研发量表的框架：这是首选的方法。因为由这种方式形成的量表维度其理论依据较强，比较有说服力。

2）使用质性研究方法构建量表框架：研究者找不到适合的理论作为量表框架时，往往采用扎根理论和现象学等质性研究演绎法，使用内容分析法等的研究结果，形成研发量表的框架，这是护理领域研发量表常使用的方法。

3）查阅文献，构建概念框架：利用已有的相关调查研究结果，进行归纳总结形成量表概念框架。

**（3）建立一个项目池**：所有项目池中的项目都应该是针对量表的具体测量总目标而选择或编制的，研究目的是项目编写工作的指南。编制条目的依据是根据研究者的经验、具备的知识以及参考的相关文献和相关问卷等。在量表编制的这个阶段，最好是多编一些项目，通常池中的项目数是计划编制量表项目数的3~4倍，一个10项目量表需要一个有40个项目的项目池。如果项目池格外大，研究人员可以依据先验标准剔除一些项目。先验标准包括"清晰性"（缺乏）、"关联性"（有问题）、"与其他项目的相似性"（不可取）等。

**（4）决定项目形式**

1）单词型选项单（checklist）：由一组描述性的单词所组成，测量人们的某种状态或态度等。比如，简化麦吉尔（McGill）疼痛量表中有很多对于疼痛性质的描述，要求受试从中选出符合自己疼痛性质的词汇。

| □ 01 跳痛 | □ 02 刺痛 | □ 03 刀割痛 | □ 04 锐痛 | □ 05 痉挛牵扯痛 | □ 06 绞痛 |
| □ 07 热灼痛 | □ 08 持续固定痛 | □ 09 胀痛 | □ 10 触痛 | □ 11 撕裂痛 | |

2）利克特量表（Likert scale）：由一组句子组成，测量人们对某一主题的态度、看法或某些行为的发生频率，是最常用的评定量表。利克特量表一般由10~20个条目组成，条目的选项可以有4个、5个、7个。

**例 6-9**

### 抑郁自评量表（表6-1）

表 6-1　抑郁自评量表（SDS）（摘选）

| | 1 | 2 | 3 | 4 | 计分 |
| --- | --- | --- | --- | --- | --- |
| | 没有或很少时间 | 少部分时间 | 相当多时间 | 绝大部分时间或全部时间 | |
| 我觉得闷闷不乐、情绪低沉 | | | | √ | 4 |
| * 我觉得一天之中早晨最好 | √ | | | | 4 |
| 我一阵阵哭出来或觉得想哭 | | | √ | | 3 |
| 我晚上睡眠不好 | | √ | | | 2 |
| * 我吃得跟平常一样多 | | | √ | | 2 |

注：* 为反向计分项目，在实际测量时，"√"并不会印在量表上，表上呈现的"√"仅仅为了说明利克特量表的计分方法。

计分说明：SDS 按症状出现频度评定，分四个等级，若为正向评分题，依次评为粗分 1、2、3、4；反向评分题，则评为 4、3、2、1。分数越高，抑郁程度越重。

3) 语义差异量表(semantic differential scale)：又称语义分化量表，与利克特量表一样，是一种常用的态度测量技术。量表针对某个特定的概念(如护理服务质量、课程设置等)设计出一系列形容词和它们的反义词，在每一个形容词和反义词之间设有7~11个区间，然后请被测者根据对概念的感受、理解，在量表上选择相应的位置，从而反映出被测者对某个观念、事物或人的感觉。

### 例 6-10

#### 开业护士相关量表(表6-2)

表 6-2　开业护士相关量表

| 7 | 6 | 5 | 4 | 3 | 2 | 1 |
|---|---|---|---|---|---|---|
| 1 | 2 | 3 | 4 | 5 | 6 | 7 |
|   |   |   |   |   |   |   |
|   |   |   |   |   |   |   |
|   |   |   |   |   |   |   |

注：在实际测量时，分值并不会印在量表上，表上呈现的分值仅仅为了说明语义差异量表的计分方法，和利克特量表一样，有正向计分和反向计分，通常是按从低到高或从否定到肯定的方向赋值1~7，分数越高，表示态度或理解就越积极。

4) 视觉模拟量表(visual analogue scale，VAS)：常用于疼痛的评估。不同于利克特量表的分类式选项，视觉模拟量表描述的是连续性的范围。该量表由一条10cm长的直线构成，线的一端为0，表示无痛；另一端为10，表示剧痛；中间不作任何划分，让病人根据自我的感觉在直线上标记，然后测量从左端到记号的距离，所得数值就是疼痛的程度。

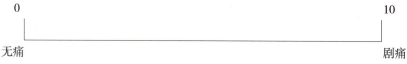

0 　　　　　　　　　　　　　　　　　　　　　　　　　10

无痛　　　　　　　　　　　　　　　　　　　　　　　剧痛

(5)**请专家评审最初项目池中的项目**：请一组熟悉所测内容的相关专业专家，一般5~15名，对量表的维度和具体的条目进行评定，依据评定结果对条目池的条目进行相应的筛选、修订、归纳与整合，形成初期量表。

可以请专家对每个项目是否反映了研究目的进行相关的评定，也可以就项目的简洁性和明了性进行评价，或指出一些能够反映研究目的而又没有被包含的项目。例如，在一个关于健康信念的项目池中，也许包含了很多有关疾病的项目，但却没有考虑到受伤这类的相关问题。

(6)**小范围测试受试者对量表的接受性**，修订初期量表：使用初期量表对预测评对象进行小范围测试，一般需要10~15人，查看被试对条目语言的可接受性，对量表的理解情况，并对作答过程计时等。

(7)评价项目，优化量表，形成正式版量表。

## 二、访谈调查法

访谈调查法也称访谈法，是研究者与研究对象面对面地进行有目的的访谈，以口头形式直接从研究对象处收集第一手资料的研究方法。

### （一）访谈法种类

**1. 根据访谈提纲分类**　根据访谈提纲的有无或详细程度，可分为结构式、半结构式和非结构式访谈。

（1）**结构式访谈**（structured interview）：指访谈者严格按照访谈提纲的内容和顺序对受访者逐项进行询问收集资料的方法。其常用于量性研究中研究对象阅读或书写有困难时，由研究者依次读出问卷中的所有问题，根据研究对象的回答研究者代为在问卷上作答。

（2）**非结构式访谈**（unstructured interview）：常用于研究者对所研究领域认知较少，对所收集的信息没有预先的观点，访谈者通常以开放式问题的形式询问一个或几个与主题研究相关的宽泛的问题开始，通过自由的交谈，以获得访谈对象的真实感受和体验的资料收集方法。

（3）**半结构式访谈**（semi-structured interview）：指访谈者按照一份事先拟定的访谈提纲进行访谈的方法。半结构式访谈有助于访谈者获得大量所需要的信息，适用于访谈技巧不太熟练的研究者。需要注意的是，设计访谈提纲应遵循一定的逻辑顺序，如时间顺序或从普遍到具体的顺序，逐步探索细节信息，敏感问题应放在最后。非结构式和半结构式访谈常用于质性研究。

**2. 根据访谈人数分类**

（1）**个人深入访谈**（individual in-depth interview）：是通过研究者与研究对象一对一地访谈，了解研究对象的经历、态度和行为等。研究者通常从浅显的问题开始，运用访谈技巧逐步实现对敏感性和深入性问题的探索。优点：获取的信息更加深入、详细和全面；可以进入受访者的内心，了解他们的心理活动和思想观念；深入地了解行为发生的背景和影响行为的广泛决定因素；研究者有更多机会分享和了解受访者的观点，以及他们在更广泛问题上的信念、经历和语汇等；可用于研究个人隐私或敏感性问题。缺点：依赖于被访者对访谈者的信任；需要具有熟练的技巧和受过专门培训的访谈者；记录和分析的方法耗时，因此样本规模通常较小；解释资料也需要丰富的经验和高水平的技巧。

（2）**小组焦点访谈**（focus group interview）：指把多名研究对象集中在一起同时进行访谈。访谈者不仅是提问者，而且还是中介人、主持人（moderator），一般参与者为具有同质性的研究对象5~12人。访谈者应鼓励小组每位成员就研究问题自由地表达他们的观点，并促进小组成员之间的互动交流，避免收集到的资料仅仅代表少数积极发言者的观点。该方法比较经济、省时、省力，能在较短时间内获得丰富的信息，研究者控制较少，参与者有较大的自由，并且可促进参与者之间的相互支持，起到相互理解等优点。但该方法易受个别人主导，易形成思维和谈话定势，因此，对访谈者的要求往往比较高。

**3. 根据访谈的目的或形式分类**

（1）**叙事性访谈**：叙事性访谈关注的不仅仅是受访者表达的观点和含义，在访谈中获得有效的事实资料可能是至关重要的。例如要研究护士长胜任力模型，我们可以进行360度评估，找到病人、同事、上级都认可的护士长，让他们谈论自己工作中成功的2~3个案例，尽量客观地去描述这个事件发生的时间、地点、过程等详细信息，通过这些事实来分析胜任护士长具体的素质或能力。

（2）**概念性访谈**：访谈的目的可以是阐明概念。例如"护士责任"概念性访谈中的问题探讨了核心术语的意义和概念维度，以及它们在概念网络中的地位和关联。进行概念性访谈不仅有利于发现受访者的话语模型，即他们想当然地对经典的、常规的和恰当的事件的假定，而且可以很容易地引出需要受访者进行详细描述的具体问题，而这些详细的描述有时会产生有趣的对立观点。

（3）**远程访谈**（remote interview）：可通过电话、视频、电子邮件、即时消息等途径实现。远程访谈的主要优势是研究者可纳入远距离的研究对象，省去了差旅费用和更多的时间消耗，尤其是有利于跨国研究的开展。在某些研究中研究对象无法或没时间参加面对面访谈，远程访谈则是一种可接受的替代方法。研究对象可在适合他们的时间安排电话或视频访谈，也可在他们方便的时候回复电子邮件。同时，远程访谈还适用于一些敏感或隐私的研究话题，如了解护士离职原因，因为非面对面的交流可使匿名效果更佳，使研究对象更愿意说出个人的或隐私的经历。此外，使用远程访谈的形式有时能够更适应特殊人群的需求。例如，有研究者通过电子邮件的形式访谈创伤性颅脑损伤的病人，这些参与者由于语言认知的损害，对于面对面的即刻回答问题有一定的困难，而电子邮件能够以书面的、非同步的方式与参与者交流互动，使参与者有足够的时间思考问题并做出有效应答。需要注意的是，研究者在设计远程访谈时应考虑到网络和技术设备对于参与者的可及性。

### （二）访谈者培训

1. 研究中若有多名访谈者进行资料的收集，必须对所有访谈者进行统一的培训，以避免人为的偏差。可以通过模拟访谈、角色扮演等方法来进行培训。培训内容包括如何向研究对象描述研究目的、意义，访谈的问题、内容，以及保密性承诺等。

2. 访谈者在访谈时，应注意保持一种中立的、不带任何赞扬或判断的态度，不要对研究对象的回答表示出惊讶、失望、赞许等情感，以免影响研究对象的回答。

### （三）访谈前准备

**1. 准备好问卷或访谈提纲**　访谈问题的设计应从普遍性的问题开始，逐步过渡到具体的、敏感的问题。同时访谈问题的语言要恰当，适合研究对象的年龄和文化程度。必要时，可将访谈提纲事先发给研究对象，以便其更好地了解、准备访谈问题。

**2. 选择合适的时间和地点**　访谈时间和地点的选择应从方便研究对象的角度来考虑。环境应安静、隐秘，避免干扰。

**3. 携带好访谈工具和物品**　访谈者应携带好以下物品：①证明访谈者身份的介绍信。②访谈问卷或提纲。③有充足电量和容量的录音笔。④笔、笔记本、知情同意书。⑤小纪念品，作为感谢受访者配合访谈之用。

### （四）访谈记录

访谈资料的记录可以采取现场记录、事后记录、现场录音的方式。研究者在访谈前要决定采用哪种记录方式。

**1. 现场记录**　能保证访谈内容不被遗忘，但往往会影响访谈的正常进行。现场记录时除了要记录受访者谈话的内容外，还要记录受访者的外貌、衣着、表情、语音、语调、语速或沉默的时间长短等一些非语言行为。

**2. 事后记录**　访谈结束后，在访谈现场附近，根据访谈者的记忆，对访谈内容进行思考和总结。事后记录使访谈者有一个思考、分析和整理的过程，因而可以对访谈内容做出更为系统的概括。

**3. 现场录音**　与书面记录相比，录音记录可以更完整全面地记录访谈的内容，但要事先征得研究对象的同意。

### （五）访谈技巧

**1. 访谈问题的顺序**　一般来说，访谈的问题应该由浅入深、先易后难。这里所说的"难"是指对受访者来说比较难以启齿的事情，如个人的隐私、敏感性话题等。如果访谈开始就问这些问题，受访者在心理上还没有完全接受对方，可能会感到唐突甚至反感。因此，访谈者要先从比较容易谈的问题开始，且在访谈过程中，通过恰当运用各种人际沟通的技巧，营造一个融洽的、相互信任的交流氛围，帮助受访者逐渐打开话题。

**2. 访谈问题的过渡**　一般而言，在设计访谈提纲的时候，前一个问题与后一个问题之间的衔接应该是自然、流畅的，但是在访谈时，可能会出现访谈主题的跳跃。此时，访谈者不能顽固地坚守自己事先设计好的访谈提纲，不管对方说什么都定期将自己的问题一个一个地抛出去，而应该使用一些过渡型的语言，或者灵活调整访谈提纲的顺序，使问题之间的转换显得比较自然、流畅。

**3. 善用倾听和交流技巧**　访谈过程中，访谈者应善于运用倾听技巧和交流技巧。在倾听过程中，不随便打断受访者的谈话，对受访者的谈话内容不表现出任何惊讶、赞许、厌恶等情感。交谈过程中,多使用一些中性的、鼓励性的语言:"还有其他原因吗?""您能举个例子说明吗?""您为什么有这种感受?"等。此外,适当运用点头、微笑、与受访者目光接触等非语言交流技巧也可以鼓励受访者深入地交谈。

### 三、问卷调查法与访谈调查法的比较

#### (一)问卷调查法优缺点

**1. 优点**　①经济,省时省力。②可以保证问卷的匿名性。③可以避免访谈中由于访谈者的影响所造成的资料的偏差。④问卷的信度和效度容易检测。⑤便于实施大样本的调查。

**2. 缺点**　①回收率低。②问卷填写质量难以保证。③研究对象必须具有一定的阅读能力。

#### (二)访谈调查法优缺点

**1. 优点**　①应答率高。②适用人群广,只要具有语言表达能力的研究对象均可作为访谈对象,如老年人、儿童、视力受限者、文化程度较低者。③可以收集到更深入、广泛的资料。④资料的真实性可以得到保证。

**2. 缺点**　①花费大,费时费力。②可能存在霍桑效应:访谈对象因为知道自己正参与某项研究而有意改变自己的真实想法,造成结果的偏差。③资料收集的真实性、完整性和深入性容易受到访谈者访谈技能的影响。因此,实施访谈法收集资料时要加强对研究者的培训。

## 第二节　观察法

### 情景导入

　　护士小张拟探讨住院病人的护理需求与其年龄、性别及探视次数的关系,从内科和外科病房选取了100名病人作为研究对象,观察和记录研究对象24小时内的需求及其使用呼叫器的情况,并对护理需求进行了分类:需要止痛药;需要饮水;需要食物;需要改变环境(如调节温度或光线);需要阅读材料、电视或收音机;需要帮助上下床;需要聊天或情感支持等。研究发现:不同年龄和性别的病人在需求类型上有差异,但总的需求次数没有差异。

**请问:**

1. 护士小张选择观察法进行资料的收集是否恰当?
2. 护士小张使用了何种类型的观察方法?
3. 护士小张在观察法的实施中,如何做好质量的控制?

## 一、 概述

### (一)观察法的定义及作用

　　观察法(observational method)是研究者围绕研究目的,通过感官或辅助工具,在自然状态或人工控制状态下,对现象、事物或人群进行仔细观察和记录,以获取一手资料的方法。观察法要求观察活动具有目的性、计划性和系统性,在使用观察法收集资料之前,必须明确观察和记录的具体内容。

　　在护理研究中,有一些护理问题很难测量,如研究对象的个人特性(如重症监护室病人的睡眠情况)、语言性沟通行为(如护士对出院病人的健康教育情况)、非语言性沟通行为(如护患沟通时护士的面部表情、抚触的使用等)、技术熟练程度(如护士静脉输液的熟练程度)、日常活动(如脑卒中病人的自理活动)、环境特性(如残疾人居住环境的建筑障碍)等,均可采用观察法进行资料的收集。观察对象可以是病人及其家属,也可以是医院的工作人员等,适合观察的内容也很多。观察法

多用于质性研究，也可用于量性研究，用于量性研究时结构性更强。

### （二）观察法的分类

**1. 按照观察者与被观察者之间的关系分类**

（1）**非参与式观察法**（nonparticipant observation）：指观察者不参与被观察者的任何活动，完全以旁观者的身份进行观察的方法。

（2）**参与式观察法**（participant observation）：观察者参与到被观察者的活动之中，通过与被观察者共同进行的活动从内部进行观察和体验的方法。在参与式观察法中，观察者常常介于"参与的观察者"和"观察的参与者"之间。

观察法根据被观察者是否知道其被观察，又分为隐蔽的观察法和公开的观察法两类。隐蔽的观察法虽然可以避免霍桑效应的发生，但却可能侵犯研究对象的知情同意权，引发伦理问题。

**2. 按照是否有一定结构的观察项目分类**

（1）**结构式观察法**（structured observation）：观察前有详细的观察计划书和明确的观察指标体系，有现成的、正式的记录格式，来规定和指引观察者观察和记录哪些现象和特征。结构式观察法一般用于研究者对观察内容有较多认知的情况下，常用于量性研究。

（2）**非结构式观察法**（unstructured observation）：质性研究中经常采用非结构式观察法作为对自述资料的补充。观察者只有一个大致的观察范围和内容，没有详细的观察计划和观察指标体系，观察者依据观察目的按观察者的理解有选择地记录观察结果，一般无正式的记录格式。非结构式观察法可提供较深入的资料，适用于探索性的研究。

**3. 按照观察情形分类**

（1）**自然观察法**（naturalistic observation）：在自然状态下，即事件自然发生、对观察环境不加改变和控制的状态下进行的观察。在护理研究中，是在日常工作或生活的自然情形中对研究对象的行为和活动进行观察。

（2）**实验观察法**（experimental observation）：在人工控制的环境中进行的系统观察。其具有明确的观察目的和周密的实施计划，对观察对象的行为表现做精确的观测，对被观察者行为表现的一个或一个以上的影响因素（自变量）进行控制，并观察这种控制对被观察者行为表现（因变量）的影响，如观察新生儿对抚触的反应。

**4. 按照观察是否借助仪器设备分类**

（1）**直接观察法**（direct observation）：观察者通过自己的感官，直接观察研究对象的活动。

（2）**间接观察法**（indirect observation）：观察者借助一定的仪器、设备（照相机、录像机等）观察研究对象的活动。

## 二、结构式观察法

结构式观察法是建立在对所观察事物的深入了解基础上，并应设计结构化的记录表，对资料进行准确记录和分类。

### （一）观察的步骤

**1. 设计观察分类系统**　运用结构式观察法收集资料的第一步是设计所观察的行为或现象的分类系统。在此之前，首先要对所观察的行为和特征进行详细的操作性定义。例如，观察住院患儿分离性焦虑的情况，应首先对"分离性焦虑"的概念及其具体的行为特征诸如"拒绝睡觉、拒绝吃饭、小便失常、攻击行为、沉默寡言"等进行清晰的描述和界定。如对拒绝睡觉这项行为进行定义：只要一提到睡觉就哭；在早上入园的时候就说"我不要睡觉"；在中午睡觉的时候跑、跳、拒绝脱衣服等。在设计分类系统时，应对每个类别所属的行为做出详细的说明，而不应该有重复归类的现象。

观察分类系统可以采用行为核查表和评定量表的方式进行记录。

**（1）行为核查表**（checklist）：采用"列项"的方式，先列出各类可能的行为，然后观察这些行为是否出现或出现的频度。如上例对分离性焦虑的观察记录表可做如表6-3所示的设计。

表6-3　分离性焦虑观察记录表

患儿姓名：　　　　　　　　　　　记录者：　　　　　　　　　　　观察日期：

| 观察内容 | 有无 | 时间 |
|---|---|---|
| 拒绝睡觉 | | |
| 拒绝吃饭 | | |
| 小便失常 | | |
| 攻击行为 | | |
| 沉默寡言 | | |

再如本节情景导入中的案例，研究者在实施观察的时候即可以设计如表6-4所示的观察分类系统：

表6-4　导入情景所需记录表

病人姓名：　　　　　　　　　　　记录者：　　　　　　　　　　　观察时间：

| 需要类型 | 次数/d | 需要类型 | 次数/d |
|---|---|---|---|
| 需要止痛药 | | 需要阅读材料、电视或收音机 | |
| 需要饮水 | | 需要帮助上下床 | |
| 需要食物 | | 需要聊天或情感支持 | |
| 需要改变环境 | | | |

**（2）评定量表**（rating scale）：采用结构式观察法收集资料时，还可以结合评定量表的形式进行记录。常用的评定量表有数字评定量表、语义差异量表。

1）举例：数字评定量表。

**例6-11**

汉密尔顿焦虑量表，采用观察和交谈相结合的方式评定病人的焦虑情况（表6-5）。

表6-5　汉密尔顿焦虑量表（摘选）

| 写出最适合病人情况的分数 | | | | | 写出最适合病人情况的分数 | | | | |
|---|---|---|---|---|---|---|---|---|---|
| 1. 焦虑心境 | 0 | 1 | 2 | 3 | 4 | 5. 认知功能 | 0 | 1 | 2 | 3 | 4 |
| 2. 紧张 | 0 | 1 | 2 | 3 | 4 | 6. 胃肠道症状 | 0 | 1 | 2 | 3 | 4 |
| 3. 害怕 | 0 | 1 | 2 | 3 | 4 | 7. 自主神经症状 | 0 | 1 | 2 | 3 | 4 |
| 4. 失眠 | 0 | 1 | 2 | 3 | 4 | 8. 访谈时行为表现 | 0 | 1 | 2 | 3 | 4 |

注：0分为无症状；1分为轻微；2分为中等；3分为较重；4分为严重。

该分类系统对每个类别的特征都做出了详细的说明，例如第1项"焦虑心境"包括担心、担忧、感到有最坏的事情将要发生，容易激惹；第2项"紧张"包括紧张感、易疲劳、不能放松、情绪反应、易哭、颤抖、感到不安。

2）举例：语义差异量表。

将一条线段分为7等份，线的两端为一组意义相反的描述，观察者可以根据自己的看法和感觉在适当的位置上做记号（一般打"√"），例如关于儿童之间的社会交往情况可以表示为图6-1。

再如，本节情景导入中对于病人行为的观察评定量表可以表示为图6-2。

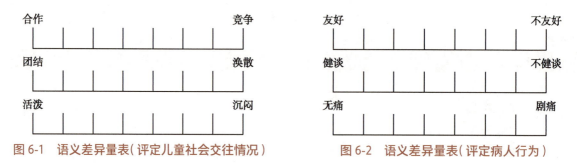

图6-1　语义差异量表（评定儿童社会交往情况）　　　图6-2　语义差异量表（评定病人行为）

**2. 确定观察样本**　观察对象的选择是方便抽样还是随机抽样，应根据研究目的和研究对象确定。观察样本可以按时间选样（time sampling），如对住院患儿分离性焦虑的观察，可以随机选取10名住院患儿组成观察对象，然后在为期1小时的时间内，分别对10名患儿的分离性焦虑情况进行观察和记录，具体时间段的选择可以通过预试验确定；对于发生频度低的现象进行观察时，也可以按事件选样（event sampling），如护士的交接班、急诊室中心肌梗死病人的抢救等。

**3. 准备辅助工具**　应用观察法收集资料，特别是某些健康状况和身体功能方面的资料，可准备一些辅助工具帮助获取资料，如听诊器、血压计、体温计等。同时可用录像的方式记录观察信息，以便事后反复观看，捕捉细节变化，但应事先获得观察对象的同意。

### （二）　观察人员的培训

由于观察法容易受人为的感觉和判断的影响，当观察者不止一人的时候，要对所有观察者进行统一培训，从而确保观察者间信度，减少研究误差。

**1. 培训内容**　包括研究目的，选样方法，如何在观察过程中保持中性、非判断性的态度去看待所观察的现象和行为，归类系统、记录工具的应用等，以统一观察标准保证资料的准确性。

**2. 培训方式**　可应用实例分析或场景模拟，使观察者感觉身临其境。在培训过程中，同时要对分类系统、记录表格、选样方法进行预试验，通过观察者的反馈，对观察方法进行完善。

3. 无论是运用结构式观察法还是非结构式观察法，观察者都应该在正式观察和记录之前，用一定的时间与被观察者接触和沟通，建立起初步的关系，以使双方尽量熟悉、充分放松（特别是应用照相机或录像机进行记录的观察）。

## 三、非结构式观察法

非结构式观察法没有预先的计划和安排，也不像结构式观察法有设计好的核查表或观察评定量表等观察手段，观察者只凭眼和耳随看随听，然后记录下所观察的情况。与结构式观察法相比，此方法简单易行，只要确定了观察研究的目的和对象即可，常用于质性研究中。

### （一）观察的内容

首先要收集一些所观察场景环境特征方面的资料，然后根据研究目的，寻找观察的重点，包括研究对象的基本特征，活动内容、方式、频度、持续时间。同时要观察其他相关因素，以了解隐藏在行为背后的信息，如一些非语言性沟通的方式等。观察可以以时间为观察单位，也可以以事件为观察单位。

### （二）记录的方法

可以采取现场记录或事后记录的方法。现场记录一般是边观察边记录，但是该方法一方面可能给被观察者造成压力，影响被观察者的行为；另一方面，某些被观察者可能要求看观察笔记，而对观察笔记的内容进行干涉，从而不利于观察的进行。在现场记录时要避免类似情况的出现，一个方法是观察者可以通过和被观察者建立良好的关系,互相沟通,取得对方的信任;另一个方法是在观察结束后进行记录,即事后记录,值得注意的是,为了防止记忆淡化、忘却,要在观察结束之后立即在观察场所附近进行追记。

## 四、观察法的优缺点

### (一) 优点

1. 能够获得更深入、更真实的资料,如研究护士的洗手行为或护患关系等,研究对象受社会期望的影响,往往夸大实际的情况,此时,观察法能够提供更为真实的资料。

2. 对于不能使用问卷法、访谈法的研究对象,如婴幼儿、昏迷病人、精神病病人等,观察法可以获得其行为资料。

### (二) 缺点

1. **伦理问题**　如何处理好观察内容的真实性和尊重被观察者的隐私权是研究者需要考虑的问题。

2. **霍桑效应**　被观察者可能因为知道自己被观察而有意改变自己的行为,造成观察结果偏离真实情况。

3. **观察者的主观性**　对现象或行为的观察受观察者主观因素的影响,尤其是非结构式观察法。

4. **持续时间长**　观察法往往需要长时间进行,人力成本较大。

## 第三节　收集资料的其他方法

在护理研究中,除了观察法、问卷法、访谈法之外,还会用到一些其他收集资料的方法,如Q分类法、德尔菲法、档案记录收集法等。

## 一、Q分类法

Q分类法(Q-sort method)指受试者按照正态分布的要求,对不同陈述语句条目进行分类,然后对分类结果进行统计分析,是一种对主观意识或观点进行测量和分类的方法,常用于人格特征的评估、精神分析以及心理学研究。

护理人员可运用Q分类法对以下主题的态度、情感、信仰、价值观等进行测量和研究。①生活经历:患有慢性疾病的应对、压力、归因、生活质量、社会支持等方面。②健康信念:预防性健康行为、寻求卫生保健行为、跨文化的价值取向、生活方式的改变(如饮食和运动)、自我保健等。③自身内在问题:自尊、身体意象、效能、老化等。④护患关系:病人的需求、护理满意度、护理质量、护理照护模式。⑤角色:夫妻双方的家庭角色、亲子关系等。

### (一) Q分类法的步骤

1. **集合Q论汇**(Q-concourse)　搜集关于某个主题的相关陈述是Q分类法的第一步,可以通过访谈、期刊文献或报纸评论等途径完成。Q论汇的形式可以是语言陈述,也可以是图片、短语、艺术作品甚至音乐章节。

2. **构建Q样本**(Q-sample or Q-set)　通过归纳总结和删除语句对Q论汇进行浓缩,以减少歧义、消除重复。研究者可基于某种考虑,如依据某种理论选择从Q论汇中抽取所需陈述,构成Q样本。国外学者对Q样本应有多少个条目看法不一,总的来说,条目数可为20~100且要求具有广泛性和代表性。

3. **选择P样本**(P-sample or P-set)　P样本是指参与Q分类排序的被测人群,P样本选择的关键在于充分囊括研究主题的不同观点。每个可能的观点需要4~5名研究对象,虽然需要的数量少,但并不是随意挑选的,而是按照所有可能研究对象的结构进行挑选,以保证其广度和包容性。

**4.Q 分类**（Q-sort） 将 Q 样本按每条陈述记录在小卡片上并标上序号,再由研究者根据 Q 样本条目数及预计研究对象对研究主题的了解程度,设定成正态分布形状的 Q 分类计分表,一般以奇数个等级为宜,如 7 级、9 级或 11 级。研究对象依照其个人意见将卡片分成同意、不同意、中立三部分,然后再按同意与不同意的强烈程度,把这些卡片依序排列在事先设计好的 Q 分类计分表上。

**5.Q 分析**（Q-data analysis） 利用 Q 分类法相关软件（如 PQMethod、PCQ 等）对 Q 分类量化数据进行分析,统计方法包括计算相关矩阵、因素分析、因子旋转等。

Q 分类法作为一种识别病人主观态度的可靠方式,能够帮助护士了解病人的需求,为护理实践提供循证支持,提高护士的护理能力。另外,Q 分类法强调研究对象的主观观点,允许他们表达自身的想法,有助于促进良性沟通,在调节医护患关系和制订治疗护理措施方面是非常有益的。

## （二）Q 分类法的优缺点

**1.优点** ①Q 分类法的项目根据一定的理论设计,逻辑性和实用性较强。②适用于单一受试者或很少样本的研究情境。③同一受试者可反复测量,可研究受试者心理、行为的发展变化过程。④适宜进行探索性研究,有利于产生新的研究思路和假设。

**2.缺点** ①受试者样本小,代表性较差,可用大样本的横断面研究加以补充。②Q 分类法的条目只能近似地达到而不能完全满足某些统计处理方法的假设,这影响了结果的准确性。③强迫受试者选择和分类,使得受试者的自由反应受到限制,可能漏掉一些重要信息。④受试者的心理防御、情绪、智力对结果有一定的影响,可能引起偏倚。

# 二、德尔菲法

德尔菲法（Delphi method）又称专家咨询法,是通过数轮问卷咨询专家意见和反馈,就某一主题或事项达成统一意见的方法。德尔菲法是目前在护理研究中应用非常广泛的研究方法之一,例如通过德尔菲法对某地区三级医院重症护理质量评价的指标体系进行专家咨询,以达成共识,构建该地区重症护理质量评价指标体系。需要注意的是,德尔菲法所达成的一致意见没有对错,也并非绝对正确的答案,而只代表相对共识的专家意见。

## （一）德尔菲法专家的选择

专家的选择是德尔菲法的至关重要的一步,参加德尔菲法的专家通常不是随机选择,而是对所研究问题很熟悉,并有渊博知识或很有自身见解的专家,往往需要专家填写其基本背景、对调查表内容的熟悉程度、选择指标的判断依据（实践经验、理论分析、直觉判断）大小。德尔菲法通常要求在参与者之间相互匿名（anonymity）,以独立发表自己的观点,确保研究资料的真实和多样性。德尔菲法要求参与者进行数轮评议即较长时间的参与,因此参与者对研究问题的积极性和热情也是选择样本的重要考虑。另外,参与者还需要就某一研究问题发表看法时要尽量保持客观。专家数目的多少和多样性取决于研究目的、设计及时间,通常通过设定入选标准界定范围。

## （二）德尔菲法收集资料的过程

传统的德尔菲法是将问卷邮寄给参与专家,经过两轮或者多轮反馈,是一个多阶段的过程。第一轮问卷一般是以开放性问题的形式咨询专家就某一议题的观点,是一个质性的过程。除了问卷,研究者每轮都应附寄封面信、问卷完成指导、期望完成时间以及寄还信封。除问卷邮寄外,也可以使用电子邮件或者电话的形式,提醒参与者在一定的时间内返回问卷。

德尔菲法第一轮得到的资料需要通过内容分析,将参与者提供的答案进行分类、整理、归纳,将更有结构性的陈述或者问题返还给参与者。第二轮的问卷较多地使用利克特量表形式,由参与的专家对整理出来的陈述进行评定,从"非常同意"到"非常不同意"。在第三轮问卷中,可以将达成一致意见的条目省略,以减轻专家的负担。但是如果本身条目不多的问卷,也可以将所有问题保留,直至德尔菲法结束。

### 三、档案记录收集法

档案记录收集法指通过查询现有的记录和档案文件收集资料的方法。资料常见的来源包括医院、社区、学校、政府、疾病控制中心等机构保存的病历、个人健康档案、流行病登记等。在某些情况下，个人日记、信件、邮件、报纸等公开或未公开的资料也能成为可用的资料来源。

优点：①属于二手资料，方法经济方便。②无须研究对象合作，没有无应答偏倚。③现在各机构都非常重视档案资料的收集、整理和保存，因此使用此方法收集的资料信息往往覆盖面广，可追溯时间长，内容丰富。例如，查询病历可以收集病人从首次发病开始的病史和病程变化，包括病情记录、护理记录、化验结果、家族史等，这是其他收集资料方法无法达到的。

缺点：①可能存在信息缺失的情况，由于不是直接接触研究对象，难以补充和修正相应的信息。②资料由他人收集，其准确性和可靠性次于一手资料，要正确分析和评价资料的有效性。③研究只能分析利用现成的资料，无法根据自己的研究目的对资料及其收集过程提出要求，无法控制资料的质量。④涉及伦理问题，无论档案资料的来源如何，无论是公开的还是非公开的档案，研究者都必须遵守职业道德，注意保密，以保护当事人的利益。

**知识拓展**

#### 生物医学测量法

生物医学测量法（biophysiological measure）指通过使用特殊的仪器设备和技术，通过测量获取研究对象的生理、生化资料，比如血糖、血压、体温、体重、血氧饱和度等。

相对于其他测量方法，生物医学测量法所获得的结果更客观、精确，可信度高，但缺点是必须使用某些设备，因此资料收集的成本较高；另外，结果也容易受到仪器功能和精确度的影响。因此，在使用生物医学测量法进行资料收集时，应考虑是否有充足的经费和设备的支持，还要注意选用先进的、敏感的、准确的仪器设备来保证资料的真实性和可靠性。

## 第四节　研究工具性能的测定

**情景导入**

医护人员的工作性质决定了职业的高风险性，其一是他们替代性地体验病人面对疾病的心理应激；其二是随着病人的维权意识增强以及可能出现的医患冲突，医护人员面临着较重的心理压力，而现有的医护人员心理应激的研究工具具有普遍性，忽视了这一群体的特殊性。某研究尝试结合医护人员的工作性质和特点，按照标准化程序编制适合医护人员群体的心理应激源量表。在文献研究、访谈和开放式问卷调查的基础上，初步编制医护人员心理应激源量表，设定为任务、责任和人际三个维度，在某省的四所综合性医院中随机选取 410 名医护人员，并同时进行症状自评量表（SCL-90）的测评。

**请问：**
该研究可以用哪些方法进行量表信度和效度的检验？

在收集资料的过程中，常常要用到各种各样的研究工具，如前面所讲的问卷、量表或测量仪器等。对工具的选择和评价，也是资料收集过程中非常重要和关键的一个环节。因为研究工具的好坏将直接影响所收集资料的准确性和可靠性，从而决定整个科研工作的价值和成败。信度和效度是用来反映研究工具质量高低最常用的两个指标，高信度和高效度的研究工具是科研的必备条件。

# 一、信度

## （一）信度的概念

信度（reliability）指使用某研究工具所获得结果的一致程度或准确程度。当使用同一研究工具重复测量某一研究对象时，所得结果的一致程度越高，则该工具的信度就越高。如使用同一把尺子去测量某个人的身高，第一次测量得到的结果是 1.7m，第二次测量得到的结果是 1.75m，这两次结果之间的一致程度就是该把尺子的信度，通过数据可以看出，1.7m 和 1.75m 之间有比较大的差别，结果之间存在不一致，说明这把尺子的信度低，可信度差，要慎重考虑是否使用这把尺子作为测量工具。再如考试中使用到的试卷，教师希望通过试卷能准确反映出考生的真实情况，如果学生的考试成绩和他们平常的学习表现相一致，则意味着该试卷的信度较高。

## （二）信度的评定

稳定性、内在一致性和等同性是信度的三个主要特征，不同特征分别对应着不同的计算方法。具体选择哪些特征来反映研究工具的信度，取决于研究工具的特性和研究者所关注的研究工具的信度特征。

**1. 稳定性**（stability） 研究工具的稳定性大小常用重测信度来表示。重测信度（test-retest reliability）指研究者使用同一研究工具两次或多次测定同一组研究对象，所得结果的一致程度。一致程度越高，重测信度也就越高，说明该研究工具的稳定性也就越好。因为重测信度需要间隔一段时间再次测量，反映研究工具随时间变化仍能保持一致的稳定性，因而多用来测量一些相对稳定的特征，如人格、自尊、价值观等。

重测信度的具体计算方法如下：①使用研究工具对研究对象进行第一次测量。②间隔一段时间后对同一组研究对象再使用同一研究工具进行第二次测量。③计算两次测量结果间的相关系数。例如测量 10 名护理人员的领导潜能，2 周后再次测量，两次测量的结果见表 6-6，计算其重测信度。

表 6-6　领导潜能量表的重测值

| 研究对象 | 第一次测量结果 | 第二次测量结果 |
| --- | --- | --- |
| 1 | 55 | 57 |
| 2 | 49 | 46 |
| 3 | 78 | 74 |
| 4 | 37 | 35 |
| 5 | 44 | 46 |
| 6 | 50 | 56 |
| 7 | 58 | 55 |
| 8 | 62 | 66 |
| 9 | 48 | 50 |
| 10 | 67 | 63 |

计算两列数据间的相关系数（$r=0.95$）即为该问卷的重测信度。具体计算可以利用 SPSS（Statistical Package for Social Sciences，社会科学统计软件包）等专业统计软件来完成。

利用重测信度来反映研究工具稳定性的优点是简单、直观，其局限性在于重测信度的计算结果受到多重因素的影响。①两次测量之间的时间间隔：间隔时间太短，研究对象受记忆的影响，两次测量结果可能非常相近，导致得到的重测信度非常高，但这可能只代表研究对象记忆力好而非研究工具的稳定性高。间隔时间太长，则可能由于客观情况发生了改变，导致两次测量结果不一致而信度偏低。一般建议两次测量间隔时间为2~3周，对于一些客观变量的测量，如血压、体温、体重、身高等，则可以在第一次测量完成后的短时间内再次进行第二次测量。②研究工具所测量变量的性质：当研究工具用于评估性质相对稳定的问题，如个性、价值观、自尊、生活质量等变量时，可以用重测信度来表示研究工具的信度，而用于评估诸如知识、态度、行为、情感等性质不稳定变量时，则不宜使用重测信度来反映其稳定性的高低。③测量环境的一致性：两次测量环境的不一致，如时间、光线、温湿度、噪声等不同，均可影响两次测量结果的一致程度。

**2. 内在一致性**（internal consistency）　指组成研究工具的各条目之间的同质性或内在相关性。同质性或内在相关性越大，说明组成研究工具的各条目都在一致地测量同一个问题或指标，也就说明该工具的内在一致性越好，信度越高。与重测信度相比，内在一致性只需要进行一次测量，所以是目前应用比较多的信度测量方法。

内在一致性的计算方法有Cronbach'α系数与Kuder-Richardson formula值（KR-20）。它们都是通过计算研究工具中所有条目间的平均相关程度来反映工具的内在一致性的。其中KR-20值是Cronbach'α系数的一种特殊形式，主要用于二分制答案的研究工具。具体计算也可以利用SPSS来完成。

**3. 等同性**（equivalence）　研究工具的等同性常用评定者信度（interrater reliability）和复本信度（alternate-form reliability）来表示。

**(1) 评定者信度**：指不同观察者使用相同工具测量相同对象时所得结果的一致程度，多在用观察法收集资料的研究中使用。当研究中需要两个或更多人进行观察和记录时，就必须对研究工具进行评定者信度的测定。如两个观察者使用同一评定工具同时观察某护士静脉输液的熟练程度，可以用两个观察者最后所得的两份评定表中取得一致结果的条目数，除以总条目数来简单估算评定者信度。如果观察结果是用数字表示的，可以计算观察结果之间的相关系数来表示评定者间信度的大小。

**(2) 复本信度**：指用两个相似的工具测量相同对象时所得结果的一致程度。如课程结束后，教师通常编制两份考核内容大致相同的A、B卷，此时，若要判断这两份试卷在反映学生对知识的掌握程度方面是否一致时，就需要计算复本信度。可以让学生连续回答这两份试卷，两份试卷被回答的先后顺序是随机确定的，然后计算两份试卷得分的相关系数，即为复本信度的大小。相关系数越接近1，复本信度就越高，试卷的等同性就越好，即两份试卷对学生知识掌握程度的反映能力是一致的。

在计算研究工具的信度时，研究者可以选取10~20例样本或总样本量的10%进行研究工具信度的测试。对于一个公认的、广泛使用的研究工具而言，在新的研究中再次使用时，其信度值至少应达到0.80，而对于一个新发展的研究工具而言，其首次使用时信度值达到0.7即可接受。任何一个研究工具在使用前均应进行信度的测定，当信度不够理想时，则需要对研究工具进行修改和完善。在报告研究工具的信度时，既需要报告具体的信度值，也需要说明信度的计算方法。

## 二、效度

### （一）效度的概念

效度（validity）指某一研究工具能真正反映它所期望研究的概念的程度。反映期望研究的概念的程度越高，测量得越准确，效度就越好。需要指出的是，信度是从研究对象的角度，看研究工具能否反映出研究对象的真实情况，而效度是从研究者的角度，看研究工具能否反映出研究者欲测量的概念。如某项护理研究编制了一份自我感知对疾病易感性的量表，该研究者就应该确保使用该量表所得到的测量结果能有效反映"疾病易感性"这一变量，而不是其他变量，并且该量表能够对"疾病易感性"的程度准确测评。

研究工具的效度可以用表面效度、内容效度、效标关联效度、结构效度、会聚效度和区分度效度来反映。但效度的好坏并不像信度那样可以用具体的数值进行评价，一些测量效度的方法并没有数字的依据。

### (二) 效度的评定

**1. 表面效度**（face validity） 指条目书面表达的意思是否为研究者真正要测定的内容。由评定者根据自己对所要测量的概念的理解，尽其判断能力之所及来判断工具是否适当。评定者可以是研究者本人，也可以是研究者的同事或相关领域的专家。由于表面效度是评定者根据自己对所要测量的概念的理解，来判断工具是否测量出了研究者欲测量的概念，是一种直觉的、主观的、表面的判断，它对研究工具效度的评价是用"有"或"无"来反映的，不体现效度的高低程度，所以一般不能作为研究工具质量的有力证据，往往作为评定其他效度的基础。

**2. 内容效度**（content validity） 指研究工具中的项目能反映所测量内容的程度。内容效度是根据理论基础及实践经验对工具是否包含足够的条目而且有恰当的内容分配所作出的判断。内容效度需建立在查阅大量文献、工作经验以及综合分析、判断的基础上，多由专家委员会进行评议。邀请 3 位以上熟悉研究工具所涉及领域的专家组成专家组，专家人数最好为奇数，一般 5 人较为合适。如某研究工具是用来评定高血压病人的自我护理能力，则所邀请的专家需对高血压的护理、奥瑞姆的自护理论较为熟悉，同时在工具构建方面具有丰富的经验。专家们应对研究工具中的各条目与所要测量概念的相关程度做出评价，之后研究者根据专家意见对研究工具进行修改，修改后再次邀请相同专家对研究工具的各条目进行评价。两次评价时间最好间隔 10~14 天，避免因时间过近，专家们对第一次评价结果尚有印象而影响第二次评价。

此外，对内容效度的评定还可以通过内容效度指数（content validity index，CVI）的方式进行量化。计算 CVI 时可以计算各个条目的 CVI（item-level CVI，I-CVI），也可以计算总量表的 CVI（scale-level CVI，S-CVI），具体计算方法见表 6-7 和表 6-8。以条目为单位，评分为 4（非常相关）或 3（比较相关）的专家数除以专家总数。而 S-CVI 就是所有 I-CVI 的平均值。当 I-CVI 达到 0.78 以上，S-CVI 达到 0.90 以上时，可以认为研究工具有比较好的效度，当 CVI 值较低时需根据专家意见认真修改后，再邀请专家进行重新测评。

**3. 效标关联效度**（criterion-related validity） 侧重反映研究工具和其他标准之间的相关关系，相关系数越高，表示研究工具的效度越好。效标关联效度是通过两者之间的相关性来间接体现研究工具与所测量概念的相符程度，可分为同时效度（concurrent validity）和预测效度（predictive validity）两种。同时效度和预测效度的主要区别是时间上的差异。

**(1) 同时效度**：指研究工具与现有标准之间的相关性。例如，某护理人员欲发展一个视觉模拟量表来简单快速地测量急诊病人的焦虑情况，为了评定该量表的效度，研究人员同时向研究对象发放一份使用广泛的状态 - 特质焦虑量表，然后计算自设的视觉模拟量表的得分和状态 - 特质焦虑量表得分之间的相关性，若相关系数高，则表示新发展的量表具有较高的同时效度，一般而言，当相关系数大于 0.7 时，认为该研究工具的质量较好。

#### 表 6-7 内容效度评定量表举例

您是否同意下列的条目，请您在相应的空格内画"√"，并填写具体修改意见。

| 问卷条目 | 评价意见 | | | | 修改意见 |
|---|---|---|---|---|---|
| | 非常相关 4 | 和研究内容相关，但需少量修改 3 | 必须修改，否则不相关 2 | 一点都不相关 1 | |
| 1.××××× | | | | | |
| 2.××××× | | | | | |
| 3.××××× | | | | | |
| 4.××××× | | | | | |
| 5.××××× | | | | | |

表 6-8　I-CVI 和 S-CVI 的计算方法

| 条目 | 专家1 | 专家2 | 专家3 | 专家4 | 专家5 | 一致同意的人数 | I-CVI |
|------|-------|-------|-------|-------|-------|----------------|-------|
| 1.×××× | 是 | 是 | 否 | 是 | 是 | 4 | 0.80 |
| 2.×××× | 是 | 否 | 是 | 是 | 否 | 3 | 0.60 |
| 3.×××× | 是 | 是 | 是 | 是 | 是 | 5 | 1.00 |
| 4.×××× | 是 | 否 | 是 | 是 | 否 | 3 | 0.60 |
| 5.×××× | 是 | 是 | 是 | 是 | 是 | 5 | 1.00 |
| S-CVI=( 0.80+0.60+1.00+0.60+1.00 )/5=0.80 | | | | | | | |

注："是" = 评价条目时选择的是 4( 非常相关 )或 3( 比较相关 )；"否" = 评价条目时选择的是 2( 必须修改，否则不相关 )或 1( 一点都不相关 )；一致同意的人数 = 每个条目中评价为 "是" 的专家总人数。

（2）**预测效度**：指研究工具作为未来情况预测指标的有效程度。与同时效度不同的是，预测效度是在将来和标准进行比较。例如，研究者使用某个领导潜能问卷测量护生潜在的领导能力，若干年后，若那些当初在测量中得分较高的护生，其领导能力也越强，两个方面具有较大的相关性，就说明该领导潜能问卷的预测效度较好。

**4. 结构效度**（construct validity）　反映研究工具与其所依据的理论或概念框架间相结合的程度，因此，结构效度的重点是了解工具的内在属性。目前关于结构效度的计算，应用较多的是因子分析。

**5. 会聚效度**（convergent validity）　也称聚合效度或收敛效度，表示对同一特定概念的两种或多种测定方法间应该有较高的相关性。在科学研究中，经常会发现针对某个特定概念，已经有现存的问卷或量表进行测量，但是基于研究目的或目标人群的不同，现存的测量工具不是特别适合，这时需要重新发展一个更加适宜的测量工具。因此在构建新的研究工具时，可同时运用现存的一个或几个工具进行测量，通过相关分析，以评价新发展的测量工具与现存工具的相关程度，相关系数越大，说明对这一概念或是特质的会聚效度越高。

**6. 区分效度**（divergent validity）　也称判别效度或辨别效度，表示不同特定概念的测量结果之间不应有太大的相关性。比如新发展的测量工具是测量"希望"的概念，则可以同时使用测量"失望"或"绝望"或"自杀意念"等概念的量表进行测量；通过相关分析，可以得出两种测量方法得到的结果之间应该是负相关，且相关系数越大，说明两种不同概念的区分程度越好。

## 三、信度与效度的关系

任何一个研究工具都有其信度和效度，研究工具的信度和效度不是"有"或"无"的问题，而是程度上"高"或"低"的问题。一个研究工具的信度和效度不是独立存在的，两者之间存在紧密的联系。一个信度低的工具，其效度必然低，试想该研究工具都不能准确地反映研究对象的真实情况，又如何能真正达到研究者的研究目的呢？但一个信度高的工具，其效度却未必高，例如使用校正好的体温计测量病人体温以反映其焦虑水平，作为研究工具，校正好的体温计信度高，因其能较准确地测量病人真实的体温情况，但其效度并不高，因为"焦虑"这一概念并不能简单用体温计来测量。

## 四、国外量表的翻译和性能测定

在护理研究中，越来越多的研究者开始使用国外编制的研究工具，这就存在如何对国外量表进行翻译的问题。翻译后的量表既要适合中国的国情和文化，又不能偏离原来量表所要表达的内涵，同时还要保证翻译后的量表具有较好的信度和效度。一般来说，对国外量表的翻译可以分为以下几个步骤：

**1. 翻译**　就是将国外量表翻译成中文。选择两个或多个熟悉国内外文化背景且精通双语的翻译者，彼此独立地将国外量表翻译成中文。然后由这些翻译者对他们所翻译出来的中文版本量表进行讨论,最终得到一个大家达成共识的中文版本量表。

**2. 回译和文化调适**　请语言功底好且对源量表不知情的两位或多位双语翻译者将翻译成中文的量表再翻译回去,然后由双语专家和研究者对源量表与回译后的"源量表"进行比对,找出不一致的地方,并分析是否有文化不同所导致的理解差异,然后再对中文版本量表中对应的内容进行修改,即文化调适的过程。

**3. 测量源量表与中文版本量表间的等同性**　寻找一定数量的双语样本(既懂中文又懂外文)进行两量表之间的等同性检验。

确定该中文版本量表与源量表之间的一致性后,即可使用该量表在目标人群中开展预试验,测定量表的信度和效度。

**思考题**

　　1. 某研究者想探讨某地三甲医院护士的离职意愿,计划使用问卷调查法,研究者可以采用哪几种问卷?各有什么优缺点?

　　2. 某研究者在国外文献上查到了疼痛温度计量表编制的相关信息,但国内的研究没有对该量表信效度的报道,研究者应该如何测定该量表的性能?

ER 6-3

练习题

# 第七章 | 资料的整理与分析

教学课件

思维导图

**学习目标**

1. 掌握概率、假设检验的概念和意义。
2. 熟悉科研资料的整理过程、统计表和统计图的绘制方法。
3. 了解假设检验的基本步骤、不同统计学分析方法的适用条件。
4. 具有资料整理和统计分析的初步能力。

通过观察、调查或测量等各种方法获得的原始资料通常是分散的、杂乱的、不系统的,只能反映事物的表面现象或一个侧面。因此,需要对所收集到的原始资料进行科学地整理、归纳和分析,使原始数据系统化和条理化,从而促进对事物的总体及其内部联系的认识,进而找出规律。资料整理是否准确,分析方法是否适宜,将直接影响到研究结论的真实性和可靠性,因此,做好资料的整理与分析是做出科学结论的前提。本章主要介绍护理研究领域中常用的资料整理与统计方法。

**情景导入**

某医院调查临床护士的情商现状,目的是通过改革继续教育的课程设置和内容,提高临床护士的情商水平,为此设计了"临床护士共情能力调查问卷"并对临床护士进行了调研,该问卷由护士一般资料和护理人员共情能力评价量表组成,护士一般资料包括性别、年龄、学历层次、护龄、职称、职务、婚姻状况、聘用形式等。护理人员共情能力评价量表共有 28 个条目,分三个维度。调查对象包括专科护理人员 297 人,男性 4 人,女性 293 人;本科护理人员 421人,男性 6 人,女性 415 人。共发送问卷 718 份,回收有效问卷 666 份。

对这 666 份纸质调查问卷中所显示的数据应如何进一步整理和分析,以了解临床护士的情商现状?

## 第一节 资料的整理

资料的整理是利用科学的方法,将调查所得的原始资料按照调查目的进行审核、补充、评价、分类与汇总,使原始资料系统化、条理化,能完整地、科学地反映事实。科研资料整理的内容包括审核资料、设计分组、拟定整理表三个步骤。

ER 7-3

文字类质性
资料的整理

### 一、审核资料

资料的审核指研究者对收集到的原始资料的真实性、准确性、完整性进行审查、核实与补充的过程。实际上,资料的审核与资料的收集同步进行,经过审核的资料方能保证其质量。

### （一）审核内容

**1.真实性** 指调查数据是对满足研究条件的研究对象真实情况的反映而非虚假、伪造的数据。例如调查员调查了错误群体的样本、研究对象，没有仔细阅读问卷问题或胡乱作答，从而导致问卷前后答案的逻辑背离等，均会导致数据失真。

**2.准确性** 问卷资料中所涉及的计量、计数单位，分组、分级标准，数据观察方法，数据结果描述方法和含义等必须一致，应减少统计误差，把统计误差控制在科学合理的范围，对确保数据真实准确、提高统计数据的准确性至关重要。统计误差可分为设计误差、调查误差和整理误差，调查误差是统计误差的主要来源，在实际工作中，如果不加特别说明，统计误差通常指的是调查误差。

**3.完整性** 资料的完整性包含整体完整性和单份完整性两个方面，主要检查原始资料有无遗漏或重复、内容是否齐全。整体完整性指按研究计划与要求完成了对所有研究群体的调查或观察，没有遗漏；单份问卷完整性指单个调查对象的问卷的所有条目按要求全部完成，没有遗漏。

### （二）审核方法

**1.逻辑检查** 逻辑检查的任务是检查问卷资料是否符合逻辑、有关常识和专业知识，检查问卷各条目的回答是否一致和有无矛盾。例如某些调查表中出现女性病人患前列腺癌，5岁的孩子有大学文化程度等某些与常识违背的地方，或者某调查问卷中所涉及概念的绝大多数条目为正向的回答，但在一些反向计分题上却出现了负性的看法而导致前后逻辑不一致。

值得注意的是，在现场调查收集资料的过程中，调查员应对回收的问卷进行现场审核，检查问卷中有无缺项、错填等，如有问题可及时返回给调查对象，请其补全、修改，以保证问卷的有效性。另外，随着计算机在数据处理中的应用日益普及，对资料的录入和核查目前多使用专业的统计软件如 EpiData 来完成。

**2.统计检查** 即按统计学的要求，通过有关数学公式，检查相关结果在计算上是否存在错误，如出生日期、死亡日期与年龄之间的矛盾等。许多数据都有统计学规律，例如某些数据必须大于或小于某一数值，某几个数据之和应小于或等于总和，如果出现违背这些规律的数值，说明某些项目数值存在错误。

**3.计算机检查** 当需要检查的数据数量很多时，对调查表或调查问卷使用传统方法逐份检查的工作量很大，可借助计算机进行检查。通过将原始数据录入计算机，对全部数据进行检错。例如"性别"这个变量，设置 1（代表男性）、2（代表女性）、3（代表未填）三个数字，如果出现了数字 4 则说明数据有误。

## 二、设计分组

经全面检查无误的资料，首先应根据所要研究的问题，按某些本质特征重新排列，进行分组，目的是显示出组内的共性、组间的差异性或相似性，集中同质资料，区分不同质资料，使原始资料进一步系统化、条理化，从而表明事物的本质与规律。例如，在临床护理研究中，可按病人的性别、年龄、职业、疾病种类等分组。分组在统计方法中占有重要地位，只有在同质的基础上进行分组，才能得出正确的结论。

### （一）合理分组的要素

资料分组应考虑以下要素：研究目的、资料性质、样本量大小和拟采用的统计分析方法。

**1.研究目的** 例如研究目的是比较男女之间某项指标有无差异，则应按性别进行分组整理；若研究目的是探讨不同年龄间某指标有无差异，则应按年龄分组进行整理。

**2.资料性质** 通常计量资料按照数量的大小分组，计数资料按事物的属性分组，等级资料则按等级级别分组。

**3.样本量大小** 大样本的类别划分宜细，小样本的类别划分宜粗。

**4. 统计分析方法** 例如研究术前病人焦虑状况与年龄间的关系,若其统计方法拟采用相关分析,则焦虑状况和年龄可按实测值进行整理;若拟采用列联表检验,焦虑状况可按"焦虑""不焦虑"分成两类进行分组统计。

## (二) 分组方法

在研究中通常选择以下两种分组方法:

1. 按分组标志的不同表现形式可分为类型分组和数量分组。

(1)**类型分组**:将同质的研究对象按其性质、特征或类别进行归类分组,如按性别、职业、婚姻状况、疾病分类、某些检查结果的阳性或阴性、干预方法的不同等进行分组。

(2)**数量分组**:是按分组因素的数量大小来分组,以从量的变化分析事物的差别和规律,例如按观察对象的年龄大小、血压高低、量表得分高低等进行分组。分组的粗细和组数的多少以能说明资料的规律性为准。为便于资料间的相互比较,还需注意习惯分组方法,如成人的年龄分组习惯为每5岁或10岁为一组。

2. 按分组标志的个数可分为简单分组与复合分组。

(1)**简单分组**:是只按一个标志分组,如为了检验某种健康教育方法的效果,可按照接受健康教育病人的年龄、性别、文化程度等单一标志进行分组。简单分组的优点是简单明了、便于分析理解,缺点是仅能从某一方面说明单一问题。

(2)**复合分组**:是采用两个或两个以上标志结合起来分组。其优点是能够从多方面综合说明问题,可以反映事物间的依存关系。然而,过多的标志结合,可使组数成倍增加而各组中的观察单位相应减少,反而不易揭示事物的本质特征。表 7-1 是将工作年资与工作满意度结合进行分组,以分析某医院不同年资的护士对其工作满意度情况的案例。根据表 7-1,既可了解某医院护士的工作满意程度是否随工作年限的变化而变化,又可分析同一年资组内护士的工作满意度有无差别。

表 7-1　某医院不同年资护士对其工作的满意情况

| 年资(年) | 工作满意度 | | | 合计 |
|---|---|---|---|---|
| | 满意 | 一般 | 不满意 | |
| <1 | | | | |
| 1~ | | | | |
| 5~ | | | | |
| 10~ | | | | |
| 15~ | | | | |
| ≥20 | | | | |
| 合计 | | | | |

## (三) 分组的程序

1. **选择分组标志** 详见(二)分组方法。

2. **选择分组方法** 详见(二)分组方法。

3. **确定组数** 组数亦称组段数,符号为 $k$。组数的多少取决于研究目的、资料性质和观察单位的多少。组数的确定以能够显示数据的分布特征和规律为目的。对于数量分组,通常以 7~15 个组段为宜,组数过少时易掩盖组内不同观察单位的本质差异,并使计算结果的误差增大;组数过多时则各组的观察单位数相对变少,不易看清研究对象的变化规律,并增加计算负担。

4. **确定组距**(class interval) 组距为各组的上限与下限之差,符号为 $i$。各组的起点数值称为下限(lower limit),符号为 $L$,各组的终点数值称为上限(upper limit),符号为 $U$。根据资料的分布类型,组距分为相等组距与不等组距两种。相等组距适用于观测值呈正态或近似正态分布的资料,如年龄、脉搏、血压的分组；不等组距适用于观测值呈偏态分布的资料，例如按病程或疗程分组时，由于个别病人的病程或疗程较长，用等距分组会出现某些组段数值为零的情况，此时按不等距分组可有效避免数值为零的组段与相邻组段间失去内在联系而得出错误的结论。采用等距分组时，其组距大小可按下式确定：

$$i=R/k-1（i 为组距；k 为组段数；R 为全距，最大值与最小值之差）$$

**5. 确定组限**（class limit） 即每个组段的取值界限，包括上限和下限。一个组的最小值称为下限，最大值称为上限。确定组数和组距后，应取整数值或方便数表明各组的界限，以利于分组。规范的表示方法是采用半开半闭区间（右开左闭区间）的形式，各组段只写明下限值，而不写出上限值，以避免重复，如 15~、17~、19~、⋯，最后组段写出上限，即 29~30。

## 三、拟定整理表

将资料进行分组后，接下来就是按分组要求，将原始资料分别归入各组。整理表是用于原始资料归组的表格，也是提供分析资料的过渡性表格。整理表按照一定分组要求设计，可表达资料的分配情况和内部结构，是初步显示各项目间的联系的一种统计表，如表 7-1。整理表设计好后，应将大量的原始数据以"对号入座"的形式分配到各组中去，从而将分散的资料集中起来，此过程称为资料的归纳汇总。资料归纳汇总的方法有手工归纳和计算机归纳等。常用的手工归纳方法有划记法和分卡法。计算机归纳则是利用电子计算机进行数据的整理和汇总。

### （一）划记法

划记法是用划"正"字或"+++"将原始资料逐个记入整理表中汇总归组。此法简单易行，但需小心细致，一般需两人同时划或划两遍以便核对。划记法一般用于观察单位数量不多、项目较少资料的归纳与汇总。如表 7-2 为将表 7-1 数据汇总的情况：

表 7-2 某医院不同年资护士对其工作满意情况的划记表

| 年资（年） | 满意 | | 一般 | | 不满意 | | 合计 |
|---|---|---|---|---|---|---|---|
| | 划记 | 频数 | 划记 | 频数 | 划记 | 频数 | |
| <1 | 正正一 | 11 | 正下 | 8 | 正正 | 10 | 29 |
| 1~ | 正正正下 | 14 | 正正正正下 | 19 | 正正正一 | 16 | 49 |
| 5~ | 正正下 | 13 | 正下 | 8 | 正正 | 10 | 31 |
| 10~ | 正一 | 6 | 正下 | 9 | 正一 | 6 | 21 |
| 15~ | 正 | 5 | 下 | 3 | 下 | 4 | 12 |
| ≥20 | 一 | 1 | 正 | 4 | 下 | 3 | 8 |
| 合计 | | 50 | | 51 | | 49 | 150 |

### （二）分卡法

分卡法是将原始记录表或记录卡直接归入各组，经过核对，然后清点每组记录表或记录卡的张数，即为该组的观察单位数。如果调查表中调查项目较多时，可先将原始资料按分析项目转抄到记录卡上，然后再用分卡法汇总。此法多用于资料数量较多的归纳汇总。

### （三）电子计算机汇总法

当调查对象或调查项目较多，分析计算复杂时，手工归纳汇总难以进行，此时可用电子计算机进行归纳汇总。其一般过程：先将原始资料编码输入计算机，并运用计算机中相关统计软件的若干功能进行资料数据的逻辑检查和计算检查，审核原始资料。然后根据研究对象的内在特点和统计分析的需要，把相应的分组标志和分组界线输入计算机，计算机即可依靠其识别和运算功能把具有相同标识的研究对象归在一起并计数（即归纳汇总），还可绘制出相应的统计整理表和统计图。

<h1 style="text-align:center">第二节 资料的分析</h1>

**情景导入**

某研究者欲了解某市三级甲等医院的医护合作现状,先用简单随机抽样的方法选取了该市的两所三级甲等医院,随后从抽到的两所医院中整群抽取了相同的 4 个科室(急诊科、心内科、骨科、手术室),并对入选科室的全部医生和护士采用医护合作态度问卷,调查其对医护合作的态度。

研究者的研究问题如下:这两所医院的医护合作现状如何? 两所医院中哪家医院的医护合作态度更积极? 已知全国三甲医院的医护合作水平(常模),该市三甲医院的医护合作水平较全国平均水平高还是低?

**请问:**

1. 应该选用何种统计学分析方法?

2. 在对结果进行描述时,如何正确地绘制统计表和统计图?

在对资料进行统计分析时,首先需要了解统计学中的几个基本概念,由于本书在前面的章节中已经对总体、样本、抽样等概念进行了介绍,在此不再赘述。本节主要介绍不同类型资料的统计描述和统计推断方法。需要指出的是,本节中给出的一些统计量的计算公式旨在强调如何根据资料的性质和设计的类型选用合适的统计方法,并非强调统计学的数理学基础,也不要求手工计算,因为在实际工作中,对资料的统计分析多由计算机软件(如 SPSS)来完成。

ER 7-4

SPSS 软件可完成的基本统计功能举例

ER 7-5

均数与中位数的关系

## 一、概率与假设检验

### (一)概率

概率(probability)是描述随机事件发生可能性大小的一个度量,统计学中用符号 $P$ 表示。其取值范围在 0 到 1 之间,即 $0 \leq P \leq 1$。$P$ 越接近 1,表示某事件发生的可能性越大;$P$ 越接近 0,表示某事件发生的可能性越小。统计学中将 $P \leq 0.05$ 或 $P \leq 0.01$ 称为小概率事件,表示某事件发生的可能性很小。

### (二)假设检验

假设检验(hypothesis test),又称显著性检验(significance test)。在实际工作中,研究者往往从总体中进行随机抽样,用获得的样本信息来推断总体特征,如某研究者欲了解两地 10 岁男童的身高有无差异,分别从两地随机抽取了 100 名 10 岁男童,测得其平均身高分别为 138.3cm 和 137.2cm,此时,研究者就是要通过这两个样本之间的差异去推断样本所代表的总体之间是否有差异。在此情况下,就必须通过假设检验来明确样本之间的差异到底是由于抽样误差所致还是两地 10 岁男童的身高确实存在不同。

假设检验是应用统计学原理,由样本之间的差异去推断样本所代表的总体之间是否存在差异的统计推断方法。其主要步骤如下:

**1. 建立检验假设,确定检验水准:**

(1)$\mu_1 = \mu_2$:即无效假设或零假设(null hypothesis),用 $H_0$ 表示。

(2)$\mu_1 \neq \mu_2$:即备择假设(alternative hypothesis),用 $H_1$ 表示。

对于检验假设,需注意:①检验假设针对的是总体,而不是样本,$\mu$ 代表总体均数。②$H_0$ 为无效假设,其假定通常为:某两个(或多个)总体参数相等,或某两个总体参数之差等于 0,或某资料服从某种特定分布(如正态分布、Poisson 分布)。③$H_1$ 的内容直接反映了检验的单双侧。若 $H_1$ 为 $\mu_1 > \mu_2$ 或 $\mu_1 < \mu_2$,则此为单侧检验(one-sided test)。当不能根据专业知识判断谁高谁低时,采用双侧检验(two-sided test),反之则采用单侧检验。

(3)$\alpha$:即检验水准,又称显著性水准(significant level),是人为预先规定的小概率事件是否发生的标准。在实际工作中常取 $\alpha=0.05$ 或 $\alpha=0.01$。但 $\alpha$ 的取值并非一成不变,可以根据不同的研究目的给予不同的设置。

**2. 选择检验方法** 应根据变量或资料类型、设计方案、方法的适用条件等选择检验统计量。如成组设计两样本均数的比较可根据资料特点选用检验统计量 $t$、$t'$ 值,而两样本率的比较则选用 $\chi^2$ 值或计算费希尔(Fisher)确切概率。

**3. 确定 $P$ 值,做出推断结论** $P$ 值是指在 $H_0$ 成立的前提下,出现比所得到的样本观察结果更极端的结果的概率。将事后获得的 $P$ 值与事先规定的检验水准 $\alpha$ 比较,若 $P \leq \alpha$,认为检验统计量超过 $\alpha$ 所对应的检验临界值的概率小于等于 $\alpha$,故为小概率事件,对于一次随机抽样而言,一般是不会发生的,故可以拒绝 $H_0$,接受 $H_1$,差异有统计学意义(统计结论),可认为……不等或不同(专业结论);若 $P > \alpha$,则结论为按检验水准 $\alpha$,不拒绝 $H_0$,差异无统计学意义(统计结论),尚不能认为……不等或不同(专业结论)。

## 二、常用的统计学分析方法

常用的统计学分析方法包括描述统计学和推断统计学。描述统计学是指使用统计指标、统计图表对资料的数量特征及其分布规律进行描述。推断统计学是指利用样本数据推断总体特征。实际应用过程中,须根据资料的类型和研究目的选择相应的统计学分析方法。

资料可分为计量资料、计数资料和等级资料三种类型。计量资料指用仪器、工具等测量方法获得的数据,对各观察单位用定量方法测定某项指标量的大小,一般有计量单位,如病人的身高(cm)、血压(mmHg)等。计数资料指将全体观察单位按某种性质或特征分组,然后分别清点每组中观察单位的个数所得的数据,没有固定计量单位,如血型(A、B、AB、O)。等级资料指将观察单位按某种属性的不同程度进行分类,进而计得各类的观察单位数,如癌症分期:早期、中期、晚期等。三类资料的统计描述和统计推断有所不同,下面分别予以描述。

### (一)描述性统计

**1. 计量资料的统计描述** 常用的方法有两大类:一类是统计图和统计表,如频数分布表(表 7-2),用来描述数据的分布规律;另一类是选用适当的统计学指标,包括集中趋势指标和离散趋势指标。

(1)频数分布表(frequency table):对收集到的计量资料,欲了解其分布,可通过整理资料、编制频数分布表(简称频数表)来实现。

---

**例 7-1**

下面是 60 名大学生在艾滋病(AIDS)知识调查中的得分情况,试编制频数分布表。

| | | | | | | | | | |
|----|----|----|----|----|----|----|----|----|----|
| 22 | 27 | 25 | 19 | 24 | 25 | 23 | 29 | 24 | 20 |
| 26 | 16 | 20 | 26 | 17 | 22 | 24 | 18 | 26 | 28 |
| 15 | 24 | 23 | 22 | 21 | 24 | 20 | 25 | 18 | 27 |
| 24 | 23 | 16 | 25 | 30 | 29 | 27 | 21 | 23 | 24 |
| 26 | 18 | 30 | 21 | 17 | 25 | 22 | 24 | 29 | 28 |
| 20 | 25 | 26 | 24 | 23 | 19 | 27 | 28 | 25 | 26 |

编制频数分布表常通过以下步骤：

1）求极差：极差（range）也称全距，即最大值和最小值之差，记作 $R$，本例 $R$=30-15=15。

2）确定组数和组距：根据组数的选取原则（本例组数 $k$ 取 8）和组距的计算公式（$i$=$R$/$k$-1），组距为 $R$/8=1.875 ≈ 2。

3）确定组限：本例中取整数值作为每个组段的界限，采用半开半闭区间的形式表示，即 15~、17~、19~、…、29~30。

4）分组划记，统计频数：各组段的频数见表 7-3 第 3 列，可同时计算各组段频数所占的相应百分比，此时即完成频数分布表的绘制。

表 7-3　60 名大学生 AIDS 知识得分的频数分布

| 知识得分 | 计数 | 频数 | 百分比 /% |
|---|---|---|---|
| 15~ | 下 | 3 | 5.0 |
| 17~ | 正 | 5 | 8.3 |
| 19~ | 正一 | 6 | 10.0 |
| 21~ | 正丁 | 7 | 11.7 |
| 23~ | 正正丅 | 14 | 23.3 |
| 25~ | 正正下 | 13 | 21.7 |
| 27~ | 正丁 | 7 | 11.7 |
| 29~30 | 正 | 5 | 8.3 |

**（2）集中趋势指标**：是用来描述一组数据中心位置的指标，统称为平均数（average）。根据应用条件不同，可选择算术均数、中位数、百分位数等。

1）算术均数（arithmetic mean）：简称均数（mean），反映一组观察值在数量上的平均水平。总体均数用 $\mu$ 表示，样本均数用 $\bar{X}$ 表示，适用于服从正态分布或近似正态分布的资料。计算公式为：

$$\bar{X} = \frac{X_1 + X_2 + \cdots + X_n}{n} = \frac{\sum X}{n}$$

式中 $\bar{X}$ 为均数；$X_1$, $X_2$…, $X_n$ 为所有的观察值，$n$ 为样本含量，$\sum$（希腊字母，读作 sigma）为求和符号。

2）中位数（median）：是将一组观察值从小到大排序后位于中间位置的那个数值，适用于任何分布类型的资料，尤其是偏态分布以及数据末端无确切值的资料。计算公式为：

$n$ 为奇数时，$M = X_{\left(\frac{n+1}{2}\right)}$（即位次居中的数值）

$n$ 为偶数时，$M = \dfrac{X_{\left(\frac{n}{2}\right)} + X_{\left(\frac{n}{2}+1\right)}}{2}$（即位次居中的两个数值的平均值）

3）百分位数（percentile）：百分位数是一种位置指标，样本的第 $X$ 百分位数记为 $P_X$，是指将数据从小到大排序后处于第 $X$ 百分位置的数值。中位数实际上是第 50 百分位数。

**（3）离散趋势指标**：是个体值之间的变异程度，数据越分散，变异程度越高。常用的离散趋势指标有极差、四分位数间距、方差、标准差和变异系数，最常用的是标准差和方差。

1）极差（range，R）：前面已经提到，极差是一组数据中最大值与最小值之差。在无极端值情况下，极差大，数据变异度大；极差小，数据变异度小。

2）四分位数间距（quartile range，QR）：四分位数（quartile）是把全部变量值分为四部分的分位数，即第 1 四分位数，（$Q_L$=$P_{25}$）、第 2 四分位数，（$M$=$P_{50}$）、第 3 四分位数（$Q_U$=$P_{75}$）。四分位数间距就是由第 3 四分位数与第 1 四分位数相减而得，记为 QR。它是指数据从小到大排序后，中间一半数据所在的范围。四分位数间距越大，数据分布的离散程度越大；反之，数据分布的离散程度越小。将中位数与四分位数间距一起使用，可用来描述偏态分布资料的分布特征。

3）方差（variance）：反映一组数据的平均离散水平。就总体而言，应该考虑每一个观察值 $X$ 与 $\mu$ 的差值，即离均差（$X$-$\mu$）。由于离均差（$X$-$\mu$）有正有负，使得 $\sum$（$X$-$\mu$）=0，故离均差之和 $\sum$（$X$-$\mu$）无法描述一组数据的变异大小。倘若将离均差（$X$-$\mu$）平方后相加得到 $\sum$（$X$-$\mu$）$^2$，即离均差平方和，就消除了正、负值的影响。但离均差平方和仍未考虑到观察值个数的影响，因为观察值个数越多，

$\sum(X-\mu)^2$ 也越大。因此,用离均差平方和的平均值来反映个体值的变异程度,即方差。

总体方差记作 $\sigma^2$,计算公式为:$\sigma^2 = \dfrac{\sum(X-\mu)^2}{N}$

样本方差记作 $S^2$,计算公式为:$S^2 = \dfrac{\sum(X-\overline{X})^2}{n-1} = \dfrac{\sum X^2 - \dfrac{(\sum X)^2}{n}}{n-1}$

4) 标准差(standard deviation):标准差是方差的正平方根。将均数和标准差一起使用,可用来描述正态分布资料的分布特征。标准差值越小,说明观察值的变异程度越小,均数的代表性越好。标准差的计算公式为:

总体标准差记作 $\sigma$,$\sigma = \sqrt{\dfrac{\sum(\overline{X}-\mu)^2}{N}}$

样本标准差记作 $S$,$S = \sqrt{\dfrac{\sum(X-\overline{X})^2}{n-1}} = \sqrt{\dfrac{\sum X^2 - \dfrac{(\sum X)^2}{n}}{n-1}}$

5) 变异系数(coefficient of variation,CV):即标准差与算术均数之比。其适用于度量衡单位不同的几组资料变异度的比较,以及度量衡单位相同但均数相差悬殊的数据的比较,变异系数没有单位,表示的是相对离散程度。计算公式为:

$$CV = \dfrac{S}{\overline{X}} \times 100\%$$

由上述介绍可见,用于描述资料的分布特征及规律的统计学指标各不相同,取决于资料的类型及分布特点,各类型资料常用的描述性统计指标见表7-4。

需指出,目前研究者通常使用统计软件建立数据库而后进行统计分析,如 SPSS(Statistical Package for Social Sciences,社会科学统计软件包)是目前国际上最流行的统计分析软件之一,具有使用方便的特点和数据录入、编辑、统计分析、图形制作等功能,广泛应用于社会科学、心理学、护理学等领域。下面以【例7-1】中的数据为例,说明如何借助 SPSS 实现计量资料的统计描述。

表7-4 各类型资料常用的描述性统计指标

| 资料类型 | 常用的描述性统计指标 |
|---|---|
| 计量资料:正态分布 | 均数±标准差、最大值、最小值 |
| 计量资料:偏态分布 | 中位数、四分位数间距、最大值、最小值 |
| 计数资料 | 频数、率、构成比、相对比 |
| 等级资料 | 频数、构成比 |

**【在 SPPS 软件中的操作过程】**

(1)建立变量(如 AIDS 得分),输入数据,如图 7-1 所示。

(2)**统计描述**:"AIDS 得分"为计量资料,可计算均数、标准差,反映这些 AIDS 得分的集中和离散水平。

1)选择分析方法:在 SPSS 数据文件中,点击"分析"下拉菜单中的"描述统计",选择其中的"描述"选项(图7-2)。

2)选择变量:在弹出的"描述"对话框中(图7-3),从左侧的变量列表中,将要分析的变量"AIDS 得分"选入右侧的"变量"框内,点击旁边的"选项",在出现的对话框中选择需要计算的指标如"均值""标准差""方差"等,然后依次点击"继续"和"确定"按钮。

3)查看分析结果:点击确定后,SPSS 输出结果如图 7-4 所示,60 名大学生的 AIDS 得分为 15~30(23.42±3.73)分,方差为 13.874。

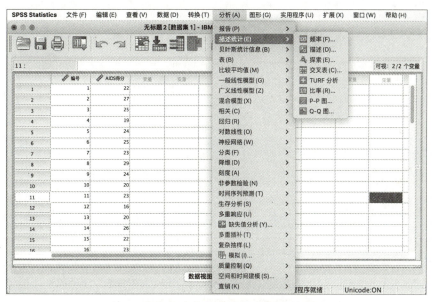

图 7-1　SPSS 变量及数据输入界面

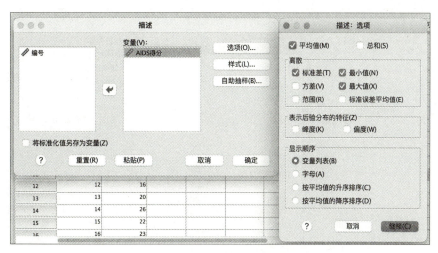

图 7-2　SPSS 中均数和标准差的计算路径

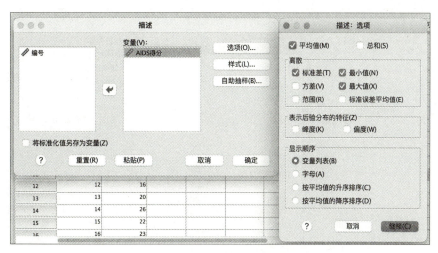

图 7-3　SPSS "描述" 对话框

描述性统计量

|  | N | 全距 | 极小值 | 极大值 | 均值 | 标准差 | 方差 |
|---|---|---|---|---|---|---|---|
| AIDS得分 | 60 | 15 | 15 | 30 | 23.42 | 3.725 | 13.874 |
| 有效的N（列表状态） | 60 | | | | | | |

图 7-4　SPSS 中均数、标准差等指标的输出结果

此外，根据前文所描述的分组原则和程序，可在 SPSS 中将原始数据进行适当转换（即分组），以便于编制频数分布表等描述性统计分析。下面以【例 7-1】中的数据为例，介绍如何借助 SPSS 完成表 7-3 所示的频数分布表。

**【在 SPPS 软件中的操作过程】**

（1）**转换变量**：将 AIDS 变量转化成分组的变量。按照组数为 8，组距为 2 分组，将得分 15~16 转换为 1，17~18 转换为 2，……，29~30 为 8。在 SPSS 中通过"转换"下拉菜单中的"重新编码为不同变量"功能，将原始 AIDS 得分转换成新变量"转换得分"，具体操作步骤如图 7-5~ 图 7-7 所示，图 7-8 为变量转化后的 SPSS 显示界面。

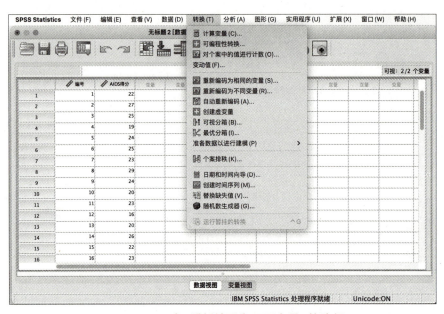

图 7-5　SPSS 中"重新编码为不同变量"的路径

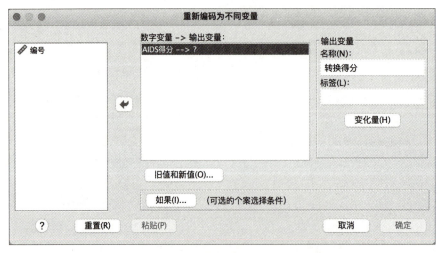

图 7-6　SPSS 中"重新编码为不同变量"对话框

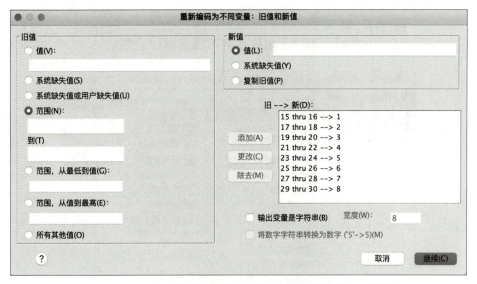

图 7-7　SPSS 中“重新编码为不同变量：旧值和新值”对话框

| | 编号 | AIDS得分 | 转换得分 | 变量 | 变量 | 变量 | 变量 | 变量 |
|---|---|---|---|---|---|---|---|---|
| 1 | 1 | 22 | 4 | | | | | |
| 2 | 2 | 27 | 7 | | | | | |
| 3 | 3 | 25 | 6 | | | | | |
| 4 | 4 | 19 | 3 | | | | | |
| 5 | 5 | 24 | 5 | | | | | |
| 6 | 6 | 25 | 6 | | | | | |
| 7 | 7 | 23 | 5 | | | | | |
| 8 | 8 | 29 | 8 | | | | | |
| 9 | 9 | 24 | 5 | | | | | |
| 10 | 10 | 20 | 3 | | | | | |
| 11 | 11 | 23 | 5 | | | | | |
| 12 | 12 | 16 | 1 | | | | | |
| 13 | 13 | 20 | 3 | | | | | |

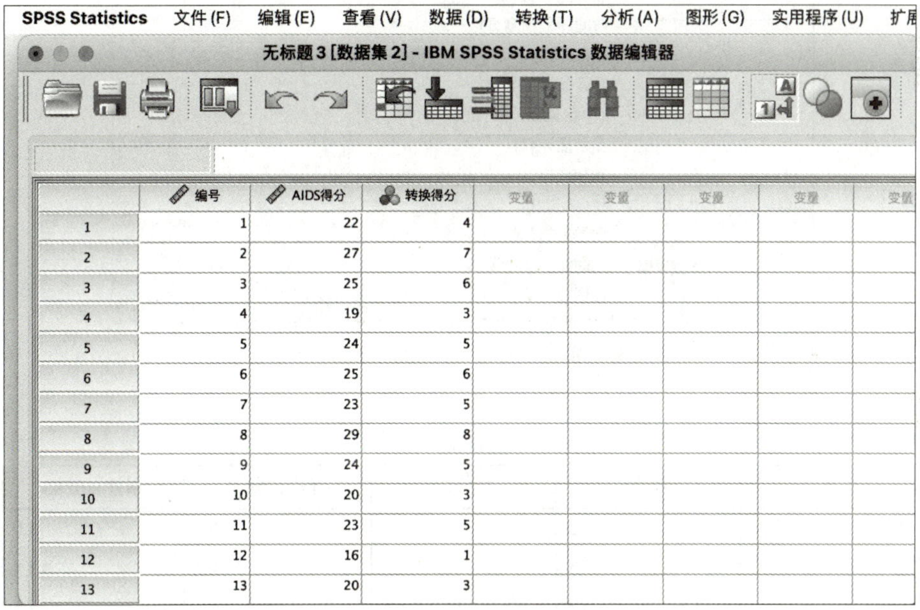

图 7-8　变量转换后的 SPSS 显示界面

（2）**统计描述**：计算“转化得分”的频数及百分比。通过 SPSS 中“分析”下拉菜单中的“描述统计”，选择其中的“频数”选项，将“转化得分”作为将要分析的变量，点击“确定”后查看分析结果，如图 7-9、图 7-10 所示。

**2. 计数资料的统计描述**　计数资料的观测值是定性的，对其观察结果的分析常用率、构成比和相对比等统计量来描述。这些指标都是两个有联系的指标之比，所以统称为相对数。

（1）**率**（rate）：反映某现象发生的频率，常以百分率（%）、千分率（‰）、万分率（1/ 万）、十万分率（1/10 万）等表示。计算公式为：

$$率=\frac{某时期内发生某现象的观察单位数}{同期可能发生某现象的观察单位总数}\times 100\%（1\ 000‰、10\ 000/万、100\ 000/10万）$$

（2）**构成比**（proportion）：反映某事物内部各构成部分所占的比重或分布，通常以百分数（%）表示，故又称为百分比。计算公式为：

$$构成比 = \frac{某一组成部分的观察单位数}{同一事物各组成部分的观察单位总数} \times 100\%$$

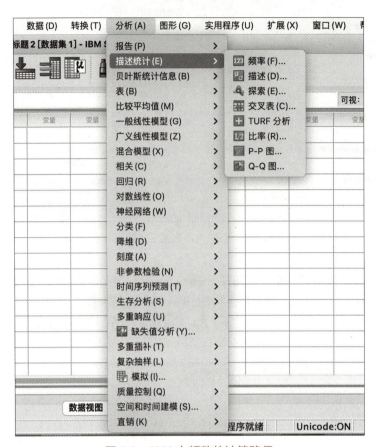

图 7-9　SPSS 中频数的计算路径

转换得分

| | | 频率 | 百分比 | 有效百分比 | 累计百分比 |
|---|---|---|---|---|---|
| 有效 | 1 | 3 | 5.0 | 5.0 | 5.0 |
| | 2 | 5 | 8.3 | 8.3 | 13.3 |
| | 3 | 6 | 10.0 | 10.0 | 23.3 |
| | 4 | 7 | 11.7 | 11.7 | 35.0 |
| | 5 | 14 | 23.3 | 23.3 | 58.3 |
| | 6 | 13 | 21.7 | 21.7 | 80.0 |
| | 7 | 7 | 11.7 | 11.7 | 91.7 |
| | 8 | 5 | 8.3 | 8.3 | 100.0 |
| | 合计 | 60 | 100.0 | 100.0 | |

图 7-10　SPSS 中的频数和百分比输出结果

（3）**相对比**（ratio）：是两个相关指标之比，说明两个指标间的比例关系。两个指标可以性质相同，如不同时期发病数之比；也可以性质不同，如护士人数与床位数之比。相对比通常以倍数或百分数（%）表示，计算公式为：

$$相对比 = \frac{甲指标}{乙指标}(\times 100\%)$$

**(4)应用相对数时的注意事项**

1)分母不宜过小：计算率或构成比，分母代表样本例数，一般来说，样本例数越大，计算的相对数也越可靠；若样本例数过小，则相对数偶然性大，可靠性差。例如 A 药治疗某病病人 100 人，60人有效；B 药治疗同种疾病病人 5 人，3 人有效，两种药物的有效率都是 60%，但是，前者的计算基于较大的样本量，抽样误差小，样本有效率接近总体有效率的实际水平；后者的计算基于较小的样本量，抽样误差较大，不能保证样本有效率接近总体的实际水平，此时，以直接报告绝对数为宜。

2)防止将构成比与率相混淆：构成比是说明某事物内部各组成部分所占的比重或分布，率是说明某现象发生的频率或强度，两者有着本质的不同。因此，在资料分析中，不能以构成比代替率。下面以表 7-5 为例说明构成比与率的区别。

表 7-5　某社区不同年龄段人群的高血压患病情况

| 年龄段 / 岁 | 总人数($n$) | 病人人数($n$) | 构成比 /% | 患病率 /% |
|---|---|---|---|---|
| 18~40 | 200 | 10 | 5.0 | 5.0 |
| 41~59 | 300 | 30 | 15.0 | 10.0 |
| 60~ | 500 | 160 | 80.0 | 32.0 |
| 合计 | 1 000 | 200 | 100.0 | 20.0 |

从表中可以看出，第三列为各年龄段高血压病人的绝对数，第四列为各年龄段高血压病人的构成比，如果据此认为 60 岁以上的老年人高血压患病率最高，则犯了以构成比代替率的错误。因为 80% 这一数字只能说明在高血压病人中，60 岁以上的病人占到了 80%，而不是 60 岁以上老年人的高血压患病率高达 80%，因为不能排除由于该年龄段总人数比较多而造成高血压病人多的可能性，只有通过将第三列的病人人数除以第二列的总人数，即患病率，才能真正反映各年龄段人群的高血压患病情况。

3)注意资料的可比性：在对相对数进行比较时，要注意其可比性，下列因素可能影响对比组之间的可比性。①观察对象是否同质、研究方法是否相同、观察时间是否相等，以及地区、经济、环境等是否一致或近似；②观察对象的内部结构是否相同，若两组资料的年龄、性别等构成不同，可以进行分层比较或对总率进行标准化后再作比较。

4)对样本率（或构成比）的比较应做假设检验：对两组或两组以上的样本率（或构成比）进行比较时，不能仅凭数字表面大小下结论，而应进行样本率（或构成比）的假设检验。

**3. 等级资料的统计描述**　等级资料用相对比和构成比描述其特征和分布规律，相对比和构成比的定义和计算方法见上文所述。

**(二) 推断性统计**

除了对获得的数据进行描述之外，研究者往往希望从中得到更多的信息。例如研究者欲探讨乳腺癌健康教育项目对妇女乳腺癌预防知识的影响，随机选取了 200 例研究对象，并将其分为两组，每组各 100 例，实施干预 3 个月后发现，干预组的知识得分为（34.6±2.7）分，对照组的知识得分为（30.4±3.1）分。请问：该干预方案对提高妇女的乳腺癌预防知识是否有效？此时，统计推断提供了一个通过样本信息来了解总体特征的途径。

**1. 计量资料的统计推断**　对于计量资料的统计推断，主要包括比较组间差异和分析变量之间的相关性。当比较两组计量资料的均数之间有无差异时，若资料服从正态分布，常采用 $t$ 检验（包括单样本 $t$ 检验、两独立样本 $t$ 检验、配对 $t$ 检验）；当比较三组及三组以上计量资料的均数之间有无差异时，若资料服从正态分布且方差齐，可采用方差分析。对于非正态分布和 / 或方差不齐的资料，可进行变量变换或采用非参数检验（秩和检验）。若要分析两变量之间有无关联性，可进行相关分析。

(1) **单样本 $t$ 检验**：即研究中只有一个样本，将已知样本均数 $\bar{X}$（代表未知总体均数 $\mu_1$）与已知总体均数 $\mu_0$ 进行比较。目的是推断某样本是否来自某一总体。计算公式为：

$$t=\frac{\bar{X}-\mu_0}{S/\sqrt{n}}, v=n-1$$

式中：$\bar{X}$ 为样本均数，$\mu_0$ 为已知的总体均数，$S$ 为样本标准差，$n$ 为样本含量。

$v$ 为自由度（degree of freedom，df），指当以样本的统计量来估计总体的参数时，样本中独立或能自由变化的数据的个数。通常 $df=n-k$。其中 $n$ 为样本数量，$k$ 为被限制的条件数或变量个数，或计算某一统计量时用到其他独立统计量的个数。

**例 7-2**

　　某研究者欲了解某地 20 岁男性的身高情况，测量了该地 20 名 20 岁男性的身高（cm），测量后所得结果如下：176.7、176.7、177.8、176.4、175.8、177.3、176.2、176.4、175.4、177.3、175.9、175.2、178.2、177.5、177.6、176.2、175.6、176.9、176.9、174.8。若一般 20 岁男性的平均身高为 171.3cm，请问：该地 20 岁男性的平均身高与一般 20 岁男性的平均身高是否有差别？

分析：该例中身高测量值为计量资料，欲比较某地 20 岁正常男子的身高（样本）与一般 20 岁正常男子的身高（已知总体均数 $\mu_0$）有无差异，故采用单样本 $t$ 检验。其假设检验步骤如下：

1）建立检验假设，确定检验水准：

$H_0$：$\mu_1=\mu_0$　即该地 20 岁男子与一般 20 岁男子的平均身高相同。

$H_1$：$\mu_1\neq\mu_0$　即该地 20 岁男子与一般 20 岁男子的平均身高不同。

$\alpha=0.05$

2）计算检验统计量

本例：$n=20$，经计算 $\bar{X}=176.54$cm、$S=0.92$cm，已知 $\mu_0=171.3$cm。将各值代入单样本 $t$ 检验的计算公式：

$$t=\frac{\bar{X}-\mu_0}{S/\sqrt{n}}=\frac{176.54-171.3}{0.92/\sqrt{20}}=25.47, v=n-1=19$$

3）确定 $P$ 值，做出推断结论：查 $t$ 界值表得 $t_{0.05,19}=2.093$，因 25.47>2.093，故 $P<0.05$。按 $\alpha=0.05$ 水准，拒绝 $H_0$，接受 $H_1$，可以认为该地 20 岁正常男子的身高与一般正常男子不同。

SPSS 除了可以完成描述性统计分析外，也可用于推断性统计，下面以【例 7-2】为例，说明如何借助 SPSS 完成单样本 $t$ 检验。

**【在 SPPS 软件中的操作过程】**

1）选择分析方法：建立 SPSS 数据库，在数据库文件中，点击"分析"下拉菜单中的"比较均值"，选择其中的"单样本 $t$ 检验"选项（图 7-11）。

2）选择变量：在弹出的"单样本 $t$ 检验"对话框中（图 7-12），从左侧的变量列表中，将要分析的变量"身高"选入右侧的"变量"框内，在"检验值"框内输入常模的数值"171.3"，然后点击"确定"。

3）查看分析结果：如图 7-13 所示，第一个表格中列出了该样本男子的例数（$N$）及身高的均数、标准差、标准误，结果显示，该样本男子的身高为（176.54±0.92）cm；第二个表格是单样本 $t$ 检验的结果，包括 $t$ 值、自由度（$df$）及 $P$ 值（Sig.）。本例中，$t=25.47$，$P=0.000$（在论文中应表述为"$P<0.001$"），因此得出"该地 20 岁正常男子的身高与一般正常男子不同"的结论。由此可见，利用 SPSS 进行统计推断与人工计算结果相同，而 SPSS 操作更为方便。

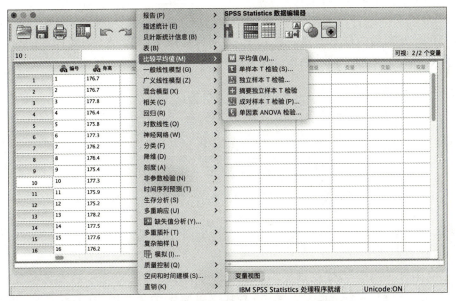

图 7-11　SPSS 中单样本 $t$ 检验的分析路径

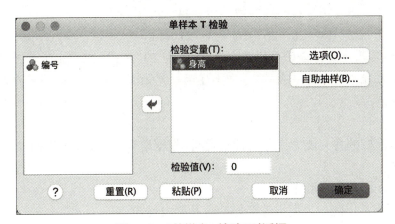

图 7-12　"单样本 $t$ 检验"对话框

**单样本统计**

|  | 个案数 | 平均值 | 标准 偏差 | 标准 误差平均值 |
|---|---|---|---|---|
| 身高 | 20 | 176.540 | .9202 | .2058 |

**单样本检验**

检验值 = 171.3

|  | t | 自由度 | Sig. (双尾) | 平均值差值 | 差值 95% 置信区间 下限 | 差值 95% 置信区间 上限 |
|---|---|---|---|---|---|---|
| 身高 | 25.467 | 19 | .000 | 5.2400 | 4.809 | 5.671 |

图 7-13　单样本 $t$ 检验的输出结果

（2）**两独立样本 $t$ 检验**：适用于两个独立样本（即组间对照）之间的均数比较。目的是推断两组样本各自所属总体的总体均数 $\mu_1$ 和 $\mu_2$ 是否有差别。计算公式为：

$$t = \frac{|\bar{X}_1 - \bar{X}_2|}{S_{\bar{X}_1 - \bar{X}_2}} = \frac{|\bar{X}_1 - \bar{X}_2|}{\sqrt{S_c^2 \left( \frac{1}{n_1} + \frac{1}{n_2} \right)}}$$

$$v = n_1 + n_2 - 2$$

式中：$n_1$ 和 $n_2$ 分别为两样本含量，$\bar{X}_1$ 和 $\bar{X}_2$ 分别为两样本均数，$S_c^2$ 为两样本的合并方差。当两个样本标准差 $S_1$ 和 $S_2$ 已知时，则合并方差 $S_c^2$ 为：

$$S_c^2 = \frac{(n_1 - 1)S_1^2 + (n_2 - 1)S_2^2}{n_1 + n_2 - 2}$$

$$t = \frac{|\bar{X}_1 - \bar{X}_2|}{\sqrt{\dfrac{\sum(X_1 - \bar{X}_1)^2 + \sum(X_2 - \bar{X}_2)^2}{n_1 + n_2 - 2}\left(\dfrac{1}{n_1} + \dfrac{1}{n_2}\right)}}$$

### 例 7-3

某研究欲探讨早期出院对产妇育儿能力的影响，研究者使用育儿能力量表对住院时间多于 2 天的 10 名初产妇（A 组，正常出院组）和住院时间少于 2 天的 10 名初产妇（B 组，早期出院组）分别进行了调查，两组产妇均为正常自然分娩。研究发现：两组产妇的得分如下：

A 组：30 27 25 20 24 32 17 18 28 29

B 组：23 17 22 18 20 26 16 13 21 14

两组产妇的育儿能力得分的平均值分别为 25 和 19，请问：正常出院的产妇与早期出院的产妇之间，其育儿能力是否存在差异？（即上述两组产妇育儿能力之间的差异是真的存在还是由于抽样误差所致？）

分析：本例中产妇的育儿能力得分为计量资料，根据研究设计，宜选用两独立样本的 $t$ 检验，假设检验步骤如下：

1）建立检验假设，确定检验水准

$H_0$：$\mu_1 = \mu_2$    即正常出院与早期出院产妇的育儿能力相同。

$H_1$：$\mu_1 \neq \mu_2$    即正常出院与早期出院产妇的育儿能力不同。

$\alpha = 0.05$。

2）计算检验统计量

$$t = \frac{|25 - 19|}{\sqrt{\dfrac{242 + 154}{(10 + 10 - 2)}\left(\dfrac{1}{10} + \dfrac{1}{10}\right)}} = \frac{6}{\sqrt{(22) \times (0.2)}} = \frac{6}{\sqrt{4.4}} = \frac{6}{2.1} = 2.86$$

$$v = n_1 + n_2 - 2 = 18$$

| A 组（正常出院组） | | | B 组（早期出院组） | | |
|---|---|---|---|---|---|
| $X_1$ | $X_1 - \bar{X}_1$ | $\sum(X_1 - \bar{X}_1)^2$ | $X_2$ | $X_2 - \bar{X}_2$ | $\sum(X_2 - \bar{X}_2)$ |
| 30 | 5 | 25 | 23 | 4 | 16 |
| 27 | 2 | 4 | 17 | −2 | 4 |
| 25 | 0 | 0 | 22 | 3 | 9 |
| 20 | −5 | 25 | 18 | −1 | 1 |
| 24 | −1 | 1 | 20 | 1 | 1 |
| 32 | 7 | 49 | 26 | 7 | 49 |
| 17 | −8 | 64 | 16 | −3 | 9 |
| 18 | −7 | 49 | 13 | −6 | 36 |

| A组（正常出院组） | | | B组（早期出院组） | | |
|---|---|---|---|---|---|
| $X_1$ | $X_1-\overline{X}_1$ | $\Sigma(X_1-\overline{X}_1)^2$ | $X_2$ | $X_2-\overline{X}_2$ | $\Sigma(X_2-\overline{X}_2)$ |
| 28 | 3 | 9 | 21 | 2 | 4 |
| 29 | 4 | 16 | 14 | −5 | 25 |
| $\Sigma X_1=250\ \Sigma(X_1-\overline{X}_1)^2=242$ | | | $\Sigma X_2=190\ \Sigma(X_2-\overline{X}_2)^2=154$ | | |
| $\overline{X}_1=25.0$ | | | $\overline{X}_2=19.0$ | | |

3）确定 $P$ 值，做出推断结论：查 $t$ 界值表得 $t_{0.05,18}=2.101$，因 $2.86>2.101$，故 $P<0.05$。按 $\alpha=0.05$ 水准，拒绝 $H_0$，接受 $H_1$，可以认为正常出院的产妇与早期出院的产妇相比，育儿能力不同，正常出院的产妇其育儿能力优于早期出院的产妇。

（3）**配对 $t$ 检验**：适用于配对设计的计量资料。配对设计是将研究对象按照某些重要特征（如性别等可疑混杂因素）配成对子，再将每对中的两个研究对象随机分配到两个处理组。配对设计主要有以下几种情形：①两同质研究对象配成对子，分别接受两种不同的处理。②同一研究对象分别接受两种不同的处理，如测量同一人的腋温和口温。③同一研究对象接受（一种）处理前后进行比较，即自身前后对照，如减肥前后体重的比较。

配对 $t$ 检验的实质与单样本 $t$ 检验相同，以上述第一种情况为例，两同质研究对象配对后分别接受两种不同的处理，若两处理效应相同，即 $\mu_1=\mu_2$，即 $\mu_1-\mu_2=0$（当成已知总体均数 $\mu_0$）。因此可将此类资料看成是差值的样本均数 $\overline{d}$ 所代表的未知总体均数 $\mu_d$ 与已知总体均数 $\mu_0=0$ 的比较，其检验统计量可按如下公式计算：

$$t=\frac{\overline{d}-\mu_d}{S_{\overline{d}}}=\frac{\overline{d}-0}{S_d/\sqrt{n}}=\frac{\overline{d}}{S_d/\sqrt{n}}\,,\ v=n-1$$

式中：$\overline{d}$ 为配对样本差值的均数，$S_{\overline{d}}$ 为配对样本差值的标准误，$S_d$ 为配对样本差值的标准差，$n$ 为对子数。

**例 7-4**

为比较一种特殊饮食对老年人胆固醇水平的影响，研究者随机抽取了 10 名老年人并对其胆固醇水平进行了测量，并在实施饮食干预两个月后再次测量，结果见表 7-6。请问：该饮食干预对老年人的胆固醇水平是否有影响？

表 7-6　饮食干预前后老年人的胆固醇水平变化情况　　　　单位：mg/dl

| 序号<br>（1） | 干预前<br>（2） | 干预后<br>（3） | 差值 $d$<br>（4）=（2）−（3） | $d^2$<br>（5）=（4）$^2$ |
|---|---|---|---|---|
| 1 | 210 | 183 | 27 | 729 |
| 2 | 208 | 220 | −12 | 144 |
| 3 | 180 | 190 | −10 | 100 |
| 4 | 185 | 185 | 0 | 0 |
| 5 | 197 | 190 | 7 | 49 |
| 6 | 188 | 168 | 20 | 400 |
| 7 | 237 | 200 | 37 | 1 369 |
| 8 | 176 | 182 | −6 | 36 |
| 9 | 172 | 164 | 8 | 64 |
| 10 | 180 | 183 | −3 | 9 |
| 合计 | | | 68 | 2 900 |

分析：要分析的变量值胆固醇水平为计量资料，研究设计为自身前后比较，属于配对设计，应选用配对 $t$ 检验，假设检验步骤如下：

1）建立检验假设，确定检验水准

$H_0$：$\mu_d$=0，即饮食干预前后胆固醇水平不变。

$H_1$：$\mu_d$≠0，即饮食干预前后胆固醇水平有变化。

$\alpha$=0.05。

2）计算检验统计量

本例 $n$=10，$\sum d$=68，$\sum d^2$=2 900，$\bar{d} = \dfrac{\sum d}{n} = \dfrac{68}{10} = 6.8 \text{mg/dl}$

$$S_d = \sqrt{\frac{\sum d^2 - \dfrac{(\sum d)^2}{n}}{n-1}} = \sqrt{\frac{2\ 900 - \dfrac{68^2}{10}}{10-1}} = 16.46 \text{mg/dl}$$

$$S_{\bar{d}} = \frac{S_d}{\sqrt{n}} = \frac{16.46}{\sqrt{10}} = 5.21 \text{mg/dl}$$

$$t = \frac{|\bar{d}|}{S_{\bar{d}}} = \frac{6.8}{5.21} = 1.305 \text{，} v = n-1 = 9$$

3）确定 $P$ 值，做出推断结论：查 $t$ 界值表得：$t_{0.05,9}$=2.262，因 1.305<2.262，故 $P$>0.05。按 $\alpha$=0.05 的检验水准，不拒绝 $H_0$，差别无统计学意义，即尚不能认为该饮食干预对老年人的胆固醇水平有影响。

（4）**方差分析**（analysis of variance，ANOVA）：包括单因素方差分析、重复测量方差分析、协方差分析等。这里仅简单介绍单因素方差分析，单因素方差分析适用于三组或三组以上独立样本之间的均数比较。

**例 7-5**

某研究欲探讨不同干预方式的戒烟效果如何，研究者将吸烟者随机分成 3 组，并将有戒烟意愿的吸烟者均等地分到三组内：一组接受护士的宣教（A 组）；另一组采用尼古丁贴片治疗（B 组）；第三组则不接受任何处理（C 组）。三个月后，通过测定三组吸烟者的香烟消耗量来比较不同处理方法的戒烟效果有无差异。

分析：该研究将吸烟者随机分为三组，分别接受不同的干预，要分析的变量值香烟消耗量为计量资料，研究设计为三个独立样本之间的均数比较，故可采用单因素方差分析。

方差分析的统计量为 $F$ 值，假定 $\alpha$=0.05，当 $P$>0.05 时，说明各组之间差异无统计学意义；当 $P$≤0.05 时，说明各组间均数不全相等，但不能说明哪两个组之间存在统计学差异。此时应进一步做样本均数的两两比较，以判断哪两个组之间存在差异。方差分析的计算公式较为复杂，本书不作具体介绍，详见有关医学统计学教材。

（5）**皮尔逊**（Pearson）**相关分析**：用于分析两个变量之间的关联性，适用于两个变量均为计量资料且符合正态分布时。例如，分析癌症病人的社会支持与生活质量之间的相关性，社会支持得分与生活质量得分均为计量资料，若符合双变量正态分布，即可用 Pearson 相关分析来判断两个变量之间的相关性，Pearson 相关系数用 $r$ 来表示，取值范围在 −1~1 之间。$r$ 值为正值表示正相关，$r$ 值为

负值表示负相关，$r$ 的绝对值越大，表示两变量之间的关系越密切。一般认为，当 $|r| \geq 0.7$ 时，两变量为高度相关；当 $0.4 \leq |r| < 0.7$ 时，两变量为中度相关；当 $|r| < 0.4$ 时，两变量为低度相关。值得注意的是，计算出 $r$ 值后，需对 $r$ 值进行假设检验。

**2. 计数资料的统计推断** 两个或多个样本率/构成比的比较通常采用 $\chi^2$ 检验，也称卡方检验。$\chi^2$ 检验可用于两个独立样本、配对设计样本、多个样本率或构成比之间的比较，其实质是判断实际频数（actual frequency，$A$）与理论频数（theoretical frequency，$T$）之间的差别是否有统计学意义。若要分析两变量（其中一个或均为分类变量资料）之间有无关联性，可采用关联性分析。

**(1) 四格表资料的 $\chi^2$ 检验**：用于两个样本率或构成比的比较。四格表是指由 4 个基本数据组成的表，这 4 个基本数据分别用 $a$、$b$、$c$、$d$ 来表示（表 7-7），其余数据都是由这四个基本数据推算出来的，这种资料称四格表资料。四格表资料 $\chi^2$ 检验的计算公式为：

1）当总例数 $n \geq 40$ 且所有格子的理论频数 $T \geq 5$ 时，可以用：

①$\chi^2$ 检验的基本公式：

$$\chi^2 = \sum \frac{(A-T)^2}{T}, \quad T_{RC} = \frac{n_R n_C}{n}, \quad v = (行数 - 1) \times (列数 - 1)$$

式中：$A$ 为实际频数，$T$ 为理论频数，$T_{RC}$ 为第 $R$ 行第 $C$ 列的理论频数，$n_R$ 为每个格子所在行的合计，$n_C$ 为每个格子所在列的合计，$n$ 为总例数。

②四格表资料 $\chi^2$ 检验的专用公式：

$$\chi^2 = \frac{(ad - bc)^2 n}{(a+b)(c+d)(a+c)(b+d)}$$

式中：$a$、$b$、$c$、$d$ 为四格表的实际频数，$(a+b)$、$(c+d)$、$(a+c)$、$(b+d)$ 为周边合计数，$n$ 为总例数，$n = a+b+c+d$。

值得注意的是，与基本公式相比，该公式虽可免去逐个求理论频数的麻烦，但使用时仍需先计算出四格表中最小的 $T$ 值，即最小行合计和最小列合计所对应的那一格子的理论频数。若最小的 $T \geq 5$，其他理论频数一定也大于 5。此时即可采用四格表专用公式计算 $\chi^2$ 值。如在下面的例题中，最小的理论频数即为：

$$T_{12} 和 T_{22} = \frac{100 \times 90}{200} = 45 > 5$$

2）当 $n \geq 40$ 但有 $1 \leq T < 5$ 时，用四格表资料 $\chi^2$ 检验的校正公式：

$$\chi_C^2 = \sum \frac{(|A-T| - 0.5)^2}{T} \quad 或 \quad \chi_C^2 = \frac{(|ad - bc| - n/2)^2 \times n}{(a+b)(c+d)(a+c)(b+d)}$$

3）当 $n < 40$，或 $T < 1$ 时，用四格表资料的 Fisher 确切概率法：

$$P = \frac{(a+b)!(c+d)!(a+c)!(b+d)!}{a!b!c!d!n!}$$

**例 7-6**

某护士探讨一种新的健康教育方法对病人是否采纳健康行为的影响，对照组采用常规护理方法，试验组采用新的健康教育方法，结果见表 7-7。请问：该健康教育方法对病人采纳健康行为是否有影响？

**表 7-7　两种护理方法对病人影响效果的比较**

| 组别 | 有效人数 | 无效人数 | 合计 | 有效率 /% |
|------|---------|---------|------|-----------|
| 试验组 | 70($a$) | 30($b$) | 100($a+b$) | 70.0 |
| 对照组 | 40($c$) | 60($d$) | 100($c+d$) | 40.0 |
| 合计 | 110($a+c$) | 90($b+d$) | 200($n$) | 55.0 |

分析：要分析的变量有效率为计数资料，且为两种护理方法有效率的比较，因此可选用四格表资料的 $\chi^2$ 检验，假设检验步骤如下：

1）建立检验假设，确定检验水准

$H_0$：$\pi_1=\pi_2$，即两组有效率相同。

$H_1$：$\pi_1\neq\pi_2$，即两组有效率不同。

$\alpha=0.05$。

2）计算检验统计量 $\chi^2$ 值：①先计算理论频数 $T$：根据公式 $T_{RC}=\dfrac{n_R n_C}{n}$，$T_{11}=\dfrac{100\times110}{200}=55$，其余类推。另外，四格表资料的行与列合计数是固定的，故也可用减法求得其他格子的理论频数 $T$，如 $T_{12}=100-55=45$，$T_{21}=110-55=55$，$T_{22}=90-45=45$。②总例数 $n=200>40$，四个格子中最小的 $T$ 为 $T_{12}$ 和 $T_{22}=45>5$，因此，可以采用基本公式计算 $\chi^2$ 值：把实际频数 $A$ 与计算出的理论频数 $T$ 代入公式：

$$\chi^2=\sum\frac{(A-T)^2}{T}=\frac{(70-55)^2}{55}+\frac{(30-45)^2}{45}+\frac{(40-55)^2}{55}+\frac{(60-45)^2}{45}=18.18$$

或直接套用四格表资料的专用公式计算 $\chi^2$ 值：

$$\chi^2=\frac{(70\times60-30\times40)^2 200}{100\times100\times110\times90}=18.18,v=(2-1)\times(2-1)=1$$

3）确定 $P$ 值，做出推断结论：查 $\chi^2$ 界值表，得 $\chi^2_{0.05,1}=3.84$，本例 $\chi^2=18.18>3.84$，故 $P<0.05$。按 $\alpha=0.05$ 的检验水准，拒绝 $H_0$，接受 $H_1$，差别有统计学意义，即认为试验组与对照组有效率不同，新的健康教育方式有助于病人采纳健康行为。

（2）**配对设计的 $\chi^2$ 检验**：适用于配对设计的计数资料。计数资料的配对设计常用于两种检验方法、培养方法、诊断方法的比较。其特点是对样本中各观察单位分别用两种方法处理，然后观察两种处理方法的某两分类变量的计数结果。

配对设计的计数资料，其 $\chi^2$ 检验的计算公式如下：

1）当 $b+c\geqslant40$ 时，用专用公式：$\chi^2=\dfrac{(b-c)^2}{b+c}$，$v=n-1$。

2）当 $b+c<40$ 时，用校正公式：$\chi^2_c=\dfrac{(|b-c|-1)^2}{b+c}$，$v=n-1$。

**例 7-7**

某医师分别采取每个病人的末梢血与静脉血，检查其乙型肝炎抗原，结果见表 7-8。请问：两种方法的检测结果有无差别？

表 7-8　末梢血与静脉血检查乙型肝炎抗原结果（例数）

| 静脉血 | 末梢血 | | 合计 |
| --- | --- | --- | --- |
| | 阳性 | 阴性 | |
| 阳性 | 47（$a$） | 3（$b$） | 50 |
| 阴性 | 7（$c$） | 243（$d$） | 250 |
| 合计 | 54 | 246 | 300 |

分析：要分析的变量阳性率为计数资料，研究设计为自身配对资料的比较，因此应选用配对设计资料的 $\chi^2$ 检验，且 $b+c=10<40$，因此可以使用配对设计 $\chi^2$ 检验的校正公式。

**（3）行×列表 $\chi^2$ 检验**：适用于多个样本率的比较、两个或多个样本构成比的比较。计算公式为：

1）专用公式：当各格子的 $T\geq1$，且 $1\leq T<5$ 的格子数不超过格子总数的 1/5 时，可以用专用公式计算：

$$\chi^2 = n\left(\sum\frac{A^2}{n_R n_C}-1\right), v=（行数-1）\times（列数-1）$$

式中：$A$ 为各格子的实际频数，$n_R$ 为每个格子所在行的合计，$n_C$ 为每个格子所在列的合计，$n$ 为总例数。

2）当 $1\leq T<5$ 的格子数超过格子总数的 1/5，或有一个格子的 $T<1$ 时，可通过以下方法解决：①增加样本含量，使理论频数 $T$ 增大。②根据专业知识，考虑能否删去理论频数太小的行或列，或能否将理论频数太小的行或列与性质相近的邻行或邻列合并。③用 Fisher 确切概率法直接计算概率。

**（4）双向无序分类资料的关联性检验**：对于两个分类变量均为无序分类变量的行×列表资料，又称为双向无序行×列表资料，此时，若要分析两个分类变量之间是否有关系及关系的密切程度，可以先使用行×列表 $\chi^2$ 检验来推断两个分类变量之间有无关系（或关联）；在有关系的前提下，再进一步计算 Pearson 列联系数 $C$ 来判断二者间关系的密切程度。其计算公式为：

$$C = \sqrt{\frac{\chi^2}{n+\chi^2}}$$

式中：$\chi^2$ 为行×列表资料的 $\chi^2$ 值，$n$ 为样本含量。列联系数 $C$ 取值范围在 0~1 之间。0 表示完全独立；1 表示完全相关；越接近于 0，关系越不密切；越接近于 1，关系越密切。

如例 7-6 所示，研究者欲探讨不同护理方式（常规护理组/健康教育组）与病人的健康行为之间有无关联性，由于"护理方式"与"病人是否采纳健康行为"两个变量的数据均为计数资料，此时可采用分类变量的关联性检验。首先进行 $\chi^2$ 检验，得出 $P<0.05$，两组之间有效率存在差异，此时可进一步计算列联系数 $C=\sqrt{\dfrac{18.18}{200+18.18}}=0.2887$，由此可以看出，不同护理方式与病人的健康行为之间有关联性，但列联系数 $C$ 较小，虽然有统计学意义，可认为关系不太密切。

**3.等级资料的统计推断**　常用秩和检验和相关分析。

**（1）秩和检验**：属于非参数检验的方法，除了可用于等级资料的统计推断外，还可以用于呈偏态分布的计量资料，以及一端或两端存在不确定数值的资料。

在资料分析的过程中，可以根据科研设计类型的不同，选用不同的秩和检验方法：

1）两个独立样本比较：可采用威尔科克森（Wilcoxon）秩和检验或曼-惠特尼（Mann-Whitney）$U$ 检验。

2）配对设计：可采用 Wilcoxon 符合秩和检验。

3) 多个独立样本比较:可采用克鲁斯卡尔 - 沃利斯(Kruskal-Wallis)$H$秩和检验。下面以两个独立样本的秩和检验为例,介绍具体的运算方法。

**例 7-8**

某研究者欲探讨渐进性康复训练对乳腺癌病人术后肢体功能恢复的影响。将符合研究条件的 92 名乳腺癌病人随机分为干预组(46 名)和对照组(46 名),对照组接受乳腺癌术后常规护理,干预组接受常规护理的同时,给予 6 个月的渐进式康复训练,6 个月后评估两组病人的肩关节活动度,结果见表 7-9。请问:该渐进式康复训练对乳腺癌病人的肩关节功能恢复有无作用?

表 7-9　两组病人的肩关节活动度比较

| 组别 | 总例数 | 关节活动度 | | |
|---|---|---|---|---|
| | | 差 | 中 | 好 |
| 干预组 | 46 | 2 | 20 | 24 |
| 对照组 | 46 | 16 | 15 | 15 |

分析:本题中要分析的变量肩关节活动度(好、中、差)为等级资料,研究设计上为两个独立样本(干预组和对照组)的比较,故采用两独立样本的秩和检验。假设检验步骤如下:

1) 建立检验假设,确定检验水准

$H_0$: 两组病人的肩关节活动度相同。

$H_1$: 两组病人的肩关节活动度不同。

$\alpha=0.05$。

2) 计算检验统计量

①编秩(表 7-10):先列出两样本各等级的例数,见第(2)栏和第(3)栏;再计算各等级的合计人数、秩次范围和平均秩次,见第(4)栏、第(5)栏和第(6)栏。

②计算两样本各等级的秩和,见第(7)栏和第(8)栏。

表 7-10　两组病人的肩关节活动度的等级与秩和计算

| 关节活动度 (1) | 干预组 (2) | 对照组 (3) | 合计 (4) | 秩次范围 (5) | 平均秩次 (6) | 秩和 | |
|---|---|---|---|---|---|---|---|
| | | | | | | 干预组 (7)=(2)×(6) | 对照组 (8)=(3)×(6) |
| 差 | 2 | 16 | 18 | 1~18 | 9.5 | 19 | 152 |
| 中 | 20 | 15 | 35 | 19~53 | 36 | 720 | 540 |
| 好 | 24 | 15 | 39 | 54~92 | 73 | 1 752 | 1 095 |
| 合计 | 46($n_1$) | 46($n_2$) | 92 | — | — | 2 491($T_1$) | 1 787($T_2$) |

③求检验统计量:当 $n_1$(两样本中例数较小者)$\leq 10$,且 $n_2-n_1 \leq 10$ 时,取 $T_1$ 作为检验统计量,直接查 $T$ 界值表得到 $P$ 值范围。当 $n_1>10$ 或 $n_2-n_1>10$,超出 $T$ 界值表的范围,可用正态近似法作 $u$ 检验,令 $n_1+n_2=N$,按下式计算 $u$ 值:

$$u=\frac{T-n_1(N+1)/2}{\sqrt{\dfrac{n_1 n_2(N+1)}{12}\left(1-\dfrac{\sum t_j^3-t_j}{N^3-N}\right)}}$$ ,式中 $t_j(j=1, 2, \cdots)$ 为第 $j$ 个相同秩的个数。

本例中，$n_1 = 46$，$n_2 = 46$，$N = 46 + 46 = 92$，$\sum t_j^3 - t_j = (18^3 - 18) + (35^3 - 35) + (39^3 - 39) = 107\,934$，代入上述公式：

$$u = \frac{T - n_1(N+1)/2}{\sqrt{\dfrac{n_1 n_2 (N+1)}{12}\left(1 - \dfrac{\sum t_j^3 - t_j}{N^3 - N}\right)}} = \frac{2\,491 - 46 \times (92+1)/2}{\sqrt{\dfrac{46 \times 46 \times (92+1)}{12}\left(1 - \dfrac{107\,934}{92^3 - 92}\right)}} = 2.961\,7$$

3）确定 $P$ 值，做出统计推断：查 $t$ 界值表 $t_{0.05,\infty} = 1.96$，因 $2.961\,7 > 1.96$，故 $P < 0.05$。按 $\alpha = 0.05$ 的检验水准，拒绝 $H_0$，接受 $H_1$，差别有统计学意义，即认为该渐进式康复训练对乳腺癌术后病人的肩关节活动有作用。

（2）**斯皮尔曼**（Spearman）**相关分析**：适用范围如下。①两个变量均为等级资料。②两个变量中一个为计量资料，另一个为等级资料。③两个变量虽均为计量资料，但不服从正态分布。例如，探讨乳腺癌术后病人的肢体功能（好、中、差）与其自我效能得分之间有无相关性时，因肢体功能为等级资料，自我效能得分为计量资料，此时即可采用 Spearman 相关分析，用等级相关系数 $r_s$ 来说明两变量间关系的密切程度与相关方向，$r_s$ 取值范围及含义与 $r$ 相同。

如前文所展示的利用 SPSS 进行单样本 $t$ 检验，以上推断性统计方法均可借助 SPSS 中"分析"下拉菜单中的相应功能实现，如"描述统计""比较均值""相关""非参数检验"，这些功能下属不同的亚类选项，包括"交叉表""单因素 ANOVA""双变量"等，可用于不同资料的比较分析，因篇幅有限，不再逐一举例。

$t$ 界值表

各类型资料常用的比较组间差异的统计分析方法概括

计量资料组间比较选择统计分析方法的步骤

**知识拓展**

## 相关与回归分析

在护理学研究中，研究者不仅关心单个变量的变化，而且更多地需要分析两个或两个以上变量之间的关系，如血压与年龄、护士所感受的压力与工作满意度等。相关与回归是处理两个或多个变量间关系的统计方法。如果分析目的仅仅是了解变量间联系的密切程度和方向，可以用相关分析，如本章提到的 Pearson 相关分析和 Spearman 相关分析等；如果分析的目的是了解某变量随其他变量的变化而变化的数量关系，或根据某一变量来预测另一变量，则需用回归分析。回归分析是对具有相关关系的两个或两个以上变量的数量变化规律进行测定，确立一个相应的数学表达式，并进行估算和预测的一种统计方法。最简单的回归分析是两个变量之间的直线回归分析，即研究一个因变量和一个自变量之间呈直线关系的统计分析方法；当研究中有一个因变量、多个自变量时（如探讨糖尿病人服药依从性与病程、年龄、社会支持等的关系），则需运用多重线性回归分析（因变量为计量资料）或 Logistic 回归分析（因变量为计数资料或等级资料）来探讨因变量与多个自变量之间的关系。

相关分析和回归分析是相互补充、密切联系的。相关分析需要回归分析来表明数量关系的具体表现形式，而回归分析则应建立在相关分析的基础上。

有关不同类型资料的统计描述和统计推断方法，在具体实践过程中需要根据所收集资料的类型和研究目的进行相应的选择。例如若要比较组间差异，各类型资料所选用的统计分析方法有所不同。

以计量资料的组间差异比较为例，选择统计分析方法的步骤如下：首先需要判断资料的分布类型，再确定所要比较的组的特点（组数和组间的关系），而后选择相应的统计分析方法。

### 三、统计表和统计图

统计表和统计图是统计描述的一种重要方法，在研究报告或论文中，常将统计资料以图表的形式列出，不仅可以代替冗长的文字叙述，而且直观清楚，便于比较。

#### （一）统计表

统计表（statistical table）是以表格的形式表达研究对象的特征、内部结构及研究项目分组之间的数量关系。

ER 7-9

统计表的结构说明

**1. 统计表的结构及编制要求**　统计表由文字、数字和线条等组成，可参见表7-9和表7-10。编制规范的统计表需要遵循一定的要求，总的原则是重点突出、简单明了、层次分明、排列合理，具体的基本要求如下：

（1）**标题**：位于统计表的上方正中央，概括表的内容，包括表号和表题。

（2）**标目**：分为横标目和纵标目。横标目位于统计表的左侧，具有主语的含义，纵标目位于统计表的上方，具有谓语的含义。标目按顺序排列，层次应清楚，有计量单位者应注明单位。

（3）**线条**：统计表中只有横线，无竖线，通常只有三条线：顶线、底线及纵标目下的分界线。统计表一般为三线表，有时在总标目和各纵标目之间，以及最后一行数字和合计之间，可以有一条横线。

（4）**数字**：一律使用阿拉伯数字，同一列的数字位数应一致，按小数位对齐。无数据时用"—"表示，数据为零时则填写"0"。

（5）**备注**：不列入表中，特殊情况需要说明时可用符号"*"对被说明对象进行标记，必要时，可将表中的符号、标记、代码及需要说明的事项用简练的文字作为表注置于表的下方。

**2. 统计表的种类**　统计表可分为简单表和组合表。

（1）**简单表**：统计表的主语只有一个层次。如上文中的表7-9只有试验分组（即是否干预）一个层次，也就是说只有一个分组标志，属于简单表。

（2）**组合表**：统计表的主语有两个及以上层次。

> **例 7-9**
>
> 分别对甲乙两个医院不同职称护士的临床操作技能进行考核，结果见表7-11，该表是将研究对象按职称和医院两个分组标志进行分层，属于组合表。

表7-11　甲乙两个医院不同职称护士的临床操作技能合格率比较

| 职称 | 甲医院 | | | 乙医院 | | |
|---|---|---|---|---|---|---|
| | 总人数 | 通过人数 | 通过率/% | 总人数 | 通过人数 | 通过率/% |
| 初级 | 200 | 160 | 80.0 | 150 | 100 | 66.7 |
| 中级 | 100 | 90 | 90.0 | 90 | 73 | 81.1 |
| 高级 | 50 | 35 | 70.0 | 40 | 30 | 75.0 |
| 合计 | 350 | 285 | 81.4 | 280 | 203 | 72.5 |

## （二）统计图

统计图（statistical graph）是用图形将数据资料形象化表达，通俗易懂，便于了解和比较。统计图常以点的位置、线段的升降、直条的长短或面积的大小等形式直观地表示事物间的数量关系，但表达较粗略。

### 1. 统计图的绘制要求

（1）每个统计图均应有图号和图题，位于图的下方正中央，说明图的内容。

（2）在横轴下方和纵轴外侧必须用文字标明横轴、纵轴各自代表的含义，如有单位应注明，刻度要均匀等距，一般从左向右、自下而上、由小到大标注。纵轴刻度一般从 0 开始，需要折断时可用"∥"符号表示。

（3）可用不同颜色或线条说明不同的事物，并于图的右上角附图例说明。

（4）为了美观，图的横纵比例一般为 7∶5。

### 2. 统计图的种类

（1）**圆图**（pie graph）**与百分条图**（percent bar graph）：均适用于描述分类变量资料的各类别所占的构成比。圆图是以圆形总面积作为 100%，将其分割成若干个扇形表示事物内部各构成部分所占的比例。百分条图是以矩形总长度作为 100%，将其分割成不同长度的段表示各构成的比例。

下面以表 7-12 为例，绘制圆图和百分条图（图 7-14，图 7-15）。

表 7-12　某社区空巢老人婚姻状况构成情况

| 婚姻状况 | 人数 | 构成比 /% |
|---|---|---|
| 已婚 | 100 | 50% |
| 未婚 | 8 | 4% |
| 离异 | 44 | 22% |
| 丧偶 | 32 | 16% |
| 分居 | 16 | 8% |

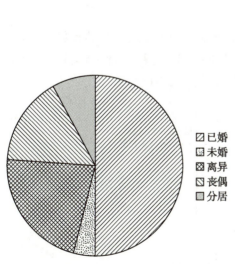

图 7-14　某社区空巢老人婚姻状况构成情况图（圆图）

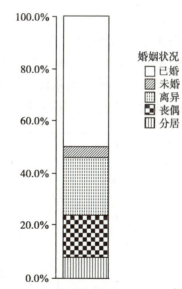

图 7-15　某社区空巢老人婚姻状况构成情况（百分条图）

（2）**条图**（bar graph）：是用相同宽度的直条长短表示相互独立的某统计指标值的大小。条图的直条刻度必须从 0 开始，各直条的宽度相等，间隔一般与直条等宽或为其一半，直条排列顺序可按指标值大小排列,也可按分组的自然顺序排列。如表 7-12 的资料也可绘制成如图 7-16 所示条图。

（3）**线图**（line diagram/graph）：是用线段的升降来表示数值的变化,适合于描述某统计量随另一连续性数值变量变化而变化的趋势,常用于描述统计量的动态变化趋势或规律。

在绘制线图时,相邻的两点间用直线连接,不可修成光滑曲线。不同指标或组别可以用不同的线段如实线、虚线等表示,并附图例说明（图 7-17）。

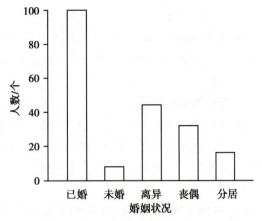

图 7-16　某社区空巢老人的婚姻状况构成情况（条图）

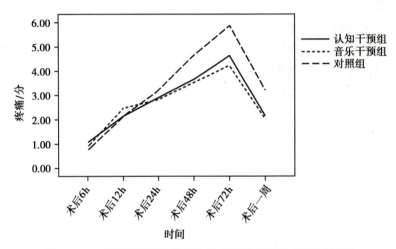

图 7-17　三组关节置换术病人的术后疼痛变化情况（线图）

（4）**散点图**（scatterplot）：是用于表示两个变量或多个变量之间有无相关关系的统计图。常用简单散点图来表示两个变量之间的关系,如用于反映身高和体重的关系、血压和年龄的关系等。在相关分析和回归分析中,散点图是一个十分重要的工具。

（5）**直方图**（histogram）：由一些紧密相连的直条组成,主要用于表示连续变量的频数分布,不是以直条的高度而是以各矩形的面积代表各组段的频数和数量的大小,适用于计量资料。如针对前面例 7-1 的资料,除了可以编制频数分布表外,还可以绘制直方图（图 7-18）。

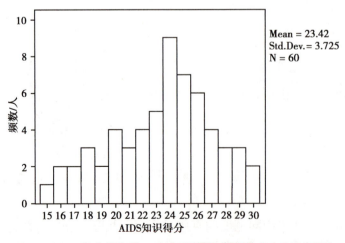

图 7-18　60 名大学生的 AIDS 知识得分的频数分布（直方图）

综上，根据资料的性质和分析目的，可选择和绘制适当的统计表和统计图，其可代替冗长的文字描述，便于阅读，以利于数据的分析比较，故在研究论文应用普遍。

（张建东）

## 思考题

1. 某研究人员使用工作满意度量表同时调查了 50 名临床护士和 50 名社区护士。结果：临床护士的工作满意度平均得分为 35.2，社区护士的工作满意度平均得分为 33.6，两组比较计算出 $t$ 值为 1.89，查 $t$ 界值表已知 $t_{0.05/2, 98}=1.98$，应如何解释该结果？

2. 已知有三组女性癌症病人（乳腺癌、卵巢癌、肺癌），每组各 50 人，使用某焦虑量表对三组病人的焦虑水平进行测量后发现，乳腺癌、卵巢癌、肺癌病人的焦虑平均分分别为 25.8、29.3、23.4，如何比较三组病人的焦虑水平高低？

ER 7-10

不同类型统计图的适用数据类型和绘制目的的归纳

ER 7-11

练习题

# 第八章 | 护理论文的撰写

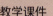

教学课件　　思维导图

**学习目标**

1. 掌握护理科研论文的书写格式。
2. 熟悉综述论文和个案论文的书写格式、护理论文投稿流程。
3. 了解科研论文的评价方法。
4. 会阅读护理科研论文，能说出其研究目的、方法、结果和结论。
5. 具有初步的科研思维能力，具备撰写护理论文的基本能力。

护理论文（nursing paper）的撰写是护理研究的重要环节。护理论文是护理工作者在科学研究及临床实践的基础上，将护理学科中的研究成果，如新的理论、技术及临床经验等进行整理、归纳和分析而撰写的总结性文章。护理论文按照论文的体裁可分为论著（科研论文 research paper）、综述（review）、案例报告（case report）、经验交流和评论等类型；按照论文的内容可分为临床护理、基础护理、护理管理、护理教育、社区护理、护理心理和健康教育等类型。护理论文表达研究者的学术观点，促进研究成果的传播、推广和应用，为推动护理实践和护理学科的发展积累循证依据。撰写护理论文时应遵循创新性、科学性、实用性和规范性的原则。

## 第一节　护理科研论文的撰写

**情景导入**

某医院急诊科的护士们为提高本科室的临床教学效果，将传统教学法和基于雨课堂的团队教学法（team-based learning, TBL）分别应用于两组护理本科生的临床教学中，通过观察两组学生的考核成绩、综合能力和带教满意度等变量来评价干预效果。
请问：
1. 护士们拟将该研究结果撰写成护理科研论文并投稿，具体应遵循哪些格式要求？
2. 撰写护理科研论文有哪些注意事项？

护理科研论文是护理工作者以护理及相关学科理论为指导，运用量性研究或质性研究方法，对研究资料进行整理分析、归纳和推理后所撰写的具有真实性、科学性和创新性的论述性文章。

护理科研论文的书写格式及要求

### 一、护理科研论文的书写格式

护理科研论文一般包括以下几部分：题目、作者署名、摘要、关键词、正文和参考文献等。

## （一）题目

论文的题目（title），又称文题、标题或题名，能简明、准确地表达论文的主题，要求醒目、新颖、富有吸引力。题目一般包括研究对象、研究变量或现象、干预措施等方面的内容。如"以家庭为中心的社区干预对学龄前恶性肿瘤儿童生存质量的效果评价"，其中"学龄前恶性肿瘤儿童"是研究对象，"生存质量"为研究的变量，"以家庭为中心的社区干预"为干预措施；又如"正念减压疗法对乳腺癌病人化疗期间疲乏及睡眠质量的影响"，其中"接受化疗的乳腺癌病人"是研究对象，"疲乏"及"睡眠质量"为研究的变量，"正念减压疗法"是干预措施。题目是论文内容的高度概括，一般不宜超过 20 个汉字，不能采用简称、外文缩写或非习惯性短语。同一篇论文的英文题目与中文题目在内容上要保持一致，但并不严格要求在词语上一一对应。

## （二）作者署名

论文撰写者具有著作权和署名权，论文署名应十分严肃。作者（author）是负责或参与研究选题、研究设计、资料分析、解释和论文撰写等工作的人员，必须用真名署名。若作者在两人以上时，应按照实际贡献大小排列先后名次，两位作者之间留空一格，第一作者应是研究设计和论文撰写的主要人员，如李小明 刘婷。外文署名一律用汉语拼音，写全名，如 Li Xiao Ming Liu Ting。论文可设通讯作者（corresponding author），通讯作者可以是第一作者，也可以是其他作者，但通讯作者是论文的主要责任人，对论文的科学性、创新性和可信性负主要责任。对于研究过程和论文撰写过程中给予过指导的人，在征得其同意后，可列入文末的致谢中，感谢和肯定他们对本研究的指导和贡献。作者署名后应写明作者的工作单位和联系方式等，便于读者或编辑与作者沟通联系。

## （三）摘要和关键词

摘要（abstract）是在正文之前对整篇科研论文主要内容的简要描述，使读者能迅速了解论文的概况。论文摘要质量直接影响论文的被检索率和被引频次。科研论文的摘要为结构式摘要，包括目的（objective）、方法（method）、结果（result）、结论（conclusion）四个部分。①目的：说明研究的宗旨和论文要解决的问题，便于读者概略了解全文内容。②方法：简述研究的设计，包括研究对象、研究工具、干预方法、观察指标、资料收集方法以及统计学分析方法等。③结果：简要列出重要的研究数据结果或分析结果，说明统计学意义和临床意义。④结论：说明本研究得出的结论或想阐述的观点、待解决和需要进一步研究的问题，一般以 200~300 字为宜。

关键词（keyword）是表达论文主要内容的具有实质性意义的词或词组，从论文的题目、摘要和正文标题中选取出来，使读者能够了解论文的主题，并可帮助读者通过关键词检索到此文献。一篇论文一般可选 3~5 个关键词，并以与正文不同的字体字号编排在摘要下方，多个关键词之间用分号或空格分开。关键词尽量选用美国国立医学图书馆（U.S. National Library of Medicine）出版发行的《医学索引》（*Index Medicus*）中医学主题词表（Medical Subject Heading，MeSH）内所列的词，其中文译名可参照中国医学科学院信息研究所编译的《医学主题词注释字顺表》（*Medical Subject Headings Annotated Alphabetic List*，MeSHAAL），未被词表收录的新的专业术语可作为自由词列为关键词。

## （四）正文

护理科研论文的正文部分包括前言（introduction）、研究方法（method）、结果（result）、讨论和结论（discussion and conclusion）。

前言又称引言、导言或研究背景，是论文的开场白，回答"研究什么"与"为何研究"，内容包括研究背景、与本研究有关的国内外研究现状与进展、研究思路的来源与依据、本研究要解决的问题、研究目的和意义等，应紧扣主题，简洁、确切，使读者对论文有概括的了解，以引出下文。当英文缩写词首次出现时，应给出中文全称和英文全拼。

研究方法可以分为研究设计（research design）、研究对象或样本（sample）、资料收集方法（data collection）、分析方法（analysis）等部分。研究设计部分应简要说明研究设计方案，如采用随机对照试验、自身前后对照研究或描述性研究等。如果研究涉及干预，应介绍干预的内容、干预方法、干预时间、持续时间和干预人员的组织等；如果设计了对照组，则应描述提供给对照组的护理。同时，还需要介绍结果测量指标和 / 或研究工具，即干预可能造成一些指标的变化，应具体说明本研究需要观察的研究结果的指标及其判断标准。是采用描述评定量表的测量方法？还是采用访谈法、观察法或生物医学测量法？如果采用量表测量，应说明量表的主要内容、信度和效度、评分标准和结果判断标准等。如果采用自行设计的问卷，应介绍问卷的内容和结果的判断方法、问卷的内容效度如何验证、是否有预调查等。研究对象部分要描述研究对象的来源、纳入标准和排除标准、抽样方法、分组方法、样本量及计算过程、年龄和性别等一般人口学资料。如果是来自随机抽样的样本，则应详细交代随机抽样的方法。资料收集方法部分应介绍资料收集的起止时间、内容和具体步骤，首先说明研究是否通过了伦理委员会的审查，研究对象是否知情同意等伦理问题，确保研究合规合法，然后介绍招募研究对象的方法、发放和回收问卷的方法。分析方法部分说明对收集的数据资料所使用的统计学软件名称和统计学处理方法，如 $t$ 检验、相关分析或回归分析等。

结果部分是论文的核心部分，是论文引出结论和讨论依据的关键部分。本部分应对收集的原始数据或观察的现象，经审查、整理、统计处理、分析后，用文字叙述、统计图或表格的形式描述报告。无论结果是阳性还是阴性，对研究假设是证实或证伪，均应实事求是、具体和准确地报告结果。文字叙述应重点突出，用具体数据或提炼的质性研究主题反映结果。经统计学处理后的数据应给出具体的统计值，如百分比、标准差、$t$ 值、$\chi^2$ 值或 $P$ 值等。表格多采用三线表，表号和简要的表题列于表格的上方，相应注释在表格下方。表的纵、横标目要安排合理，并将数据的含义表达清楚。表内数据同一指标保留的小数位数应相同。同样，图也应有相应的图号和图题，一般在图形下方。图的类型应与资料性质匹配，以圆图、条图、线图、直方图或散点图等展示，并使数轴上刻度值的标法符合数学原则，图的大小合适，接近作者所希望印刷出版后的尺寸。如果采用原始图片或照片，原始图片或照片要有足够的清晰度。

讨论和结论部分是论文的重要组成部分，是最难写也是最精彩的部分。本部分应针对研究结果进行分析、解释、推理和评价，对以下方面进行探讨：结果的含义、支持结果的依据、对结果的解释、得出的结论、与以往研究或观点的对照、本研究的创新点、对护理理论及护理实践的指导意义、研究的局限性、今后的研究方向或思路等。撰写时必须紧扣本研究结果，可结合相关理论和以往的研究讨论，并准确标引文献。

### （五）参考文献

参考文献（reference）是论文中引用过的期刊论文、学位论文、专著、研究报告、专利文献和电子文献等的文献清单，与论文的立题、方法、结果和讨论密切相关，提示信息的来源。引用的参考文献必须是作者亲自阅读过的公开发表的文献（以近 3~5 年内发表的文献为主），未发表的资料或内部期刊等不宜作为参考文献。引用的论点必须与原文相符，也可在理解原文论点的基础上，用自己的语言总结和表述。所阅读文献中的引用观点避免直接引用，若需引用时，应按照所阅读文献中的参考文献指引查找原文，直接引用原文的观点。引用的观点或结论应在论文中注明其来源。参考文献的数量通常为 10~20 条，按其在正文中出现的先后顺序编码排序。参考文献编码排序要正确，写作时可以用 EndNote 或 NoteExpress 等参考文献管理工具，帮助作者正确进行参考文献的组织和标引。

参考文献著录格式一般按照国家标准《信息与文献　参考文献著录规则》（GB/T 7714—2015）要求著录。参考文献中的作者，无论中文姓名、外文姓名，均为姓在前、名在后，3 名及以内作者全部列出，3 名以上作者只列出前 3 名，后加"，等"或"et al"表示。中文期刊名称用全名，外文期刊名称可用缩写，以 *Index Medicus* 中的格式为准。文献类型标志中期刊用[J]，专著用[M]。文献后用数字资源识别码（Digital Object Identifier，DOI）标注，方便查阅。①期刊文献著录格式：主要作者.

题目[J]. 刊名,出版年份,卷次(期号):起止页码. DOI(有则加上)。②专著著录格式:主要作者. 书名[M]. 版次(第 1 版不列). 出版地:出版者,出版年份:起止页码. DOI(有则加上)。国外文献著录格式与中文期刊著录格式基本一致。例如:

王玉,许翠萍,杜宁,等. 家庭尊严干预在阿尔茨海默病中的应用研究进展[J]. 护理研究,2023,37(6):1021-1025.

曹枫林. 护理研究基础[M]. 2 版. 北京:人民卫生出版社,2014:1-112.

DAI,B.,MAO,Z.,WU,B.,et al. Family caregiver's perception of Alzheimer's disease and caregiving in Chinese culture[J]. Social Work in Public Health,2015,30(2):185-196. DOI: 10.1080/19371918.2014.969858.

如果论文投国外期刊,参考文献著录方式应严格按照期刊所要求的格式,如美国心理学会(American Psychological Association,APA)出版的《美国心理协会期刊准则》,目前已出版至第 6 版,主要包括文内文献引用和文后参考文献列举两大部分。中国的外语类期刊及自然科学类的学术期刊常要求使用此格式。

> **知识拓展**
>
> ### 期刊基本知识
>
> 护理人员完成护理论文的写作后,可向相关期刊投稿发表。目前国内正式出版的期刊均有国内刊号(CN 号),CN 号包括地区号、序号(范围为 1000~5988)和期刊分类号(即中图分类号),如《中华护理杂志》的国内刊号为 CN11-2234/R,其中 11 为北京地区号,2234 为序号,R 为期刊分类号。很多期刊同时具有国内刊号和国际刊号,如《中华护理杂志》的国际刊号为 ISSN0254-1769。
>
> 判断国内期刊是否为正式出版期刊可以查询其是否具有 CN 号。可登录"国家新闻出版署"网站,在"办事服务"-"从业机构和产品查询"-"期刊/期刊社查询"栏目中,填写期刊名称,即可查询到期刊的刊号。解放军系列期刊及内部发行期刊暂时无法查询。此外,还可以通过"中国记者网"查询期刊的刊号。

## 二、论文实例分析

下面以"基于雨课堂的 TBL 教学法在护理本科生急诊临床教学中的应用"一文为例,分析护理科研论文的书写格式。<来源:刘益,罗云,张欣,等. 基于雨课堂的 TBL 教学法在护理本科生急诊临床教学中的应用[J]. 解放军护理杂志,2021,38(1):87-90.>

### (一)题目、摘要和关键词

**题目** 基于雨课堂的 TBL 教学法在护理本科生急诊临床教学中的应用

**摘要** 目的 观察基于雨课堂的 TBL 教学法在护理本科生急诊临床教学中的应用效果。方法 选取 2019 年 7 月 29 日至 9 月 22 日在急诊科实习的 60 名护理本科生为对照组,采用传统教学法;2019 年 9 月 23 日至 11 月 17 日实习的 60 名护生为观察组,采用基于雨课堂的 TBL 教学法。最后比较两组护生各项考核成绩、带教满意度,同时调查观察组护生对该教学法的评价。结果 经过 4 周临床带教后,观察组护生的各项考核成绩、带教满意度显著高于对照组(均 $P<0.05$);96.7%(58/60)的观察组护生认可此教学方法。结论 基于雨课堂的 TBL 教学法可以明显提高护生的考核成绩和带教满意度,值得推广应用。

**关键词** 雨课堂;TBL 教学法;急诊;临床实习;学生;护理

该论文的题目清晰表达了论文的主题，其中"护理本科生"是研究对象，"基于雨课堂的TBL教学法"是干预措施，"急诊临床教学效果"是研究变量。该论文的摘要为结构式，包括目的、方法、结果和结论四部分，概括了论文的主要内容，使读者能迅速了解研究的概况。该论文的关键词能表达论文的主要内容，且数量合适，便于读者通过关键词检索到本文。

## （二）前言

急诊科是医院中病种最多、重症患者最集中、抢救任务最重的科室，同时又兼具灾难医学、危重病医学和全科医学的特性。如何在有限的实习轮转期间，让实习护士掌握更多的专科知识和急救技能，培养学生的应急能力，提高急诊科的临床教学质量，已成为临床护理教学的重要课题。基于团队教学法（team-based learning，TBL）是美国俄克拉荷马州立大学的Michaelsen教授[1]提出并命名的一种新型教学法，是在PBL教学（problem-based learning，PBL）基础上改革创新的一种有助于促进学习者团队协作精神，注重人的创造性、灵活性与实践特点的新型成人教学模式[2]，强调以学生为本、团队学习、教师精讲为一体[3]。雨课堂是清华大学与学堂在线共同研发的一款集微信与电子幻灯于一体的网络智能教学终端[4]，通过智能推送、动态学习、数据采集和即时分析，实现基于数据的教学决策、实时全面的教学评价、全过程的交流互动和个性化的资源推送[5]。因此，我院急诊科将基于雨课堂的TBL教学法应用于护理本科临床教学中，尝试构建科学、高效的急诊科临床教学模式。

该论文的前言部分介绍了研究问题的背景（急诊科具有其特殊的科室特性，因此，在有限的实习轮转时间内，提高急诊科的临床教学质量至关重要）、选题的理由（TBL教学法是一种新型成人教学模式，雨课堂是一款网络智能教学终端，基于雨课堂的TBL教学法或许能提高急诊科的临床教学质量）、本研究要解决的问题（将基于雨课堂的TBL教学法应用于护理本科临床教学中）、研究目的和意义（尝试构建科学、高效的急诊科临床教学模式）等。

## （三）对象和方法

**1. 研究对象**　便利选取2019年7—11月在我院急诊科实习的120名护理本科生作为研究对象，其中男生16名，女生104名，年龄20~24岁。按入科时间分为对照组和观察组，2019年7月29日至9月22日实习的60名为对照组，2019年9月23日至11月17日实习的60名为观察组。所有护生实习期均为4周。带教老师选择工作年限5年以上并且具有良好教学能力的护师或主管护师。两组学生年龄、性别、入科前理论成绩和操作成绩等方面比较差异均无统计学意义（均$P>0.05$），具有可比性。

**2. 方法**

（1）**对照组**：对照组采用传统教学模式，即护生入科后由各组带教老师"一对一"带教，实习期间由带教老师进行床旁教学8次（每周2次，教学内容包括急诊预检分诊、急性心肌梗死、急性脑卒中、急性有机磷中毒、多发伤、休克、呼吸困难、人工气道）、理论讲座4次（每周1次，教学内容包括心肺脑复苏、急性胸痛、急性腹痛、急性中毒）、操作培训4次（每周1次，培训内容包括心肺复苏、电除颤、洗胃、简易呼吸器的使用）、护理查房1次（选择临床典型急危重症案例）等。理论知识以集中传统讲授为主，操作技能培训由带教教师集中示教，实习生以小组形式练习，教师再进行指导，护理查房在实习最后一周由各小组护生自行选择临床典型案例进行。

（2）**观察组**：保留床旁教学，教学次数和内容同对照组，但理论讲座、操作培训和护理查房采用基于雨课堂的TBL教学法，具体如下。

1）教学准备　略。

2）教学实施：①每周培训前带教老师将TBL教学案例相关的资料和思考题通过雨课堂工具中的推送发给观察组护生，推送资料包括视频、文字、图片、思考题等，如病例资料、心肺复苏的操作视频、简易呼吸器四部六阀的图片、临床指南和专家共识等，让学生课前预习。带教老师通过雨课堂后台了解学生的预习情况。②带教老师在雨课堂创建课程和班级后，观察组学生扫二维码进入雨课堂并签到，同时老师将课件同步至学生微信端。③预习认定测试，包括个人预习认定预测与团队任务预测两部分。带教老师在雨课堂上向学生发送个人预习认定测试题，测试时间为 15min，教师在自己手机端浏览答题情况和试题分析，了解学生的知识掌握情况。团队测试用案例分析，回答 3~4 道综合性题目，以急性胸痛为例，教师要求学生结合案例，分组讨论分析通过预检分诊对患者病情分级分区如何划分？判断患者的拟诊断是什么？如何鉴别致命性危重疾病如主动脉夹层、急性心肌梗死或肺栓塞？确诊前需要做哪些查体和辅助检查？抢救护理程序有哪些？各小组讨论得出一致意见时提交答案。最后统计个人与团队测试题的总成绩。④应用类练习。小组汇报病例进行护理查房，教师进行提问、引导及讲评，简要归纳重点内容，并进行相关知识延伸拓展。其他小组护生还可通过雨课堂的弹幕功能将自己的疑问或见解发送至大屏幕上，全体护生一起讨论。操作培训次数和内容同对照组，方法如下：首先，护生根据课前观看雨课堂推送的操作视频，提出疑问，教师进行答疑解惑；然后请一名护生操作，其他护生仔细观察，大胆纠错，然后教师点评，演示完整的操作流程，并对关键步骤进行详细讲解；最后强化训练，护生边看雨课堂中推送的标准操作视频边练习，并根据自己的情况实时改正。⑤培训结束后，教师收到雨课堂推送的授课小结，如课堂到课率，本次课程学生的预习、随堂测试和课后习题答题情况，对某个知识点的留言和讨论等，使教师掌握学生的学习动态，给予针对性的答疑、辅导[6]。

（3）**评价指标**：①出科考核成绩：出科前 2d 由 2 名总带教对护生进行考核，考核分值比例为理论知识占 40%、操作技能占 50%、综合能力占 10%。理论考核由急诊科教学小组统一出题，考核范围包括急危重症护理学相关知识、病例题和每周培训知识要点等，共 100 分，对照组和观察组护生考核的试题不同，但知识点和试题难度基本一致。操作技能考核设定临床情景，学生根据情景所需的操作技术进行模拟操作，如心肺复苏、电除颤、洗胃、简易呼吸器使用等，2 名总带教根据我院操作评分标准进行评分，满分为 100 分。②带教满意度：急诊科采用统一设计的带教满意度问卷，让护生匿名填写，实行双向测评。③教学方法评价：采用研究者自行设计的教学方法评价表，对观察组护生就该教学方法能否调动自主学习积极性、增强团队合作意识、建立急救思维模式、培养评估和综合判断能力、提高分析与解决问题能力、提高沟通与表达能力进行评价。

（4）**统计学处理**：采用 SPSS 23.0 软件对数据进行统计分析，计量资料采用 $\bar{x} \pm s$ 表示，采用 $t$ 检验；计数资料组间比较采用卡方检验。以 $P<0.05$ 或 $P<0.01$ 为差异有统计学意义。

该论文的对象和方法部分，首先描述了研究对象的来源（便利样本，2019 年 7—11 月在我院急诊科实习的 120 名护理本科生）和分组方式（按入科时间分组）等。然后对"基于雨课堂的 TBL 教学法"的教学准备、教学实施过程进行了清晰、详尽的描述，使干预方法具有可操作性和可重复性。研究的评价指标包括出科考核成绩、带教满意度及教学方法评价等，既有考核分值，又有问卷数值，种类丰富，评价效果较好。同时，该研究的统计学方法明确、具体、可行。

## （四）结果

**1. 两组护生考核成绩比较** 观察组护生理论知识、操作技能及综合能力均显著高于对照组，且差异有统计学意义（均 $P<0.05$），见表 1。

表 1　两组护生考核成绩比较

| 组别 | 人数 | 理论知识（分，$\bar{x} \pm s$） | 操作技能 | 综合能力[$n$（%）] | | |
|------|------|------|------|------|------|------|
| | | | | 优 | 良 | 差 |
| 对照组 | 60 | 88.00 ± 3.47 | 89.58 ± 4.68 | 30（50.0） | 24（40.0） | 6（10.0） |
| 观察组 | 60 | 92.29 ± 2.86 | 92.69 ± 3.14 | 44（73.3） | 14（23.3） | 2（3.3） |
| $t$ 或 $\chi^2$ | | −7.352 | −4.267 | 7.280 | | |
| $P$ | | <0.001 | <0.001 | 0.026 | | |

**2. 两组护生对带教满意度比较**  观察组护生对带教满意度明显高于对照组（$\chi^2=4.821$，$P<0.05$），见表2。

表2  两组护生对带教满意度的比较[$n$(%)]

| 组别 | 人数 | 满意 | 不满意 |
|---|---|---|---|
| 对照组 | 60 | 53(88.3) | 7(11.7) |
| 观察组 | 60 | 59(98.3) | 1(1.7) |

$\chi^2=4.821$，$P<0.05$。

**3. 观察组护生对教学方法评价结果**  共发放问卷60份，回收有效问卷60份，有效回收率100%。96.7%（58/60）的观察组护生认可此教学方法，见表3。

表3  观察组护生对教学方法的评价[$n$(%)]

| 评价项目 | 认可 | 不认可 |
|---|---|---|
| 调动自主学习积极性 | 56(93.3) | 4(6.7) |
| 增强团队合作意识 | 58(96.7) | 2(3.3) |
| 建立急救思维模式 | 55(91.7) | 5(8.3) |
| 培养评估和综合判断能力 | 56(93.3) | 4(6.7) |
| 提高分析与解决问题能力 | 57(95.0) | 3(5.0) |
| 提高沟通与表达能力 | 57(95.0) | 3(5.0) |
| 总体评价 | 58(96.7) | 2(3.3) |

该论文对收集的数据进行统计学处理和分析后，主要以3个表格的形式归纳报告研究结果，详略得当、清晰准确。由此可知，研究者所收集的原始数据不需罗列在结果报告中，因图表占篇幅较大，故一篇文章中不宜有过多的图表，以2~3个为宜，尽可能用文字叙述报告结果。

## （五）讨论（选摘）

**1. 基于雨课堂的TBL教学法提高了护生的实习成绩**  略。

**2. 基于雨课堂的TBL教学法提高了护生的综合能力**  本研究结果显示，96.7%的观察组护生认可此教学方法，对该教学方法有利于调动自主学习积极性、增强团队合作意识、建立急救思维模式、培养评估和综合判断等方面能力认可度较高。传统的带教和培训模式以教师为主体，护生更多是被动地接受知识和机械性地模仿操作，严重制约了护生的思维及综合分析问题的能力[9]。本研究在急诊科临床护理教学中尝试将雨课堂和TBL有机结合，充分调动起护生的主观能动性，既通过教育信息化手段，对学习资源进行了碎片化与系统化整合，护生利用线上资源进行课前预习，提高了自主学习能力，课中小组讨论和护理查房，护生在发现、讨论与探索的过程中逐渐增强了团队合作意识，提高了分析与解决问题能力，培养了评估和综合判断能力，从而促进护生临床急救思维模式的建立，使护生树立起"急"的意识[10]，带教老师反馈观察组护生在急诊实习时的急救反应能力和抢救配合整体优于对照组。

**3. 基于雨课堂的TBL教学法提高了护生的带教满意程度**  本研究结果显示，观察组护生对急诊科的带教满意度明显高于对照组（$P<0.05$）。急诊科工作节奏快，患者病情紧急、变化快，24h不分昼夜，对实习护士要求更高、挑战更大。而护生临床经验少、专科知识不足，短时间内无法适应，容易承受较大的心理压力，产生排斥心理。此外，急诊科作为实习必转科室，护生数量较多，传统带教将所有护生集中培训，不能一一兼顾，因此，护生容易对急诊科带教不满。该教学法充分利用线上丰富的教学资源，让护生利用手机来学习，减少护生因培训时玩手机而走神的机会[7,11]。使用雨课堂创建虚拟班级，形式新颖有趣，护生还可在线学习教师推送的慕课、微视频等丰富的媒体资源，打破了学习场地和时间的限制，提升了护生的学习体验和效率。雨课堂还将弹幕功能应用到课

堂,使交流互动更加生动新颖。而TBL以团队合作为基石,优化分工与协作,讨论时气氛活跃,师生之间互动激辩、思想碰撞、价值重塑,更具挑战性、刺激性和竞争性,因此,护生对于基于雨课堂的TBL教学法的带教满意度高。

**4.本研究在临床护理教学中存在的问题** 该教学法对临床带教老师要求较高,不仅要做好前期教学准备,将急诊科护理实习大纲中要求学生掌握的急救知识和操作技能灵活地融入TBL教学案例中,还要在培训时利用自己的临床经验和专科知识,引导学生思考、分析并解决问题。因此,本研究中的带教老师均由急诊工作5年以上的护师或主管护师担任,但如何激励临床带教老师在繁重的临床工作之外保持带教积极性是个挑战,这就要求教学医院应完善带教师资的培养、激励机制。此外,本研究也存在一定不足,首先未对教师进行满意度调查,且研究对象只有本科生,范围只局限于急诊科,因此下一步需要开展多中心大样本量的研究,并对不同学历护生的教学效果进行分析,来确认该教学法是否适合普遍性推广。

讨论部分是论文的精华,主要对研究结果进行理论性分析,指出研究结果的意义及其内在规律。该论文的讨论具有以下特点:①紧密结合本研究结果,做出相应的理论分析和机制讨论。例如讨论"基于雨课堂的TBL教学法提高了护生的综合能力"时,作者结合调研结果,列举了传统的带教和培训模式的缺点,对比描述了基于雨课堂的TBL教学法的优点,并引用相关文献陈述观点,说服力较强。②讨论部分条理清晰、层次分明。本论文首先分三个小标题,分别讨论了基于雨课堂的TBL教学法提高了护生的实习成绩、基于雨课堂的TBL教学法提高了护生的综合能力及基于雨课堂的TBL教学法提高了护生的带教满意程度,观点明确,条理清晰。随后,本论文分析了本研究在临床护理教学中存在的问题,提出要完善带教师资的培养、激励机制等。最后,本论文指出了研究的不足(如未对教师进行满意度调查,研究对象只有本科生,范围只局限于急诊科),并提出了下一步研究方向(开展多中心大样本量的研究,并对不同学历护生的教学效果进行分析,来确认该教学法是否适合普遍性推广)。

## (六) 小结

本论文未单独列出小结,但在讨论部分指出了本研究的不足和后续研究方向。建议作者在正文的最后进行小结,以便对全文内容做出总结,进一步提升研究的意义。

## (七) 参考文献

[1] MICHWDSEN L K, PARMELEE D X, MCMAHON K K, et a1.Team-based learning for health professions education: a guide to using small groups for improving learning[M]. Sterling(VA): Stylus Publishing, 2008: 9-31.

[2] BURGESS A, AYTON T, MELLIS C.Implementation of team-based learning in year 1 of a PBL based medical program: a pilot study[J]. BMC Med Educ, 2016, 16(1): 49-54.

[3] 张璐, 李萌. TBL融合PBL教学法在外科临床护理教学中的应用[J]. 护理研究, 2015, 29(3): 956-957.

……

本论文的参考文献是作者深入阅读并与本文主题高度相关的文章,标引明确、规范、准确,数量合适。美中不足的是国外参考文献较少,且需要进一步提高近3年文献的比例。

综上所述,一篇好的科研论文,内容要新颖、创新、科学和实用,同时要保证文字通顺、格式正确。书写护理科研论文时,每一位作者都应保持严谨细致的科研精神,力求精益求精。

课题研究结束后,科研团队应及时组织作者完成科研论文的撰写,请同行专家阅读并提出建议,反复修改后投稿期刊争取发表,便于及时进行学术交流。投稿前需仔细阅读该期刊的"投稿须知"或"稿约",按照期刊的要求准备论文,并采用正确的途径投稿,严禁一稿多投,具体投稿流程与注意事项详见本章第五节。

# 第二节　护理综述论文的撰写

情景导入

　　王护士是一位肿瘤科护士，目前正在攻读在职护理硕士学位。她在护理工作中积累了一些关于癌症病人及其家庭照顾者身心护理方面的经验，现在对家庭尊严干预疗法十分感兴趣，准备在癌症病人主要照顾者中应用该疗法，但对目前该领域研究的深度和广度缺少全面的把握。因此，她想深入了解关于癌症病人主要照顾者家庭尊严干预的研究现状和进展，以便进一步确定具体的研究课题。

　　**请问：**

　　1. 王护士已通过文献检索查阅了近10年的相关文献，如何将大量的文献归纳、分析和总结，形成一篇有关该护理方法的综述？

　　2. 综述撰写应遵循哪些格式要求？

　　护理综述论文是指围绕综述的选题，在检索和阅读大量相关文献的基础上，对已发表的原始文献中的数据、资料和主要观点进行整理、归纳、分析和评价，形成对某一护理专题的研究背景、现状、进展和发展趋势等的概述性评论性论文。综述提供了护理专题最新的研究信息，使读者在短时间内获取大量相关信息，并为研究人员科研课题的确定、科研思路的形成提供依据。

ER 8-4

护理综述论文的书写格式及要求

　　确定综述的选题后，应按综述的目的收集和阅读相关的中文和英文文献，如果综述是关于某护理技术的最新进展，则一般选择近5年内公开发表的文献资料阅读，并做好摘录。摘录内容包括作者、题目、刊名、年、卷、期、起止页、研究目的、研究方法、主要结果和结论等。在文献阅读过程中，应根据整理归类情况确定写作提纲，包括前言内容和正文的各级标题，并将文献按照相应标题分类归纳，理清写作思路。撰写综述时应遵循间接性、评价性和系统性的原则。

## 一、护理综述论文的书写格式

　　综述论文一般包括以下几部分：题目、作者署名、摘要、关键词、正文和参考文献等。作者署名、关键词部分的要求如第一节所述，本节不再表述。

### （一）题目

　　综述的题目一般包括综述涉及的对象及说明语，例如"护理人文关怀标准的研究进展"，其中"护理人文关怀标准"是综述的对象，"研究进展"是说明语。常用的说明语还有综述、护理进展、临床应用、现状分析、应用现状及发展趋势等。综述选题切忌过大，同样强调新颖性。

### （二）摘要

　　综述的摘要采用指示性摘要的格式，内容包括对综述主题的概括性描述、针对本专题研究现状及进展提出的建议等，使读者能获得全文纲要性的信息，但不涉及具体的数据和结论，一般在200字以内。写作时注意避免摘要和前言混淆，摘要中不用详细介绍选题的背景和意义，且因为摘要是对下文的概述，故无需使用本文、作者等第一人称的词汇。

### （三）正文

　　正文部分包括前言、主体和小结三部分。

　　前言部分应简明扼要，一般以300~500字为宜。内容包括选题的背景和依据、有关概念或定义、讨论范围、相关护理问题的现状、存在的问题、争论的焦点和发展趋势等，说明综述的目的和意义,以便引出下文。

主体部分是综述的主要部分,是提出问题、分析问题和解决问题的过程。通过比较、分析原始文献的论据和论点,结合作者自己的经验和观点,多角度描述本专题的历史背景、现状、存在问题、解决方法及发展方向等。内容包括历史发展、现状分析和趋向猜测。写作时注意不能简单地罗列堆砌原始文献中的材料,应将文献中的论点和论据提炼出来,包括相似或不同的观点,在此基础上对相关内容进行分析和评价,并预测其研究的发展方向。

主体的写法无固定格式,大致可分为纵式写法、横式写法和纵横结合式写法。纵式写法即按照护理专题的年代发展顺序,综述其历史背景、目前状况和发展预测等,从而勾画出该护理专题的纵向发展轨迹,详略得当,突出重点;横式写法即现状综述,围绕某护理专题的国内外研究现状,横向对比、分析各原始文献的论据和论点,写作时可按照各部分之间的逻辑关系,如并列关系、递进关系或对比关系等展开,通过横向比较,可以明晰各种观点、见解、方法的利弊或优劣,也可看出国内外动态水平及差距,能起到借鉴、启示和指导作用;纵横结合式写法即结合了上述两种写法,例如运用纵式写法描述专题的历史演变,运用横式写法描述专题的现状,纵横结合描述可全面系统地认识某一护理专题及其发展方向,为新的研究选题提供依据。无论采用哪种书写格式,主体部分写作时都要注意其逻辑性、综合性和评述性,正确引用文献,表述详略得当,对与综述专题关系密切、创新性强的研究可做细节描述,结果类似的研究可归纳整理后一并描述,对不一致的观点,尽量解释不一致的原因。

小结部分应与前言前后呼应,对前言提出的问题给予明确回答,可概括主体部分提出的观点、研究结果和最终结论,并预测发展趋势,指出未来研究方向。

### (四)参考文献

参考文献是综述的重要组成部分,其著录格式如第一节所述。综述的参考文献数量一般比科研论文多,因为综述的写作内容主要依据参考文献而来,文中引证的论点、数据及研究结果等都要明确文献来源,在文末应规范书写,逐一列出,便于读者查阅。

## 二、论文实例分析

下面以"癌症患者主要照顾者家庭尊严干预的研究进展"一文为例,分析护理综述论文的书写格式。<来源:王玉,许翠萍,曹梦珂,等. 癌症患者主要照顾者家庭尊严干预的研究进展[J]. 护理学杂志,2023,38(9):122-125.>

### (一)题目、摘要和关键词

**题目** 癌症患者主要照顾者家庭尊严干预的研究进展

**摘要** 从家庭尊严干预的相关概念、实施方案及其应用效果进行综述,旨在提高医务人员对家庭尊严干预的意识,维护癌症患者的尊严,提高照顾者生活质量,改善癌症患者及照顾者的身心健康水平,为今后对癌症患者开展家庭尊严干预提供参考,以推动我国安宁疗护的发展。

**关键词** 癌症;主要照顾者;家庭尊严干预;尊严疗法;临终护理;安宁疗护;文献综述

该论文对癌症患者主要照顾者的家庭尊严干预进行综述,题目由综述对象、说明语两部分组成,其中"癌症患者主要照顾者家庭尊严干预"是综述对象,"研究进展"是说明语。该论文的摘要说明了本文是对家庭尊严干预的相关概念、实施方案及其应用效果等方面进行综述,以期为国内癌症患者及家庭照顾者开展相关的干预研究提供依据,语句简练,囊括了全文的各段主题,使读者对全文结构一目了然。该论文的关键词能表达论文的主要内容,便于读者通过关键词检索到本文,但关键词的数量相对较多,可以适当删减。

### (二)前言

2020 年全球癌症统计数据显示,癌症患病人数达 1 929 万例,死亡病例 996 万例[1],癌症的高发病率及高病死率对人们健康和生命造成严重的威胁。癌症患者由于疾病进展和放化疗引起躯体和心理的不良症状，反复出入院给患者和家庭照顾者带来沉重的照护负担[2]。现阶段，癌症患者的家庭照顾者（主要包括配偶、子女、父母等家庭成员）是患者社会和情感支持的基本来源，为其提供主要的护理和帮助。随着患者病情及并发症状的不断加重和长期高强度的照护，家庭照顾者容易产生生理、心理、社会等问题，甚至会产生虐待行为[3]。癌症患者及主要照顾者尊严丧失率高、幸福感低下，极易产生悲观、抑郁等负性情绪，严重影响患者及家庭照顾者的身心健康。为改善癌症患者照顾现状并减轻照顾者的照顾负担，有必要对照顾者进行护理干预。安宁疗护是对患有活动性、进行性、预后差的慢性疾病患者进行治疗和关怀照护，旨在优化生活质量和减轻家属痛苦[4]。有研究表明，安宁疗护服务不仅局限于医院，也适用于社区和家庭护理[5]。但目前的安宁疗护干预措施仍然主要集中在疼痛和症状管理方面，而没有解决心理 - 社会 - 精神方面的问题。因此，在安宁疗护环境中需引入尊严疗法[6]。家庭尊严干预（Family Dignity Intervention，FDI）[7]是以尊严疗法为基础，采用患者和家属的对话模式，由家庭驱动的心理 - 社会 - 精神干预措施，以提高患者和照顾者的尊严感和幸福感。鉴于家庭尊严干预疗法在我国尚处于初步阶段，本文对家庭尊严干预的概述、实施方案以及应用效果进行综述，以期为国内癌症患者及家庭照顾者开展相关的干预研究提供依据。

该论文的前言部分简明扼要，介绍了选题背景依据（癌症具有高发病率及高病死率，癌症患者及其家庭照顾者身心健康严重受影响，为改善癌症患者照顾现状并减轻照顾者的照顾负担，有必要对照顾者进行护理干预，而安宁疗护是一种合适的方法）、存在问题（目前的安宁疗护干预措施主要集中在疼痛和症状管理方面，没有解决心理 - 社会 - 精神方面的问题，因此，在安宁疗护环境中需引入家庭尊严干预疗法，但家庭尊严干预疗法在我国尚处于初步阶段）、综述目的和意义（为国内癌症患者及家庭照顾者开展相关的干预研究提供依据）。

### （三）主体（选摘）

#### 1. 家庭尊严干预概述

（1）家庭尊严干预的起源　略。

（2）家庭尊严干预的定义：Ho 等[7]指出，家庭尊严干预是一种以家庭模式为依托，以家庭照顾者为中心的个体化、简短的心理疗法，通过对患者及主要照顾者进行尊严访谈，使其面对面进行家庭沟通，旨在提高情感准备度，增强家庭凝聚力，提升个体的价值感和尊严感，提高患者及照顾者的生活质量，从而降低家庭照顾者的负性情绪，减轻照顾负担[12]。家庭尊严疗法强调家庭功能模式，认为家庭是患者在治疗期和康复期的情感和社会支持的主要来源[13]，以患者和家庭为中心的护理是提高安宁疗护质量的重要途径。因此，家庭尊严干预的核心在于为患者和主要照顾者建立一个良好的桥梁，对主要照顾者进行心理护理及健康教育，引导主要照顾者从患者的角度去思考问题，强化其家庭责任感，进而提升照护积极性，使患者在温馨和谐的环境下接受生活护理及康复训练。家庭尊严干预最终目标是提供一个可行的提高尊严的干预措施，以促进整体安宁疗护，解决家庭的心理 - 社会 - 精神需求，其宗旨是提高临终患者及家庭照顾者的尊严感、希望感、生命价值感、生活质量，降低社会心理压力。

（3）家庭尊严干预的特点　略。

#### 2. 家庭尊严干预的实施

（1）干预形式　略。

（2）家庭尊严干预：家庭尊严干预主要分为准备、访谈、编辑和共享 4 个阶段。

1）准备阶段：肿瘤专科护士收集癌症患者及其主要照顾者一般资料、评估情况等，并讲解实施家庭尊严干预的目的、意义及过程，引导其阅读并思考问题框架，经签署知情同意书后，与患者及其主要照顾者约定访谈时间。

2）访谈阶段：完成资料评估后的 2~3d，心理咨询师和肿瘤专科护士根据问题框架对癌症患者及主要照顾者在固定会议室进行家庭尊严访谈。本阶段分为 4 次访谈，每次访谈时间不少于 20min，访谈次数不少于 2 次。每次访谈期间均同步录音，便于后期整理成叙事文本。首次访谈是"释放心理压力"阶段，心理咨询师与被访谈的照顾者充分接触，取得信任，引导照顾者打开心扉，采用共情的方式促使照顾者信息的输出以及心理压力的释放。第 2 次访谈是"激发照顾欲望"阶段，根据第 1 次访谈的内容重新评估照顾者的心理状况，进行心灵交谈并鼓励患者与照顾者进行相互欣赏和肯定，激发照顾的欲望。第 3 次访谈是"转变心态"阶段，对照顾者的心态进行针对性的护理，弱化自身照顾角色，学会关爱自己，尝试理解现状，鼓励照顾者以积极的心态面对患者。第 4 次访谈是"提高照顾信心"阶段，引导照顾者说出照顾过程中的困难和期望，并分享癌症患者良好预后的案例，帮助照顾者重建照顾自信。

3）编辑阶段：访谈结束后 1~2d，由心理咨询师和访谈护士共同回听录音，通过整理编辑、讨论分析形成叙事文本，制订疏导措施。

4）共享阶段：访谈结束后的 7d 内，由访谈者与癌症患者及主要照顾者一起参加家庭共享会，分享和阅读文本。其目的是通过分享故事和表达他们对家庭成员的担忧和感情来加强家庭关系，促进感情的交流，制订护理方案，提高生活希望水平。分享会议不超过 3 次，每次用时约 30min。

**3. 家庭尊严干预的实施效果**

**(1)对癌症患者的干预效果** 略。

**(2)对癌症患者主要照顾者的干预效果**：以家庭为导向的尊严干预不仅可以提高临终患者的尊严水平，还可以解决主要照顾者的心理困扰，在癌症患者主要照顾者中更具可行性。丁晶等[22]研究指出，家庭尊严干预可以短时间内激发晚期肺癌患者家属的积极情绪，减轻焦虑、抑郁症状。肖兴米等[23]的研究结果发现，在常规照护基础上联合家庭尊严干预(如家庭尊严访谈、家庭随访、家庭分享会议等活动)，可以加强晚期癌症患者与照顾者的沟通，降低照顾者负性情绪和预期悲伤程度。分析原因可能是家庭尊严干预使患者与照顾者进行心灵沟通和情感互动，为照顾者提供了情感支持和心理解压的途径，转移了照顾者对患者疾病的注意力，有利于降低家庭照顾者的预期悲伤程度。李英等[24]对乳腺癌患者照顾者的随机对照试验得出，干预后观察组的照顾负担显著低于对照组，照顾能力明显提高，说明家庭尊严干预可降低照顾者的照顾负担，提高其综合照护能力。分析原因可能是家庭尊严干预通过建立家庭沟通的桥梁和家庭赋权的方式，激发照顾者的照顾欲望进而提高照护能力。王春凤等[25]的研究结果显示，家庭参与式尊严干预可以提高家庭亲密度和适应性水平。这可能是通过讲故事、叙事、感激与答谢等方法让他们参与到这种亲密的讨论中来，缓解了患者及其照顾者之间的情绪困扰，改善了家庭关系。由此可见，家庭尊严干预改善了癌症患者主要照顾者的心理状态，提高了其照顾能力和家庭亲密度。但当前家庭尊严干预在癌症患者主要照顾者的研究多是小样本的短期研究，未来仍需进一步验证其持续性疗效。

该论文的主体部分主要采用横式写法，层次清晰，逻辑性、综合性和评述性强。作者首先介绍了家庭尊严干预的起源、定义及特点，然后介绍了家庭尊严干预的实施，包括干预形式和 4 个干预阶段，最后总结了家庭尊严干预对癌症患者及其主要照顾者的实施效果。每一部分的阐述都是基于相关文献的归纳整理，而不是简单地罗列堆砌原始文献中的材料。主体部分文献引用数量合适，表述详略得当。为佐证自己的观点，作者对结果类似的研究归纳整理后进行了描述，例如介绍家庭尊严干预对癌症患者主要照顾者的干预效果时，作者引用了 4 篇结果类似的文献，说明了"以家庭为导向的尊严干预可以解决主要照顾者的心理困扰，在癌症患者主要照顾者中更具可行性"。

## （四）小结

家庭尊严干预是一种为患者 - 家庭二元体提供人文关怀的方法，为癌症患者及照顾者提供了一个表达真实感受并相互倾听的机会，有利于提高癌症患者的尊严水平，促进癌症患者主要照顾者的生理、心理、社会精神健康，为临床医护人员实施安宁疗护提供了新途径。但家庭尊严干预在我国还处于探索阶段,存在诸多不足:①家庭尊严干预的定义模糊,且存在着文化背景与学科背景的差异。②家庭尊严干预的本土化测量工具缺乏。③家庭尊严干预缺乏专业性和连续性,我国对家庭尊严干预的研究尚不足,缺乏对家庭尊严干预实施者的专业培训。随着人们死亡观念的转变,实施以家庭模式为中心的尊严干预是安宁疗护发展的必然趋势。基于此,未来医护人员应重视家庭功能模式在尊严疗法中的重要性,进一步完善家庭尊严疗法的理论框架,并进一步优化该干预模式,开展干预性研究来验证其可行性及干预效果。

该论文的小结部分与前言相呼应,概括了主体部分提出的观点,并指出了现阶段研究的不足和今后的研究方向,即进一步完善家庭尊严疗法的理论框架,并进一步优化该干预模式,开展干预性研究来验证其可行性及干预效果。

### (五)参考文献(选摘)

......

[3] 王瑞博,董诗奇,崔盼盼,等. 癌症患者家庭照顾者负担评估工具的研究进展[J]. 中华护理杂志,2021,56(10):1584-1589.

......

[14] Rasmussen M S, Andelic N, Pripp A H, et al.The effectiveness of a family-centred intervention after traumatic brain injury: a pragmatic randomised controlled trial[J]. Clinical Rehabilitation,2021,35 (10):1428-1441.

......

该论文的参考文献共 25 篇,标引明确、规范、准确,数量充足,国外文献占比 56%,质量较高。美中不足的是需要进一步提高近 3 年文献的比例。

## 第三节　护理个案论文的撰写

**情景导入**

　　小袁是某三级医院儿科的护士,已参加工作 7 年,今年遇到 1 例 I 型糖原累积症伴严重高脂血症的患儿,多项指标控制不理想。小袁和医护团队多次共同讨论,为患儿制订了饮食管理方案,随访 11 个月后,该患儿基本形成了稳定的饮食模式,各项检测指标均较前明显改善,生长发育状况良好。

　　**请问:**
　　1. 小袁护士如何将该特殊案例的护理经验撰写成护理个案论文?
　　2. 护理个案论文的撰写应遵循哪些格式要求?

护理个案论文是护理人员对临床某一护理问题长期实践经验的总结和体会,以积累临床资料,并探讨护理的新知识、新方法、新观点和新技术,为进一步研究提供临床依据。护理个案可以是一例或多例的病人,或是家庭、团体或社区。所选择的个案应具有一定的特殊性,一是个案本身具有特殊性,如病例为少见疾病或并发症较为特殊;二是护理措施具有特殊性,即对常见病采用了特殊的护理措施。个案论文同样要求具备科学性和严谨性。

ER 8-5

护理个案论文的书写格式及要求

### 一、护理个案论文的书写格式

护理个案论文一般包括以下几部分:题目、作者署名、摘要、关键词、正文和参考文献等。作者署名、关键词部分的要求如第一节所述,本节不再表述。

## (一) 题目

题目一般包括个案的例数、研究对象和干预措施,突出选题的创新性。如"1例……(疾病)病人的护理""5例……(手术名称)术后并发……(并发症)病人的护理""……(护理新措施)在……(疾病)病人护理中的应用"。

## (二) 摘要

个案论文的摘要采用指示性摘要的格式,内容包括论文的主题、病例概要、护理措施概要和护理效果,一般以100~150字为宜。

## (三) 正文

正文部分包括前言、案例介绍、护理和讨论、小结等部分。

前言部分提出所研究的临床护理问题和论文写作的目的,内容包括案例背景(如疾病概念、疾病发生率或死亡率、研究意义等)、存在的问题、研究对象、案例数及观察时间、护理要点及效果。

案例介绍部分应详略得当,包括病人一般资料(年龄、性别等)和疾病相关资料(症状、体征、诊断、治疗、疾病的变化、治疗及护理效果等),疾病相关资料不宜抄写医生写的病史或过多叙述医生的治疗,应重点介绍与本文护理措施相关的疾病资料,与所要解决的问题相呼应。

护理和讨论是个案论文的重点内容。护理部分主要介绍本案例中针对存在的问题所采取的护理措施及效果评价,应详细、具体介绍具有创新性的特殊护理措施,使读者能够参照所叙述的措施进行实践。因此,护理个案论文在护理措施部分应强调"做了什么?如何做的?"而不是"应该做什么",而常规护理措施可略写或不写。护理效果可从病情恢复情况、有无并发症发生、治疗后随访、病人的接受程度、对护理的满意度等方面描述。讨论部分可分析所采取的护理措施及产生效果的原因、作用机制、与以往护理措施比较的不同之处,介绍护理措施的理论依据,在分析的基础上总结护理新知识、新方法、新观点和新技术,得出结论。护理与讨论的内容也可以合并书写,使护理措施与讨论内容相对应。

小结部分应总结个案的护理特点,描述护理过程中的体会和感受,指出该护理措施的主要优点和不足,提出今后需进一步研究的方向。

## (四) 参考文献

个案论文的参考文献数量相对较少,但文中提及的概念、治疗和护理现状及理论依据等内容必须标明出处,便于读者查阅。

# 二、论文实例分析

下面以"一例Ⅰ型糖原累积症伴严重高脂血症患儿的饮食管理"一文为例,分析护理个案论文的书写格式。<来源:袁琳,邱正庆,李融融,等.一例Ⅰ型糖原累积症伴严重高脂血症患儿的饮食管理[J].中国实用护理杂志,2021,37(17):1351-1355.>

## (一) 题目、摘要和关键词

**题目** 一例Ⅰ型糖原累积症伴严重高脂血症患儿的饮食管理

**摘要** 目的 总结1例Ⅰ型糖原累积症伴严重高脂血症患儿的饮食管理方法。方法 饮食管理要点包括制订个体化饮食计划,纠正患儿家长的饮食误区,根据血糖情况适时调整饮食,以及坚持定期随访和记录饮食日记。结果 随访11个月,患儿基本形成稳定的饮食模式,血糖水平基本维持在4~6mmol/L,高血脂、高乳酸、肝功能指标均较前明显改善,且保证身高增长的同时,有效控制了体重增长。结论 饮食管理在维持Ⅰ型糖原累积症患儿血糖水平,改善其生长发育状况及代谢控制等方面的重要意义。

**关键词** Ⅰ型糖原累积症;高脂血症;饮食管理

分析：该论文的题目包括了案例的例数（1例）、研究对象（Ⅰ型糖原累积症伴严重高脂血症的患儿）和干预措施（饮食管理）。该论文的摘要介绍了研究目的，概述了研究方法，报告了护理结果和结论，简洁明了，可读性强。该论文的关键词列举了3个，均取自医学主题词表，格式规范。

## （二）前言

Ⅰ型糖原累积症（glycogen storage disease type Ⅰ, GSD Ⅰ）是一类由于参与糖原合成与分解过程的葡萄糖-6-磷酸酶系统缺陷而引起的糖代谢障碍疾病[1-2]，尚无特效的治疗方法，主要采取饮食控制、生玉米淀粉治疗以及对症处理。由于葡萄糖-6-磷酸酶系统的缺陷，患儿体内糖原分解和糖异生途径均受阻，使得食物的消化和吸收成为患儿血糖的唯一来源，饮食治疗作为基本治疗措施，就显得尤为重要[3]。2019年12月协和医院儿科收治1例Ⅰ型糖原累积症伴高脂血症患儿，在住院期间（2019年12月23日至2020年1月2日）制订个体化饮食计划和强化健康教育，居家期间（2020年1月3日至12月2日）坚持定期随访和适时饮食调整，通过有针对性、个体化的饮食指导，帮助患儿维持机体血糖稳定，有效纠正、调节代谢紊乱，促进其生长发育，现报道如下。

该论文的前言部分介绍了研究的背景，包括疾病现状和存在问题（Ⅰ型糖原累积症作为一种糖代谢障碍疾病，尚无特效的治疗方法，主要采取饮食控制、生玉米淀粉治疗以及对症处理）等，报告了案例的例数（1例）、研究对象（Ⅰ型糖原累积症伴高脂血症患儿）、护理要点（住院期间制订个体化饮食计划和强化健康教育，居家期间坚持定期随访和适时饮食调整）、观察时间（11个月）及护理效果（患儿机体血糖稳定，生长发育良好）。Ⅰ型糖原累积症的概念和基本治疗措施标引了第1~3篇参考文献作为出处，来源清晰明确。

## （三）案例介绍

患儿，男，4岁10个月，2015年5月（3月龄时）因不能抬头就诊于当地医院时查体发现肝大，辅助检查提示肝酶升高（ALT 94U/L, AST 159U/L）、低血糖，伴乳酸、尿酸、血脂增高。送检基因提示G6PCc.32_119del88（父源），c.310C>T, p.Q104X（母源）复合杂合突变，D-PAS显示肝细胞内糖原凝聚块形成，诊断糖原累积症Ⅰa型合并轻度脂肪肝，嘱半岁后加生玉米淀粉8g，每6小时1次口服。

患儿未按时添加生玉米淀粉，患儿母亲诉自8个月龄起，自测血糖反复出现低血糖，最低血糖<1mmol/L，无低血糖昏迷、抽搐等表现。并多次因感染合并代谢性酸中毒住院。2017年（患儿2岁余）起开始添加生玉米淀粉2g/kg，2次/d饮食，其余饮食仅进食小百肽、脱脂牛奶、脱脂奶粉等奶类。

2019年6月患儿因高脂血症并发急性胰腺炎于外院住院治疗，住院期间血清总胆固醇（TC）最高9.2mmol/L，三酰甘油（TG）24.0mmol/L。住院期间曾接受外院营养科会诊，出院后根据营养科及医生饮食建议，由家长在家中对患儿进行饮食控制。自2019年6—12月以来，患儿血脂控制仍不理想，TG始终处于较高水平（2019年11月4日TC 9.15mmol/L, TG 16.52mmol/L；2019年11月11日TC 8.33mmol/L, TG 12.56mmol/L），为进一步诊治于2019年12月23日收入我院儿科病房。

该论文的案例介绍部分包括一般资料（性别、年龄）、疾病相关资料（辅助检查、基因检测等）、治疗及护理效果（血脂控制仍不理想，TG始终处于较高水平），与本文的护理措施（对患儿进行饮食控制）相关性强，与所要解决的问题（维持机体血糖稳定，有效纠正、调节代谢紊乱，促进其生长发育）相呼应，条理清晰。

## （四）护理与讨论（选摘）

1. 疾病特点和营养问题评估（略）。

2. 个体化饮食管理的实施　2020年1月1日对患儿进行饮食管理，根据儿科及营养科医生意见，指导患儿家长合理选择和搭配每日饮食，同时继续采用瞬感连续动态血糖监测仪密切监测患儿血糖变化趋势，根据血糖情况调整饮食，直至形成基本稳定的饮食模式。饮食管理期间，建议每日摄入总能量为1 300~1 400kcal（5 200~5 800）kJ，碳水化合物200g/d（供能比63.2%），其中生玉米淀粉160g/d（含碳水化合物130g/d供能比41.1%），蛋白质80g/d（供能比19.0%），脂肪25g/d（供能比17.8%）。

（1）住院期间（略）。

（2）居家期间：第一，提高患儿及家长饮食治疗依从性。①坚持定期随访。与患儿家长建立一对一的联系，居家期间通过微信对患儿家长进行饮食指导。由于患儿家长疾病理解力和饮食依从性较差，饮食管理初期，监督患儿家长将患儿每日饮食、每日瞬感动态血糖监测仪的日趋势图拍照分享，针对患儿家长每天存在的饮食问题及时沟通交流，以保证饮食管理的质量和效果。3个月后，患儿家长已基本掌握饮食管理方法和技巧，改为每3天沟通1次血糖和饮食情况。同时密切追踪异常指标（血脂），监督患儿及时复查，警惕胰腺炎的复发[9]。②记录饮食日记。为明确患儿饮食与血糖的关系，客观反映患儿的饮食情况，为患儿家长设计了饮食日记表，记录内容包括进食时间、食物名称（主食、瘦肉及蛋、蔬菜水果、油及其他）、进食食物重量及烹饪方式，并指导患儿家长每餐记录[10]。实际操作中，患儿由于口腔龋齿严重，咀嚼功能差，并不能将合适份数的蔬菜类食物完全食入，肉蛋豆类食物偶有剩余，于是调整到餐前餐后均称量食物重量，将患儿食用部分记录，以便真实记录患儿进食量。经过3天的监督记录，患儿家长能够掌握饮食日记的记录方法，精确记录患儿每日膳食。第二，根据血糖变化，及时调整生玉米淀粉和饮食方案。①同一时间段反复发生低血糖的解决。当同一时间段反复发生低血糖时，首先根据其时间段做出判断，考虑调整饮食方案、生玉米淀粉用量或时间，且最好不要同时进行[11]。如该患儿晚餐前（约18：00）易发生低血糖，分析原因考虑为14：00生玉米淀粉40g仅能维持150分钟，不能维持至晚餐，与医生、营养师共同协定，将淀粉增量至48g，并指导患儿家长于晚餐前（约17：00）适当加餐。调整后患儿晚餐前血糖能够维持在4mmol/L以上，未再出现反复性低血糖。②不同时间段偶发低血糖的解决。在按时按量服用生玉米淀粉情况和稳定规律的饮食模式下，能够维持血糖的稳定。但当患儿的活动量或情绪等改变时，可出现偶发低血糖。如1月21日患儿外出玩雪后测得血糖为4.2mmol/L，瞬感显示15分钟内为下降趋势，告知患儿家长及时加餐补充血糖。因此，指导患儿家长在患儿活动量大时，注意提前合理加餐或生玉米淀粉适当加量，以避免此类偶发低血糖事件的发生。③短时间内血糖波动幅度过快的解决。为尽可能地避免血糖波动过快，除规律安排一日三餐，避免高糖食物外，还应注意主食类食物粗细搭配。如患儿1月6日早餐主食类仅喝白米粥，血糖升至7.4mmol/L，且维持时间较短，仅1小时左右血糖低至4.2mmol/L。单纯的大米粥糊化程度较高，吸收速度相对较快，容易导致餐后血糖快速升高。因此，指导患儿家长将全谷杂粮融入主食或菜肴中，如早餐吃燕麦粥、八宝粥、小米粥等；午餐可在小麦面粉中混合玉米粉、绿豆粉、燕麦粉，或在白米饭中放一把燕麦、糙米、杂豆等。

3. 饮食管理效果评价　11个月后，2020年12月2日门诊随诊复查各项指标，饮食管理效果如下。

（1）代谢控制指标：第一，血糖情况。佩戴连续动态血糖监测仪期间（出院后至2020年2月11日），血糖水平基本维持4~6mmol/L，餐后最高血糖约6.2mmol/L，最低血糖为3.6mmol/L，未发生严重低血糖事件，见图1（略）。摘除动态血糖监测仪后（2020年2月11日至12月2日），每天平均测3次指尖血糖（空腹、餐前、服用生玉米淀粉前），血糖仍可保持稳定，基本如动态血糖监测仪所示相一致，见图2（略）。第二，其他代谢控制指标。①血脂：饮食管理2周后（2020年1月14日）测血脂TC 7.25mmol/L，TG 8.43mmol/L。11个月后复查TC 5.69mmol/L，TG 2.62mmol/L。②血乳酸（5-28）：2.0mmol/L。③血尿酸（2020年5月28日）：422mmol/L（较前下降49mmol/L）。12月2日复查尿酸382mmol/L，恢复至正常范围。饮食管理前后血脂和乳酸比较见图3（略）。实施饮食管理后，各项指标（血脂、尿酸、乳酸、肝酶）皆基本在正常范围内，尤其三酰甘油由11.33mmol/L降至2.62mmol/L，降低了胰腺炎的风险。

（2）相关并发症情况（略）。

（3）生长发育情况（略）。

该论文的护理与讨论部分内容详尽，具有实用性和可操作性。作者首先建立了多学科协作团队，全面评估患儿的疾病特点和营养问题，使后续的护理措施更具有针对性。护理措施即个体化饮食管理的实施，包括住院期间饮食管理和居家期间饮食管理两部分，作者书写时注重细节的描述，体现了专科性和可操作性，如"饮食管理期间，建议每日摄入总能量为 1 300~1 400kcal（5 200~5 800kJ），碳水化合物 200g/d（供能比 63.2%），其中生玉米淀粉 160g/d（含碳水化合物 130g/d，供能比 41.1%），蛋白质 80g/d（供能比 19.0%），脂肪 25g/d（供能比 17.8%）"。该部分还介绍了护理效果，包括代谢控制指标、相关并发症情况和生长发育情况三部分，数据明确，图片清晰，说服力强。同时，该部分在描述护理措施时，还进行了讨论分析，使护理措施与讨论内容相对应，例如，"同一时间段反复发生低血糖的解决。当同一时间段反复发生低血糖时，首先根据其时间段做出判断，考虑调整饮食方案、生玉米淀粉用量或时间，且最好不要同时进行[11]。如该患儿晚餐前（约18：00）易发生低血糖，分析原因考虑为 14：00 生玉米淀粉 40g 仅能维持 150min，不能维持至晚餐，与医生、营养师共同协定，将淀粉增量至 48g，并指导患儿家长于晚餐前（约 17：00）适当加餐。调整后患儿晚餐前血糖能够维持在 4mmol/L 以上，未再出现反复性低血糖。"

### （五）小结

目前，糖原累积症尚无特效的治疗方法，饮食治疗是基本措施之一。针对此患儿，医务人员通过科学合理的饮食管理方法，帮助患儿及家长维持葡萄糖稳定，显著改善代谢紊乱和生长发育[12]。由此可见，正确的、有针对性的个体化饮食计划是调整饮食结构的基础，通过强化饮食健康教育以帮助患儿家长掌握饮食管理的方法，通过定期随访、记录饮食日记以提高患儿饮食治疗依从性，都在饮食管理中起到关键作用。临床应重视 I 型糖原累积症患儿的饮食管理，真正将个体化饮食计划落实到患儿的饮食管理中。

该论文的小结部分与前言相呼应，概括了主体部分提出的观点、研究结果和最终结论，为 I 型糖原累积症患儿的护理提供依据。不足之处是未预测发展趋势、未表明未来研究方向。

### （六）参考文献（选摘）

［2］Sever S，Weinstein DA，Wolfsdorf JI，et al. Glycogen storage diseasetype Ia：linkage of glucose，glycogen，lactic acid，triglyceride，and uricacid metabolism［J］. J Clin Lipidol，2012，6（6）：596-600. DOI：10.1016/j.jacl.2012.08.005.

［7］牟利宁. 餐盘法在糖尿病饮食健康教育中的应用［J］. 中国实用护理杂志，2016，32（4）：258-260. DOI：10.3760/cma.j.issn.1672-7088.2016.04.005.

［10］Mu LN. Application of plate method in diabetes dietary education［J］. Chin J Prac Nurs，2016，32（4）：258-260. DOI：10.3760/cma.j.issn.1672-7088.2016.04.005.

该论文的参考文献共 12 篇，标引明确、规范、准确，对文中提及的概念、治疗和护理现状及理论依据等内容都标明了出处，便于读者查阅。同时，按照《中国实用护理杂志》期刊要求，每篇中文参考文献后翻译了英文参考文献，且所有文献后均用数字资源识别码（DOI）标注，方便查阅。

## 第四节　科研论文的评价

护理科研论文记录和传播护理学术知识，并为护理实践积累循证依据。但是，科研论文也受研究设计、研究实施及其数据分析等过程中严谨性欠缺的影响而存在质量不一的情况，在研究结论的可靠性或推广性等方面存在争议。对于同一护理问题的研究，不同的研究者采用不同的研究方法，各有优点和不足之处，也可能得出不同的结论。读者应学会科学、客观地评价科研论文，汲取其有价值的部分，对其不足之处提出改进意见和建议。

### 一、科研论文评价的意义和原则

护理科研论文评价一般是指根据一定的标准，从论文的内部和外部角度进行系统评价，以判断其学术价值、意义及局限等。内部评价主要从论文的内容和结构如研究问题、研究目标、研究设计（包括理论框架）、结果与讨论等方面进行考察。例如，研究问题是否有意义、研究中所涉及的概念是否完整稳固、概念框架是否合适、样本量是否足够、所采用的研究方法是否有助于回答所提出的研究问题、设计是否严谨、是否遵循了伦理原则、作者的分析和解释讨论是否富有洞察力、该研究发现是否对护理理论和实践的发展起到推动作用等。外部评价方式包括论文被引用的次数、被重要检索机构收录情况和获奖情况等。护理科研论文的评价对积累护理循证依据、促进研究结果在实践中的应用、推动护理学科的发展、提高临床护理质量具有重要意义。

论文评价应遵循论文是否具有创新性、科学性、实用性和规范性的原则，以科学、客观的态度进行评价。创新性是指论文具有一定程度的理论创新、观点创新、方法创新和技术创新等，发表后具有理论价值、实用价值和经济价值。科学性是指论文的整体设计全面、客观与严密，可从研究设计是否遵循基本原则、观察指标能否真实准确地反映研究结果、统计学处理是否准确、科研资料是否真实等方面评价。实用性是指研究成果可以指导临床护理、护理管理或护理教育，解决实践中存在的实际问题，促进临床护理和护理教育质量的提升。规范性是指论文的撰写必须符合一定的标准，如论文的结构、医学术语的表述、计量单位的使用以及参考文献的引证等。

## 二、科研论文的评价方法

在遵循科研论文评价原则的基础上，一般可从论文的内容和结构方面对护理科研论文进行评价，包括研究问题、研究目标、研究设计、结果与讨论等。

### （一）研究问题和研究目标

评价论文的研究问题可从其重要性、创新性和可行性等方面进行，并明确研究问题是否通过对近期文献的回顾、与前人的相关研究或相关理论进行比较分析后确定的。评价论文的研究目标可从其是否具体可行、是否确定了研究人群、是否明确了自变量和因变量、主要变量的定义是否清晰等方面进行。

### （二）研究设计

评价论文的研究设计应根据研究目的考查其是否周密，例如是否明确了研究设计的类型、样本的选择及样本量的确定是否遵从相关原则、是否进行了计算和把握度分析等。若为实验性研究，试验组与对照组是否进行了均衡性比较、分组方法是否合理、是否详细描述了干预措施、观察指标能否客观地反映研究结果。此外，还应考查研究是否经过伦理审查、是否已获得研究对象的知情同意。

对于研究的资料收集过程，应评价其方法是否能全面收集到所需的研究资料、收集方法是否正确、是否保证了研究的信度等。若采用自编问卷或现有测评量表，是否描述了其适用范围及主要内容，并说明其信度和效度。同时，还应评价资料收集的整个过程是否遵循了伦理原则。对于论文的统计分析方面，应明确统计分析的目的，评价其是否选用了合适的统计方法、是否描述了该统计方法。

### （三）结果与讨论

结果部分应评价结果的真实性、结果的文字表述是否简洁明了、统计结果描述是否正确、统计图表的制作是否简明规范等。讨论部分应评价其是否涉及了所有重要的结果、对结果的解释是否正确和深入，还应评价研究结论与结果是否一致，如果不一致，是否进行了相应的解释或说明了可能的影响原因。此外，还应考查讨论部分是否描述了研究结果对临床实践及护理教育的意义、是否说明了研究的不足之处及今后的研究方向等。

科研论文的评价受评价者经验和学术水平的制约，评价者应仔细阅读论文，按照一定的评价标准对论文的各部分进行分析和审查，才能做出全面、恰当的评价，不断提高自身的科研能力。

# 第五节 护理论文投稿及主要期刊介绍

## 一、护理论文投稿

护理论文是护理科研工作的书面表现形式，也是最后的成果展示。研究者将撰写的论文在期刊或会议上发表、交流，可达到传递科研信息、交流学术观点、学习护理经验等目的。因此，护理论文投稿是护理科研的重要环节。

护理论文投稿思维导图　护理论文投稿流程

### （一）投稿前准备

**1. 正确评估自己的论文**　作者应首先评估自己的论文是否具有发表价值，如所进行的研究是否有创新之处、是否能解决护理问题并提高护理质量；然后评估自己的论文是否具有科学性，如研究设计是否科学、统计学处理是否正确。作者全面评估自己的论文后，确定拟发表论文的级别和档次。护理科研论文可发表在护理类期刊、综合类期刊或与护理相关的期刊上，所以作者还应评估论文的内容，确定拟投稿期刊的类型。

**2. 选择合适的期刊**　目前，世界上的医学和护理期刊数以千计，众多的期刊一方面为医学和护理科研工作者提供了较多的论文发表机会，另一方面为作者选择投稿期刊增加了难度。一般来说，期刊的影响因子越高，其发表的论文越易于被其他研究人员检索和引用，不仅能加快信息传递、促进科研成果推广，而且能提高作者的声望。但高影响因子的期刊往往稿件多，发表周期长，刊出率低，因此对大多数作者来说，尤其是初学者，向高影响因子的期刊投稿具有较高的风险，因此建议作者投稿前慎重选择期刊。

**（1）详细了解相关期刊**：投稿前做好充分的准备工作，寻找相关期刊进行阅读，或向有经验的同事了解，或通过相关数据库检索，要根据期刊的特点、专业范围或影响因子等，结合自己论文的内容和水平，确定投稿意向。

首先，通过阅读期刊的期刊介绍、期刊稿约、作者须知、投稿指南等资料，或浏览期刊目录等方式，了解期刊的主要报道内容、办刊宗旨、读者对象和开设栏目等。

第二，了解期刊的声望和地位，判断期刊的档次，可查阅期刊的主管单位、主办单位、编委会权威性、影响因子、发行量及被著名数据库收录情况等。不同的主办单位，其办刊的宗旨不同，承办期刊的水平亦不同。高水平期刊的编委会学术阵容强大，学术地位和知名度高。期刊的影响因子高说明其学术影响力大，其审稿和选稿的标准就更为严格。期刊的总被引频次高说明其被使用的范围广，受重视的程度高，在学术交流中的作用大。各期刊被数据库收录的情况不同，如期刊被世界主要文献数据库或检索系统 SCI、EI 所收录，说明其已达到一定档次，与同行交流的机会也增多。因此，作者要将自己文章放到同行所发文章或作者经常查阅和引用的文章中去比较，看文章内容是否有创新、创新程度如何、相同水平的文章大多发表在哪类期刊上，同时也要请自己的老师、同行朋友或自己熟悉的同行专家帮助，以便把握选刊的准确性。

国内外对学术期刊都有一些评价方法或指标体系。一般对高水平学术期刊的分类包括 SCI、SSCI；核心期刊；CSSCI；CSCD 等。本节主要对国内学术期刊的分类做介绍。①核心期刊：指刊载与某一学科（或专业）有关的信息较多且水平较高，能够反映该学科最新成果和前沿动态，受到该专业读者特别关注的期刊。目前我国已经出版了一些核心期刊目录，其中《中文核心期刊要目总览》（即北大核心期刊目录），由中国知网、中国学术期刊网和北京大学图书馆期刊工作研究会发布，受到学术界的广泛认可。第 9 版《中文核心期刊要目总览》（2020 版）里收录的护理期刊有《中华护理杂志》《护理学杂志》《护理研究》《护理学报》《中华护理教育》和《解放军护理杂志》（现名为《军事护理》）。除北大核心期刊目录外，《中文社会科学引文索引（CSSCI）》（即南大核心期刊目录），是由南京大学中国社会科学研究评价中心开发研制的 CSSCI 期刊指标体系确定的期刊，主要针对人文社科类的高质量期刊，其刊载的论文称为 CSSCI 收录。此外，《中国科学引文数据库》（*Chinese Science Citation Database*，CSCD）也有一定的学术影响力。目前，CSCD 收录的护理期刊有《国际护理科学（英文）》《中华护理杂志》《中国护理管理》《护理学杂志》《军事护理》和《中华护理教育》。②统计源期刊，也称为科技核心期刊，其引文率、转载率、文摘率等指标低于核心期刊，但期刊质量也较为可靠，是护理科研新手的较好选择。截至 2023 年，共 11 本护理期刊入选，其中 5 本期刊（《中华护理杂志》《护理学杂志》《护理研究》《护理学报》《军事护理》）被第 9 版《中文核心期刊要目总览》收录，另外 6 本期刊分别为《中国护理管理》《中国实用护理杂志》《现代临床护理》《中华现代护理杂志》《护士进修杂志》《护理管理杂志》。

第三，有投稿意向后要检索关键词，了解该期刊最近是否发表过内容与作者自己的文稿相同或相近的论文，如有，即使文稿质量高，最好也不要向这个期刊投稿，因为一般期刊不会在同一时期内发表两篇相似的文章，而收到此类稿件，编辑常常会以"已有类似报道"为由退稿。

第四，了解期刊论文的发表周期。发表周期指从编辑部收到稿件的时间到正式发表的时间之间的间隔，即论文发表的快慢，大部分期刊在每篇文章后会标注收稿日期，则可通过收稿日期和发表日期了解该期刊发表的快慢。

第五，了解期刊的刊出率及期刊容量。期刊的刊出率是了解期刊的一个重要指标。一般来说，期刊级别越高，稿源越丰富，刊出率越低。不同刊期的期刊（如周刊、双周刊、半月刊、月刊、双月刊和季刊）或相同刊期的期刊，其文章发表的周期、容量（即发表文章的数量）和发行量各不相同。通常在期刊学术范围、期刊的档次和期刊报道文章的体裁确定的情况下，一是要考虑将文章投到发表速度快、出版周期短的期刊上，这样可以获得充分体现文章创新性的优先权，达到快速交流传播的目的，并较早地产生社会效益；二是要考虑将文章投到容量大的期刊上，期刊的容量大，录用稿件的数量就多，稿件被录用的概率相对较大；三是要考虑将稿件投到发行量大的期刊上，期刊的发行量大，说明其读者群体广，学术交流的效果好。

最后，如果作者非常希望自己的论文在某一特定的期刊上发表，则在研究工作前就应对该期刊的报道内容和特点有所了解，尽量使自己的研究内容和设计符合该期刊的要求。

**（2）选择拟投稿期刊**：初步了解相关期刊后，作者需要将不同期刊进行比较，然后再确定拟投稿期刊。

1）国外期刊与国内期刊的比较：国外期刊主要以英文形式出现，在这类期刊上发表论文有助于研究成果的国际交流，而且很多国外期刊被 SCI 等著名检索系统收录，具有出版周期相对国内期刊短、影响因子高等优点。国内期刊以中文为主，其影响范围通常是国内，一些在国内领先的成果或不便于翻译成外文的论文往往会选择在国内期刊发表。国内期刊的出版周期往往较长，尤其是双月刊、季刊等，但部分期刊的英文摘要被国际知名数据库收录，也有利于提高论文的国际影响力。

2）综合期刊与专业期刊的选择原则：①同等级别下的优先原则。综合期刊和专业期刊在同是核心期刊的情况下，首先比较二者的影响因子。如果综合期刊影响因子明显高于专业期刊，则选择综合期刊发表。如果综合期刊影响因子较专业期刊没有明显的优势，甚至不如专业期刊，则优先选择专业期刊发表。如果二者都不是核心期刊，则专业期刊优先。②不同级别下的优先原则。如果综合期刊是核心期刊，而专业期刊不是核心期刊，一般论文可选择综合期刊发表，而课题来源的论文，因涉及成果的鉴定，专业期刊的发表将使研究成果更有说服力，故可优先考虑专业期刊。

3）国家级期刊和省级期刊的选择原则：随着核心期刊概念的提出和广泛运用，其实学术期刊已经没有必要分国家级和省级。但在期刊均非核心期刊的情况下，仍有必要进行区分。国家级期刊通常是指国家政府部门或国家级学会、协会主管、主办的期刊。省级期刊通常是指省级政府部门或省级学会、协会主管、主办的期刊。

4）其他优先选择原则：不同期刊收费标准不一样，本着节省科研经费的原则，作者宜优先选择没有审稿费、发表费用低的期刊。目前免费发表论文的期刊很少，基本都要收取版面费，但有些期刊不收作者审稿费，如《护理研究》。一些期刊审稿比较注重作者的学术水平，作者职称、学历越高，稿件越容易被录用。大部分期刊比较欢迎基金支持的论文，规定国家级、省部级课题论文具有各种优先发表权，可通过"绿色通道"快速发表。期刊的发表速度也是投稿时非常关键的选择原则。国内期刊的发表速度由快到慢依次是周刊、旬刊、半月刊、月刊、双月刊、季刊、年刊。

**3. 准备和加工稿件**　不同期刊开设不同的栏目，任何一种期刊都有自己的稿约，大多数是以《生物医学期刊投稿的统一要求》《科学技术报告、学位论文和学术论文的编写格式》《文稿编写规则》《文后参考文献著录规则》等有关文件为依据，结合该刊办刊宗旨、读者对象和特点而提出投稿要求，其目的是指导作者准备好稿件，适合投稿期刊要求，加速稿件的发表。无论稿件学术水平有多高，如果稿件的撰写格式不符合所投期刊的规范和要求，在进入正常的稿件处理流程前就可能被退回。因此，作者在拟定投稿期刊后，一定要仔细阅读该期刊的投稿须知，按该期刊要求的格式对文章进行修改和加工。

**4. 准备投稿函或介绍信**　作者投稿时需要同时投寄投稿函或介绍信，投稿函或介绍信是编辑部收到稿件最先看到的部分，主要作用是推荐稿件，说明稿件的真实性和介绍稿件的有关情况，一般要求作者加盖单位公章。投稿函中一般包括以下内容：①说明该论文的立题和内容资料真实可靠，是否涉及保密问题。②声明该论文是否重复发表和一稿多投。③声明是否有经济方面和其他方面的利益冲突。④声明稿件已被所有作者阅读和同意投稿，署名有无争议。⑤附上所有作者签名，所有作者均符合著作权标准。⑥证明研究内容是否由某项基金资助。

### （二）投稿

不同的期刊采用不同的投稿方式，包括纸版投稿、电子邮件投稿和网站投稿，投稿前一定要查询该期刊的投稿方式，再按期刊要求投稿。因纸版投稿已较为少用，现仅介绍电子邮件投稿和网上投稿。

**1. 电子邮件投稿**　目前，仅有部分期刊接收电子邮件投稿。电子邮件快捷、简便，可加快投稿和审稿过程，缩短刊出周期，一般要求稿件采用 word 文档，以附件的方式发送至编辑部指定的邮箱，邮件主题注明投稿。用电子邮件投稿的同时，还需根据期刊要求寄送介绍信和稿件处理费。

**2. 网上投稿**　现阶段，越来越多的期刊采用网上投稿。投稿前作者需登录期刊的官方网站，按系统提示注册后，再进行网上投稿，投稿后系统会显示是否投稿成功。网上投稿最大的好处是可登录期刊网站，了解文稿处理流程，随时了解文章处理在哪一阶段，网上投稿成功后再根据期刊要求寄送介绍信和稿件处理费。

### （三）投稿后工作

**1. 查询稿件**

（1）**注意查收稿件回执**：一般投稿后当天或 1~2 天就能通过 E-mail 或短信息收到临时稿号的回执，当作者将注明临时稿号的介绍信和处理费寄达编辑部的 1~2 天内将通过 E-mail 或短信息收到正式稿号的回执。所以，投稿 3 天如未收到临时稿号的回执，应加以询问，以免其中某一环节出现问题而得不到及时解决。

（2）**查询稿件处理结果**：编辑初审退稿通知一般在收到回执后 1 个月内能收到，通过 E-mail 投稿者约在 15 天内收到；专家审稿后的退稿通知一般在收到回执后 3 个月内能收到；退修通知一般在收到回执后 2~4 个月内收到。因此，作者在收到回执后 3 个月如还未有消息，可向编辑部进行咨询，如果稿件已被列入退修，则要耐心等待退修意见，不要再投他刊。随着数字化时代的发展，数字化编辑部及稿件处理系统正逐步建立并走向成熟，很多期刊已大大缩短了稿件处理的时限。

**2. 对待稿件处理意见**　论文投送编辑部后，编辑部相关人员将对稿件登记和分类，给作者回复收稿回执单，并将稿件发给相关编委审阅，经过初审和复审后，通知作者审稿结果（包括录用、退修和退稿），作者应根据审稿结果继续下一步工作。

（1）退修：退修稿是经编辑部审稿专家进行审评后，认为论文内容符合该刊的要求，有刊用和发表的价值，但格式或某些方面尚不能达到刊用的标准而需要做进一步修改的文稿。退修稿的修改意见一般包括原则性修改意见、写作格式的修改意见、篇幅的修改意见、对图表或文字的修改意见等。修改稿件是医学论文发表过程中必不可少的重要环节，作者在接到稿件退修通知单时，应对审稿专家和编辑所提的意见心怀谢意，仔细阅读修改意见，结合原稿逐条修改。

（2）**退稿**：由于众多原因的影响，退稿是经常发生的事情。据不完全统计，影响因子较高的期刊通常对来稿的采用率在15%左右，绝大多数稿件都属于退稿范围。一旦退稿，作者应了解清楚退稿的原因，并根据不同情况，采取不同的应对措施，以使自己辛苦劳动的成果能得到体现。

退稿的原因：①文稿格式不对。②一稿两投或多投。③该类文章期刊社已经刊登过。④文章质量太低，无发表价值，或不符合所投稿期刊的要求。⑤资料不完整，文字不精练，统计图表不合要求。⑥文稿不符合期刊的发表宗旨。⑦文稿字迹潦草或错别字较多，逻辑性差，文理不通等。上述退稿原因，有些在退稿单上会明确告示。

退稿后的应对措施：文稿被退回后，应根据退稿意见仔细分析自己的文章，并进行认真修改，根据不同的退稿原因采取不同的对策，如补充材料、精简文字、严格按期刊的要求撰写文章或改投其他相应期刊。对于部分内容确实很好，但格式不对或有重大缺陷者，可重新撰写，调整思维路线及讨论角度。

**3. 校稿**　一篇文稿从投寄到发表，通常需要经历审稿→定稿→编辑加工→作者修改→校对清样→出版发行等过程。在此过程中修改和编辑加工是最费时费力的环节，往往一篇文章要经多次修改方可达到出版要求。清样稿是编辑部根据编辑、作者对文稿多次、反复修改之后拟进行排版印刷的准期刊版页，清样已按该期刊的出版要求标明页次与栏目。而校对清样则是最后一道程序，目的是尽量消灭错别字，一般不作太多的内容修改和调整。在核对无误及订正相关内容后，在文稿首页的右上角清楚地签上作者的名字，以表示文稿已经认真核对，可以交付发排、印刷，并按编辑部规定的期限寄回期刊社。若错过规定期限，编辑部有权取消发排资格。

---

**知识拓展**

### 生物医学期刊投稿的统一要求

护理学术期刊遵循"生物医学期刊投稿的统一要求"（Uniform Requirements for Manuscripts Submitted to Biomedical Journals），该统一要求由国际医学期刊编辑委员会（International Committee of Medical Journal Editors，ICMJE）编制，内容包括五个方面：①目的陈述（statement of purpose）。②伦理考虑（ethical considerations）。③出版和编辑问题（publishing & editorial issues）。④文稿准备（manuscript preparation）。⑤参考文献（references）。该统一要求已成为全球生物医学领域的研究人员、论文作者、审稿人和期刊编辑共同遵循的规范。

---

## 二、护理主要期刊的介绍

为指导作者发表高质量的论文，以下主要介绍被第9版《中文核心期刊要目总览》收录的护理期刊，包括《中华护理杂志》《军事护理》《护理学杂志》《护理研究》《护理学报》和《中华护理教育》。

### （一）《中华护理杂志》期刊简介

《中华护理杂志》创刊于1954年，是中国创办最早、历史最悠久的综合性护理学术期刊。本刊由中国科学技术协会主管、中华护理学会主办，面向国内外各综合及专科医院、妇幼机构、科研院所及高等医学院校等从事临床护理、护理教学及科研的临床护士、教师和学生及科研人员等，其办刊宗旨是贯彻党和国家的卫生工作方针政策，贯彻理论与实践、普及与提高相结合的方针，反映我国护理临床、科研工作的重大进展，促进国内外护理学术交流。本刊被第9版《中文核心期刊要目总览》、中国科学引文数据库（CSCD）、中国科技论文统计源期刊（中国科技核心期刊）、中国知网（CNKI）、万方数据知识服务平台、维普期刊资源整合服务平台、Scopus、CINAHL等收录。

### （二）《军事护理》期刊简介

《军事护理》原名为《解放军护理杂志》，创刊于1983年，经过30多年坚持不懈的努力耕耘，期刊质量持续提升，学术影响力日益扩大。本刊由中国人民解放军总后勤部卫生部主管、第二军医大学主办，其办刊宗旨是面向军队和地方，坚持普及，重视提高，反映新医学模式下护理工作的面貌，研究护理学科建设，交流学术动态和临床经验，介绍护理新理论、新知识、新技能，提高护理人员整体素质，促进护理学科发展和护理人才队伍建设。本刊被第9版《中文核心期刊要目总览》、中国科学引文数据库（CSCD）、中国生物医学期刊文献数据库（CMCC）、中国生物医学期刊引文数据库（CMCI）等重要数据库收录。

### （三）《护理学杂志》期刊简介

《护理学杂志》创刊于1986年，是中国创刊最早的五种综合性护理学术期刊之一。本刊由中华人民共和国教育部主管、华中科技大学同济医学院主办，其办刊宗旨是立足临床护理、面向护理教学与科研前沿，以各级护理人员及护理院校师生为主要读者对象，及时传递护理学科发展的新方向及新信息，促进护理学术交流；突出护理学科的创新性、科学性及实用性；注重理论与实践相结合、普及与提高相结合。本刊被第9版《中文核心期刊要目总览》、中国科学引文数据库（CSCD）、中国科技论文统计源期刊等收录。

### （四）《护理研究》期刊简介

《护理研究》创刊于1987年，由山西省卫生健康委员会主管、山西医科大学第一医院和山西省护理学会主办，面向各级医院、护理专业院校及社区护理人员，以加强护理学术交流、提高护理质量为办刊宗旨。本刊被第9版《中文核心期刊要目总览》、美国CINAHL、中国科技论文统计源期刊、中国生物医学期刊文献数据库（CMCC）、中国学术期刊综合评价数据库等收录。

### （五）《护理学报》期刊简介

《护理学报》是由广东省教育厅主管、南方医科大学主办、南方医院承办的综合类学术性期刊，目前是我国护理专业唯一的学报。本刊的办刊理念是"以质量求发展，以服务铸品牌"。本刊被第9版《中文核心期刊要目总览》、中国科技论文统计源期刊、中国核心期刊（遴选）数据库、中文科技期刊数据库等收录。

### （六）《中华护理教育》期刊简介

《中华护理教育》为中国科学技术协会主管、中华护理学会主办、国内外公开发行的护理学术期刊，面向广大护理教育工作者、临床护理工作者、护理院校学生，其办刊宗旨是贯彻党和国家的卫生工作方针政策，贯彻理论与实践、普及与提高相结合的方针，主要反映我国护理教育以及临床护理科研工作的重大进展，促进国内外护理学术交流。本刊被第9版《中文核心期刊要目总览》、中国科学引文数据库（CSCD）、中国核心期刊（遴选）数据库、中国期刊全文数据库、中文科技期刊数据库等收录。

（刘 丹）

### 思考题

1. 研究者为探讨将健康行为互动模式应用于妊娠糖尿病（GDM）高危孕妇中进行健康管理的效果，在2021年7月至2022年3月对130名GDM高危孕妇进行随机分组，干预组实施基于健康行为

互动模式的护理干预,对照组给予常规的健康教育。孕妇分娩后第二天用 GDM 高
危人群知信行问卷和病人满意度调查表对病人进行评估。干预后,干预组孕妇的
知信行水平和满意度较对照组明显提高,差异具有统计学意义($P<0.05$)。

(1) 本研究的研究对象是谁?

(2) 本研究很可能采用了什么研究设计?

(3) 研究者采用了什么方法收集研究资料?

(4) 本研究的结论是什么?

2. 研究者为探讨养老机构护理员的安全文化与不良事件发生两者的关系,采用便利抽样选取
在某市一家养老机构工作的 56 名护理员作为研究对象,采用一般情况调查问卷、养老机构安全文
化调查问卷、不良事件发生情况调查表进行调查。安全文化调查问卷的 Cronbach's $\alpha=0.51$,而不良
事件发生情况调查表为自拟。阅读至此,如何评价该研究的质量?

# 第九章 | 护理科研项目与专利的申请

ER 9-1
教学课件

ER 9-2
思维导图

**学习目标**

1. 掌握护理科研项目的概念、专利的概念、专利的类型。
2. 熟悉科研申报书的基本内容和撰写注意事项、专利文件的撰写要点。
3. 了解护理专利的申请过程。
4. 具有严谨、求实、恪守科研诚信的科研精神。

## 第一节 护理科研项目的申请

**情景导入**

小李是新生儿重症监护室（NICU）的一名护士，她在临床工作中面临一个护理难题，即如何在保证早产儿存活的基础上，促进早产儿的发育，提高早产儿出生后的生存质量。小李考虑如果解决这个问题就需要在改变 NICU 环境和照护方式的同时，将医院护理延续至出院后社区、家庭护理中。她拟应用相关护理研究方法开展研究，准备申报该医院的护理科研项目。

**请问：**

1. 该护士所申请的项目属于何种科研项目？
2. 书写科研项目申报书有哪些注意事项？

护理科研项目（nursing research project）是解决护理学研究领域中（如临床护理、社区护理、护理教育、护理管理等）某一科学技术问题的系列研究，包括研究意义、国内外研究现况、研究内容、研究目标、研究设计方案以及具体实施步骤等。护理科研项目可以分解为若干具体的护理科研课题，而护理科研课题是指具体的有待科学研究加以解决或回答的护理问题。

## 一、科研项目的类型

按照不同的分类方法，科研项目可以分为不同的类别。

### （一）按项目类型分类

**1. 基础研究** 指以认识自然现象，探索自然规律，获取新知识、新原理、新方法为主要目的的研究。护理学中的基础研究是指为揭示护理现象及其规律而进行的研究。研究结果应具有创新性，对护理理论完善、发展及构建起重要的推动作用，如"减轻气道吸痰对动物呼吸道黏膜损伤的实验研究"。

**2. 应用研究** 指为满足社会或生产技术发展的实际需要，利用有关的科学技术知识来达到特定应用目的的创造性活动。护理学中的应用研究是指利用现有护理学科学技术知识来实现临床护理应用领域的创造性研究。其研究结果常常成为护理领域新的发明或技术革新的基础，能够为护理学科的发展产生重要的作用。如"循证护理网络信息资源平台的构建与应用研究"。

**3. 开发研究** 指应用基础研究和应用研究中的成果,转化为新的产品、材料和装置,建立新的工艺、系统和服务,以及对生产和建立的上述各项做实质性改进而进行的研究。护理学中的开发研究以推广应用新技术、新产品为主,例如"精密过滤输液器减少输液反应的临床应用研究"。

### (二)按项目来源分类

**1. 国家科技计划项目** 指由国家、政府及其下属职能部门规划的自然科学、社会科学等研究项目,包括国家自然科学基金项目、国家科技重大专项项目、国家重点研发计划项目、技术创新引导专项(基金)项目、基地和人才专项项目等。

**2. 部委级科研项目** 指由国家部委、各省省部级单位筹划、资助的科研项目,包括国家卫生健康委员会、国家中医药管理局等部委下达或资助的项目。

**3.** 省科技厅、卫生健康委员会、教育厅及市科学技术委员会等市、厅、局级下达或资助的研究项目,如省自然科学基金项目、省中医药管理局项目等。

**4. 横向协作项目** 如医药公司、社会团体以及相关企、事业单位资助的科研项目。

**5. 院、校级立项项目** 指由各高校、研究所、医院等机构自行设立的科学研究项目。

**6. 其他研究项目** 如社会团体设立的基金项目。

### (三)按项目业务性质分类

**1. 临床护理研究** 主要研究护理专业临床实际应用问题,如护理技术、护理手段、护理措施等。

**2. 护理管理研究** 指探讨有关护理行政管理、护理人事管理、护理质量控制等方面的研究。其目的是通过研究使护理管理更加规范化、科学化。

**3. 护理教育研究** 指关于护理教育体系、教育对象、课程设置、教学方法和评价等方面的研究。其目的是通过研究达到完善护理教育体系和制度、培养实用型护理人才,以更好地适应现代护理的发展及临床护理工作的需要。

## 二、项目申请书基本内容

护理科研项目申请书是研究者将选题及研究计划以书面形式提交给科研管理部门或资助机构的正式文本,包括研究的选题、目的、研究框架、研究设计、研究方法和步骤、技术路线图、研究的进度、经费预算和预期成果等内容。申请书一般由信息表格、正文、个人简历和附件构成。

### (一)信息表格

信息表格的内容包括基本信息、项目组主要参与者、资金预算表,填写时在指定的位置选择或按要求输入正确信息。基本信息包括项目名称、资助类别、申请代码、关键词、摘要等。

**1. 项目名称** 即申请课题的名称、标题或题目。

**2. 资助类别** 选择最适合申请人申报的资助类别。

**3. 申请代码** 申请人需要认真查询一级申请代码并选择相应的二级申请代码。

**4. 摘要** 是标书的内容提要,用最简明扼要的文字说明研究方法、内容、目标、科学意义等关键信息,包括研究背景、科学问题、研究目的、研究基础、研究内容、技术方法、科学意义等,回答做什么、为什么做、怎么做及研究意义等。

**5. 关键词** 关键词应该是申请项目在该领域内、国内外最有学术价值的突破点、创新点,也是申请论证围绕的中心。

**6. 资金预算表** 是预算核定、执行、监督检查和财务验收的重要依据。

### (二)正文

**1. 立项依据** 是科研项目的出发点,主要阐述该项目的研究意义、国内外研究现状及发展动态分析,强调研究的必要性和重要性,提出研究解决的问题与可达到的目标,并附主要参考文献。

(1)研究意义:强调预期成果的科学意义、科学价值和应用前景;是否具有创新意义是关键,应进行充分阐述。

（2）**国内外研究现况及发展动态分析**：阐述与项目申请有关的研究动态和最新研究成果，以及在此基础上有理有据地凝练出科学问题或科学假说。

（3）**主要参考文献目录**：参考文献是立项依据的有力辅证，应尽可能选用最新的、同行业内的权威文献，其中国内外的关键性研究工作要有所体现。

**2. 项目的研究内容、研究目标以及拟解决的关键科学问题**

（1）**研究内容**：它是研究目标的具体体现与分解，是研究题目的细化与解释。

（2）**研究目标**：本课题完成之后所达到的目的和能解决的科学问题。

（3）**拟解决的关键科学问题**：指本研究要解决的主要科学问题，也可包括技术难点问题等，是完成研究项目的关键和难点所在。

**3. 拟采取的研究方案及可行性分析**

（1）**研究方案**：是研究实施过程的集合，是对研究过程的详细描述。研究方案应该包括研究内容、研究设计、研究场所、研究对象、样本量计算、干预措施、测量工具和观察指标、资料分析方法、预期结果等重要内容。

（2）**技术路线**：要求能够清楚地概括研究方案中的关键步骤和重要指标。

（3）**可行性分析**：论述项目实施过程中，在科研团队的知识结构、人员配备、技术条件、研究人群等方面的优势。

（4）**项目的特色与创新之处**：列出项目中最突出的亮点有哪些，包括与众不同的特色和具有创新思维的想法与做法等。阐述拟开展的研究的特色和学术思想的新颖性，科学、严谨地分析研究内容的创新性。

（5）**年度研究计划及预期研究结果**：年度研究计划通常以每年 1~12 月的自然年度为单元，列出每年度的研究计划，包括拟组织的重要学术交流活动、国际合作与交流计划等，是对项目实施效果的预测，分为研究结果和研究成果。研究结果为达到预期研究目标时的研究发现，如新知识、新技术、新方案。研究成果为有形的专利、发表的论文、人才培养情况等。

**4. 研究基础与工作条件**　研究基础主要指申请者本人与申请项目相关的前期研究基础，工作条件指已具备的实验条件，尚缺少的实验条件及其解决途径。

（1）**研究基础**：阐述与本研究项目有关的研究工作积累及已取得的研究工作成绩，研究基础对于课题的评审非常重要，具体包括以下几种：①已发表的相关论著。②已取得的科研成果。③以往及在研的与本研究相关的科研项目。每项均应详细说明与本项目的关系，如注明发表论著、科研成果或项目名称、作者排序、年份、级别、项目编号、资助金额、结题情况等重要信息，以说明这些研究基础对开展本次研究有较好的铺垫作用。

（2）**工作条件**：主要包括人力、物力、财力资源和时间资源等，要重点介绍实验条件和研究人员方面的优势，配套资金和时间方面要体现出有效保障。列出已具备的实验场所和关键的实验设备。如果本单位缺少某种仪器设备，要注明解决的办法，如利用国家重点实验室和部门重点实验室的计划与落实情况。

### （三）个人简历

申请人的科研水平是完成申请项目的基本保证，个人简历须充分展示申请人的科研能力，特别是所获得的科研成果。介绍申请者学习经历和科研经历，主要包括接受高等教育的过程、研究简历及研究特长、学术任职、所获学术奖励、主要研究方向等。

### （四）附件

附件主要包括有关证明材料，如生命科学研究涉及伦理、动物保护和生物安全等相关研究内容，必须通过相应审查。

## 三、项目申请书撰写注意事项

项目申请书撰写的整体要求为：①申请题目应准确、简洁、清晰。②文献综述应全面且重点突出。③科学问题应鲜明且高度创新。④研究内容应具体、有针对性。⑤研究方案应清晰、操作性强。⑥科学目标应明确、适度。⑦研究团队应合理、专业互补。⑧经费预算应规范、高效可行。

### （一）信息表格

#### 1. 项目基本信息

（1）**项目名称**：标题是信息的集中点，要求能准确反映申请书的内容，提供有价值的信息，做到内容具体、简洁、鲜明、确切、符合逻辑，有新意的关键词要出现在标题中，突出体现选题的新颖性和创新性。项目名称要长度适中，通常为 20~25 字。字数太多，显得不够简洁，不容易找到核心词，字数太少，缺乏限定词导致研究范围不具体。

（2）**申请者信息**：应真实反映本人学习、工作和研究经历。

（3）**申请单位信息**：单位名称指项目依托单位名称，须按单位公章全称填写。

#### 2. 资助类别　根据研究者的实际情况选择适当的资助类别。

#### 3. 申请代码　申请代码是对申请项目研究领域方向定位的重要标识，不同级别的代码，覆盖的领域大小不同，有一些代码之间会有所交叠。申请人应在理解代码覆盖范围的基础上，对照项目的科学问题和主要研究内容，选择合适的学科代码。

#### 4. 摘要　摘要的撰写要以科学问题为核心，描述发现问题、解决问题的过程；撰写时应注意重点突出，阐明研究现状、研究意义、研究目标、研究内容、实验构想和预期结果；做到内容具体，结构清楚，逻辑严密，目标明确，突出新颖性，字斟句酌；建议采用结构式摘要，用最简明扼要的文字说明研究方法、内容、目标、科学意义等关键信息，以显示出申请者的科研功底和素养。摘要的撰写格式，如："采用……方法（手段）进行……研究，探索/证明……问题，对阐明……机制/揭示……规律有重要意义，为……奠定基础/提供……思路。"摘要通常由 7~8 个句子组成，分别描述不同的内容。1 个句子描述背景、1 个句子描述研究现状、1~2 个句子描述科学问题、2~3 个句子描述研究内容及技术方法，再用 1 个句子描述结果、结论及意义。不要过多描述某些内容而影响其他内容的描述，导致意思表达不完整。英文摘要也要字斟句酌，避免出现错误。

#### 5. 关键词　关键词的选择应尽可能准确、全面，能够突出文章的重点内容。关键词的另外一个重要功能是用于匹配基金申请书的函审（通讯评审）专家，以保证做到同行评审。

#### 6. 经费申请表　经费申请表要注意实事求是，预算应合理、细化，同时要遵守国家科研经费管理相关文件，包括申请经费总额、详细的开支预算及分年度拨款计划，应详细写出预算支出的项目、金额、计算依据等。需要预算支出的项目包括科研业务费（购置资料、检索查新、参加学术会议、发表论文、鉴定成果等）、实验材料费（动物购置、动物养殖、药物试剂等）、仪器设备费、实验室改装费、协作费（外单位协作费用）、项目组织实施费等。

### （二）正文

正文是基金申请书的主体部分。申请人须按所报项目类别正文撰写提纲填写，无遗漏，内容规范、真实。不得删除提纲及提纲括号内的文字。正文的撰写要做到立题依据充分，学术思想新颖，研究目标明确，研究内容具体，研究方案可行。在立项依据中说明"为什么要做"，在研究目标、研究内容以及拟解决的关键问题中说明"要做什么"，在研究方法、技术路线、实验手段和关键技术中说明"怎么做"，在研究基础、工作条件以及项目组成员、经费预算中说明"凭什么做"。注意字体、字号、全角、行间距、段间距的一致性。标点符号层次分明，格式规范、整齐。建议：①中文建议采用宋体五号字或楷体小四号字、1.5 倍行距。重点强调部分加黑或使用下划线。②英文建议采用 Times New Roman 五号字体。③参考文献可以采用比正文小一号的字体。

**1. 项目的立项依据** 立项依据要充分,研究目的要明确。立项依据的撰写既要概念清楚,用词严谨、规范,体现专业性和学术性,又要深入浅出,把关键问题交代清楚。

**(1)研究意义**:是否具有创新意义是关键,应进行充分阐述。强调预期成果的科学意义、科学价值和应用前景。基础研究可以从学术价值层面论述项目的科学意义。应用基础研究可以论述其对科技、经济、社会发展的重要意义或应用前景。

**(2)国内外研究现况及发展动态分析**:申请人要对国内外研究进展有充分的了解,能够清楚地阐述国内外研究现况、学术前沿、进展程度、发展趋势、同行研究的新动向,阐明:"谁在做?在做什么?做得怎样?谁做得好或不足?为什么?你打算怎么做才能更好?"

**(3)主要参考文献目录**:参考文献是申请书的重要组成部分,是立项依据的有力辅证。选用本领域顶级期刊最新、最重要的权威文献,掌握前沿、研究方向及趋势,反映申请人对本领域学科发展状况的了解程度,也反映申请人的研究层次和水平。引用文献在30篇左右,一般为20~50篇;要引用国内同行的文献,也要引用自己团队发表的文章,表明已有的研究基础。

**2. 项目的研究内容、研究目标以及拟解决的关键科学问题**

**(1)研究内容**:需要阐明本项目到底要研究什么具体科学问题。研究内容的撰写要求做到:内容具体、层次清晰、详略得当;研究内容不宜过多,各研究内容之间尽量相对独立,并在逻辑上呈递进关系。填写研究内容须突出重点,与研究目标紧密一致,阐述支撑课题最关键、最必要的内容。为清晰表述研究内容,可在每一个研究内容下列出关键的细目,并将细节描述清楚。

**(2)研究目标**:为待解决的学术问题。撰写研究目标须明确、精炼,提法要准确、恰当,与题目相呼应。撰写时以序号和小标题分段描述,使几个研究目标一目了然。用词准确,言简意赅,不可重复前面的研究背景,也不要写成研究内容的压缩版。

**(3)拟解决的关键科学问题**:需要仔细分析和提炼对达到预期目标有重要影响的某些研究内容、因素,必须掌握的关键技术或研究手段。①关键点:研究内容中所涉及科学问题的关键点。②问题的核心:能够使其他问题迎刃而解的内容。③创新点:往往蕴藏在关键问题之中,抓住了关键问题,也就抓住了创新。撰写时应仔细推敲,反复凝练,表述科学、恰当,采用疑问句的陈述方式提出研究问题,并找出关键问题,问题清楚,分析透彻,并有合理的解决办法。

**3. 拟采取的研究方案及可行性分析**

**(1)研究方案**:重视研究内容、研究方案及所采用的技术路线是否能验证所提出的科学问题或假说,注重科学性、可行性和逻辑性。要求研究内容适当,研究方案翔实,技术路线清晰,预期结果明确。研究方案要针对研究目标专门设计,要清楚、具体、特色鲜明、符合逻辑,确保完成研究内容、实现研究目标可操作性,切忌笼统、空泛,要有针对性、可行性。研究方案切忌复杂,最好设计流程图说明主要实验步骤。研究方法、技术路线、实验方案勿过于详细,申请书并非实验指导。尽可能使用专业术语和缩写,描述主要的实验材料和实验过程。关键技术均须有文献出处,提供文献是证明实验方案具有可行性的最有利的依据。

**(2)技术路线**:要求能够清楚地概括研究方案中的关键步骤和重要指标;须合理、可靠、可行,且无漏洞;思路好、材料独特、方法新颖,均可增强项目获得资助的机会。

**(3)可行性分析**:须从学术思想角度、研究队伍和研究条件三方面进行介绍和分析,上述三方面优势的综合,才是取得成功的关键。①理论上可行,指具有成熟的理论基础。②技术上可行,指研究目标在现有技术条件下具有可实现性。③设备材料可行,指本单位已具备完成项目研究所必需的技术设备和实验材料。④知识技能上可行,指申请者和课题组成员具有完成课题的能力。

可行性分析也可展示申请者是否具备顺利开展项目研究的环境和条件,其内容覆盖客观条件和主观条件。客观条件:①与项目相关的文献资料、实验设备、时间、经费、技术、学术信誉等。②已有的研究基础。③充分的科学依据,而不是笼统地空谈是否具备研究的可能性。主观条件:项目主持人和项目组成员的知识结构、学术专长等,要求主持人应具有深厚的专业知识、宽广的相关知识等。

(4)**项目的特色与创新之处**:该部分内容是申请书的精华和关键,需要申请者反复推敲、认真提炼。所谓特色与创新是指在本项目研究领域中申请者独有的、与国内外同行所不同的方面,可以从项目的立项依据、研究内容、研究方法、技术路线、实验方案等方面进行概括、提炼并集中反映出来。申请者对特色和创新部分的提出与分析必须科学、严谨,需考虑到其理由的充分性和合理性,要与国内外的研究现状进行对比,在分析相关研究现状的基础上重点阐述,从而突出本课题的特色和创新之处。避免盲目地用"我国首创""填补空白"等。创新是必要的,也是评审专家关注的,1~2条即可。

(5)**年度研究计划及预期研究结果**:尽量具体,以利于评议者了解研究方案是否可行,研究进度是否合理。撰写时可按研究期限分别制订计划,每一年度列出2~3项研究内容,语言宜简练,可预计一个大致的设想。预期的研究结果须与研究目标相吻合。

预期研究结果须兼顾基础和实用价值,包括成果内容、成果形式、成果数量,同时应明确、具体、具有可检查性。

1)成果内容:指在哪些问题上将取得进展并获得成果,表明通过本课题研究能提出和证明某项科学假说。

2)成果形式:指以何种载体反映所取得的研究结果,通常包括论文、论文集、学术专著、研究报告、政策性建议、计算机软件、某些系统设计等,以发表论文和申请专利结题较常见。

3)成果数量:指不同形式成果的数量。

预期结果可以包括年度报告、新开发的干预方案、青年人才培养、研究生培养、发表论文、出版专著等。撰写要求:以1~12月为一个自然年度,具体、可执行性强、可测量,为年度进展报告奠定基础。起止时间的填写与基本信息表上的研究期限一致。

**4. 研究基础与工作条件等**

(1)**研究基础**:详细论述与本项目申请直接相关的前期工作基础和已取得的工作成绩。

(2)**工作条件**:包括已具备的实验条件、尚缺少的实验条件和拟解决的途径。

(3)**正在承担的与本项目相关的科研项目情况**:申请人和项目组主要参与者正在承担的与本项目相关的科研项目情况。

(4)**完成基金项目情况**:指申请人负责的前一个已结题科学基金项目(项目名称及批准号)的完成情况。

**5. 其他**

(1)**个人简历**:按照有关要求认真撰写,如实填报申请人和主要参与者的个人简历、各类项目资助情况以及发表学术论文情况。发表学术论文情况要求以参考文献目录的规范撰写格式,列出全部作者姓名、论文题目、期刊名称、发表年代、卷期以及起止页码。

(2)**项目组主要成员**:即从事课题研究的团队,其结构(年龄、职称职务、人员数目等)应合理。课题组主要成员包括5~8名即可,但应结构合理,如包括高级研究人员1~2名、中级研究人员2~3名、技术人员及学生3~5名。介绍项目组成员的背景宜紧扣课题的研究内容和技术路线,既注重梯队、比例、技术力量等科研实力的展示,又注重与本课题的相关性。

## 四、常见科研基金项目介绍

### (一)国家自然科学基金项目

国家自然科学基金项目主要资助自然科学基础研究和部分应用研究,由国家自然科学基金委员会负责实施与管理。国家自然科学基金目前基本可分为"项目"和"人才"两大资助体系,此两大体系相辅相成、互相交叉、互相促进。以下重点介绍面上项目、重点项目、重大项目、青年科学基金项目和国家杰出青年科学基金。

**1. 面上项目** 面上项目支持从事基础研究的科学技术人员在科学基金资助范围内自主选题，开展创新性的科学研究，促进各学科均衡、协调和可持续发展。面上项目每年的资助金额约占资助项目总额的 45%，研究期限为 4 年。

**2. 重点项目** 重点项目支持从事基础研究的科学技术人员，并针对已有较好研究基础的研究方向或学科开展深入、系统的创新性研究，促进学科发展。重点项目体现有限目标、有限规模、重点突出的原则，重视学科交叉与渗透，有效利用国家和部门现有重要科学研究基地的条件，积极开展实质性的国际合作与交流。重点项目研究期限一般为 4 年。

**3. 重大项目** 重大项目是针对国家经济、社会、科技发展的需要，重点选择具有战略意义的重大科学问题，超前部署，开展多学科交叉研究和综合性研究，充分发挥支撑和引领作用，提升我国基础研究源头创新能力。重大项目研究期限一般为 4~5 年。

**4. 青年科学基金项目** 青年科学基金项目支持青年科学技术人员在科学基金资助范围内自主选题，开展基础研究工作，培养青年科学技术人员独立主持科研项目、进行创新研究的能力，激励青年科学技术人员的创新思维，培养基础研究后继人才。青年科学基金项目的研究期限一般为 3 年。

**5. 国家杰出青年科学基金** 国家杰出青年科学基金是国家为促进青年科学和技术人才的成长，鼓励海外学者回国工作，加速培养造就一批进入世界科技前沿的优秀学术带头人而特别设立的科学研究基金。资助费用为 200 万元 ~350 万元 / 项，研究期限为 4~5 年。

### (二) 国家社会科学基金

国家社会科学基金课题申报范围包括马克思主义、科学社会主义、党史党建、哲学、理论经济、社会学、管理学等 23 个学科以及由全国教育科学规划办等单独组织的教育学、艺术学、军事学 3 个单列学科，同时还注重扶持青年社会科学研究工作者和边远、民族地区的社会科学研究。国家社会科学基金项目中基础理论研究完成时限一般为 3~5 年，应用对策研究完成时限一般为 2~3 年，因正当理由可以申请项目延期，应用研究项目延期时间不得超过 1 年，基础研究项目延期时间不得超过 2 年。目前国家社会科学基金已经形成重大项目、年度项目、青年项目、西部项目、后期资助项目、特别委托项目、中华学术外译项目等类型。

**1. 重大项目** 重大项目资助中国特色社会主义经济、政治、文化、社会和生态文明建设及军队、外交、党的建设的重大理论和现实问题研究，资助对哲学、社会科学发展起关键性作用的重大基础理论问题研究。

**2. 年度项目** 年度项目包括重点项目、一般项目，主要资助对推进理论创新和学术创新具有支撑作用的一般性基础研究，以及对推动经济社会发展实践具有指导意义的专题性应用研究。重点项目资助额度为 35 万元，一般项目资助额度为 20 万元。

**3. 青年项目** 青年项目资助培养哲学、社会科学青年人才，资助额度为 20 万元。申请青年项目的申请人年龄不超过 35 周岁，对不具有副高及以上专业技术职称 (职务) 或者博士学位的，必须有两名具有正高级专业技术职称 (职务) 的专家进行书面推荐。

**4. 西部项目** 西部项目资助涉及推进西部地区经济持续健康发展、社会和谐稳定，促进民族团结、维护祖国统一，弘扬民族优秀文化、保护民间文化遗产等方面的重要课题研究，申请人必须是西部地区科研单位的在编人员，资助额度为 20 万元。

**5. 后期资助项目** 后期资助项目资助哲学、社会科学基础研究领域先期没有获得相关资助、研究任务基本完成、尚未公开出版、理论意义和学术价值较高的研究成果。

**6. 特别委托项目** 特别委托项目资助因经济、社会发展急需或者其他特殊情况临时提出的重大课题研究。

# 第二节　护理科研专利的申请

### 情景导入

护士小李是 NICU 的一名护士,在临床工作中她发现早产儿出院后,父母在居家照护早产儿的过程中存在知识、技能等方面的欠缺,从而影响了早产儿出院后生长发育过程。小李考虑能否开发一种能满足早产儿父母家庭支持护理需求的居家照护系统,并打算将此早产儿家庭护理系统申请为专利。

**请问:**

1. 护士小李想申请专利,前期应该做哪些准备工作?

2. 专利申请有哪些步骤?

## 一、专利的概述

### (一) 专利的概念

专利是指一项发明创造向国家审批机关提出专利申请,经依法审查合格后向专利申请人授予的在规定的时间对该项发明创造享有的专有权,是受法律规范保护的发明创造。

### (二) 专利的性质

专利与其他知识产权一样,具有独占性、地域性和时间性三大特点。

**1. 独占性**　又称排他性、垄断性、专用性等,指的是对同一内容的发明创造,国家只授予一项专利权。

**2. 地域性**　即空间限制,指一个国家授予的专利权,只在授权国的法律有效管辖范围内有效,对其他国家没有法律约束力,也就是说专利仅在批准的国家或地区有效。

**3. 时间性**　专利权的时间性是指专利权有一定的期限。各国专利法对专利权的有效保护期限都有自己的规定,计算保护期限的起始时间也各不相同。《中华人民共和国专利法》第四十二条规定:发明专利权的期限为二十年,实用新型专利权的期限为十年,外观设计专利权的期限为十五年,均自申请日起计算。

### (三) 专利的分类

我国的专利法将发明专利、实用新型专利和外观设计专利统称为专利。

**1. 发明专利**　发明专利是指对产品、方法或者其改进所提出的新的技术方案。依照专利法的规定,发明专利又分为产品发明专利和方法发明专利。产品发明专利是指一切以物质形式出现的发明,包括新设施、新仪器、新材料、新物质等,如新型留置针、新敷料的发明等。方法发明专利是指一切以程序和过程形式出现的发明,包括产品的制造加工工艺,材料的测试、检验方法,产品的使用方法的发明等。

**2. 实用新型专利**　实用新型专利是指对产品的形状、构造或者其结合所提出的适于实用的新的技术方案。

实用新型专利的保护对象只限于产品发明的一部分,即具有一定形状或结构的产品,它保护的是对于产品的改进,不保护方法发明,一切有关方法(包括产品的用途)以及未经人工制造的自然存在的物品都不授予实用新型专利。

**3. 外观设计专利**　外观设计专利是指针对产品的形状、图案或者其结合以及色彩与形状、图案的结合所做出的富有美感并适于工业应用的新设计。外观设计专利保护的是产品的外形特征,这种外形特征必须通过具体的产品来体现,可以是产品的立体造型,也可以是产品的背面图案,或者是两者的结合,但不能是一种脱离具体产品的图案或图形设计。

#### （四）授权条件

**1. 发明和实用新型专利的授权条件**

（1）**新颖性**：指该发明或者实用新型专利不属于现有技术，也没有任何单位或个人就同样的发明或实用新型在申请日之前向国务院专利行政部门提出过申请，并记载在申请日以后公布的专利申请文件。

（2）**创造性**：指与现有技术相比，该发明具有突出的实质性特点和显著的进步。

（3）**实用性**：指该发明或者实用新型能够制造或者使用，并且能够产生积极效果。

**2. 外观设计的授权条件**　我国专利法规定，授予专利权的外观设计，应当不属于现有设计，也没有任何单位或者个人就同样的外观设计在申请日以前向国务院专利行政部门提出过申请，并记载在申请日以后公告的专利文件中。此外，授予专利权的外观设计与现有设计或者现有设计特征的组合相比，应当具有明显区别。我国专利法还规定，授予专利权的外观设计不得与他人在申请日以前已经取得的合法权利相冲突。

## 二、医学专利的申请范围

### （一）可申请专利的范围

1. 医疗器械、设备和防护用具本身、制造方法和产品的包装和造型。

2. 药品本身、制备方法和用途。

3. 生物制品本身、制备方法和用途。

4. 微生物菌种和遗传物质本身、制备方法和用途。

### （二）不适于申请专利的范围

1. 科学发现，如自然界中客观存在的物质、现象、变化过程及其特性和规律的揭示。

2. 智力活动的规则和方法，如对人和动物进行教育、训练的方法，组织生产、游戏的方案、规则。

3. 疾病的诊断和治疗方法。

4. 动物和植物的品种。

5. 用原子核变换方法获得的物质。

6. 对违反国家法律和社会公德的专利申请。

## 三、专利的申请和步骤

一项专利从申请到获得授权的过程要遵循专利法规定的固定程序。发明专利的申请与审批程序包括申请受理、初步审查、早期公布、实质审查和授权 5 个阶段。实用新型专利和外观设计专利的申请不需要进行早期公布和实质审查，只有申请受理、初步审查和授权 3 个阶段。

### （一）申请受理阶段

**1. 文献检索**　为了减少申请专利的盲目性，节省申请人及专利局双方的人力和物力，专利申请人在提出申请前应当对准备申请专利的技术方案和具体内容是否具备专利性进行文献检索，充分了解现有技术或设计的状况。国家知识产权局下属的专利检索咨询中心设有申请专利前的有偿检索服务，申请人也可以自行进行网上检索。

**2. 专利申请文件的准备**　申请人欲取得某项发明创造的专利权，需要以书面形式或电子文件形式向国家知识产权局提出申请。申请文件应当按照相关要求认真填写和准备，申请文件撰写质量往往影响到审批程序的长短、保护范围的宽窄，甚至影响到专利申请能否被授予专利权。申请文件、填写要求、专利申请指南等可在国家知识产权局官方网站下载。发明专利的申请文件包括发明专利请求书、说明书、权利要求书、摘要及附图；实用新型专利的申请文件包括实用新型专利请求书、说明书、说明书附图、权利要求书、摘要、附图；外观设计专利的申请文件包括外观设计专利请求书、简要说明、图片或照片。

具体文件要求为：①专利请求书：请求书是申请人向专利局表示请求授予专利权愿望的文件，由其启动专利申请和审批程序。请求书应当写明发明或实用新型专利的名称,申请人的名称或姓名、地址,发明人的姓名以及其他事项。专利局统一印制了"发明专利请求书"和"实用新型专利"的表格,申请人或专利代理人只要按照要求填写即可。②说明书:是具体说明发明创造的实质内容的文件,作为一项技术文件,其主要作用是向全社会充分公开发明或实用新型的技术内容,并使该领域一般技术人员能够实施,从而对社会的科学技术发展做出贡献。因此,说明书清楚、完整地公开其发明或实用新型是获得专利保护的必要前提。按照专利法的要求,说明书需要包括技术领域、背景技术、发明内容、附图说明和具体实施方式五部分内容,其中最重要的是发明内容和具体实施方式。发明内容部分应明确阐述专利的技术问题,提供详细的技术方案和有说服力的有益效果。具体实施方式部分通过举例对技术方案进行详细说明,充分公开、理解和再现发明。说明书的撰写要突出清楚、完整。③权利要求书:是发明的实质内容和申请人切身利益的集中体现,也是专利审查、无效及侵权诉讼程序的焦点。申请时提交的原始权利要求书也是申请人在专利申请的审批和后续程序中修改其专利申请文件的基础。专利授权后,权利要求书还是确定专利权保护范围的法律依据。权利要求书的撰写要突出以说明书为依据、清楚、简要三个特征。"以说明书为依据"不仅指在形式上权利要求书与说明书有一致的描述,更重要的是权利要求书中每一项权利都要求取得说明书内容上的支持,即要求保护的技术方案在说明书中已经充分公开。因此权利要求书应清楚、简要地限定要求专利保护的范围。④说明书摘要包括发明所属的技术领域、需要解决的技术问题、主要技术特征和有益效果。其作用主要是提高技术情报,不具有法律效力。说明书摘要应当写明发明或实用新型专利的名称和所属技术领域,并清楚地反映所要解决的技术问题、解决该问题的技术方案以及主要用途,其中以技术方案为主。

**3. 专利申请的提交和受理** 申请人准备好需要的申请文件后,即可将文件提交给国家知识产权局专利局的受理部门,包括专利局受理处和专利局下辖的各地方代办处。对符合受理条件的申请,国家知识产权局专利局将确定申请日,给予申请号,发出受理通知书。申请人收到通知书后,应当按照通知书中的规定缴纳费用。

### (二) 初步审查阶段

专利申请文件符合格式要求且按规定缴纳申请费后,自动进入初审阶段。申请发明专利和实用新型专利在初审前要进行保密审查,需要保密的应按保密程序处理。初审程序主要对申请是否存在明显实质性缺陷进行审查,包括以下内容:

1. 是否明显违反法律、社会公德或者妨碍公共利益。
2. 依赖遗传资源完成的发明创造,其遗传资源的获取或利用是否明显违反法律、行政法规的规定。
3. 是否属于未经专利局进行保密审查而擅自向国外申请专利后,又就相同内容提出的专利申请。
4. 是否明显属于专利法不予授权的对象。
5. 是否明显缺乏技术内容而不能构成技术方案。
6. 是否明显缺乏单一性。
7. 申请人是否符合要求的资格。
8. 说明书和权力要求书撰写是否符合要求。
9. 申请文件经补正是否超出原申请的范围。
10. 实用新型专利是否明显不具备新颖性。
11. 外观设计专利是否明显与已经批准的专利相同。

如果以上审查内容有不合格的,或者申请文件材料不齐全、格式不符合要求的,国家知识产权局将通知申请人在规定的期限内补正或者陈述意见,经答复后仍不合格的予以驳回。实用新型专利申请和外观设计专利申请经初审合格,将直接进入授权阶段,发明专利申请则将发给初审合格通知书,进入申请公布阶段。

### (三) 发明专利申请公布阶段

发明专利从发出初审合格通知书后就进入等待公布阶段,经过格式复核、排版印刷,大概在3

个月后在《专利公报》上公布并出版说明书单行本。发明专利申请公布后申请的内容就成为现有技术的一部分，申请人就获得了临时保护的权利。自申请公布之日起，申请人可以要求使用其发明的单位或者个人支付适当的费用。

### （四）发明专利实质审查阶段

发明专利申请公布以后，申请人要提出实质审查申请要求并缴纳实质审查费，专利局将发出实质审查程序通知书，申请进入实质审查阶段。在实质审查中，审查员将在检索的基础上对专利是否具备新颖性、创造性、实用性等条件进行全面审查。审查不合格的申请会通知申请人在规定的期限内修改或者陈述意见，经答复后仍不合格的予以驳回。审查合格的申请将发放授权通知书，申请进入授权准备阶段。

### （五）授权阶段

实用新型和外观设计专利申请经初步审查合格后，发明专利申请经实质审查合格后，申请人会接到授权通知书和办理登记手续通知书，在规定的期限内办理登记手续并缴纳规定的费用后，国家知识产权局专利局将授予专利权，颁发专利证书，在专利登记簿上记录，并在《专利公报》上公告，专利权自公告之日开始生效。专利被授予之后，发明专利权的期限为二十年，实用新型专利权的期限为十年，外观设计专利权的期限为十五年，均自申请日起计算。专利权人自授予专利权的年度开始，直到保护期限届满专利权终止，每年都要缴纳一定的费用，随着年度变化，年费的数额不尽相同，缴纳年费是专利权人的义务。

## 四、专利申请在护理研究中的作用

护理研究成果是在护理领域内通过研究取得的具有一定学术意义或实用价值，并可以直接或间接地应用于护理实践中的创造性成果。它以论文、专著、图书、调查报告、专利等形式表现出来。护理专利属于护理科研成果的一种，其作为护理行业知识产权和科技创新的重要标志和体现，在衡量本行业科研技术水平方面占有极其重要的位置。其作用主要表现在以下几个方面：

**1. 保护创新成果** 护理领域的研究可能涉及新的医疗设备、药物。通过申请专利，研究人员可以保护他们的创新成果，防止他人未经许可使用或复制他们的发明。

**2. 激励创新** 专利制度鼓励研究人员投入更多时间和资源进行护理研究。获得专利保护，有助于激发更多的创新研究。

**3. 促进合作** 专利可以成为合作和技术转让的媒介。护理研究团队可以与医疗设备制造商、制药公司或其他研究机构合作，共同开发和推广新的医疗解决方案。

**4. 增加社会效益** 护理专利是以社会效益为前提，以减轻病人病痛、尽快恢复病人健康为目的，以提高人民身体素质为最终目标，其经济效益是无法用金钱来衡量的，它潜在于社会效益之中，被社会所分享。

总之，专利在护理研究中有助于保护创新成果、促进创新和合作，以及增加研究成果的社会价值，从而推动护理研究的进步和发展。

（仝慧娟）

### 思考题

1. 护理科研项目的类别有哪些？
2. 项目申请书包括哪些基本内容？
3. 专利授权的范围有哪些？
4. 专利申请和审批的步骤是什么？

ER 9-3

练习题

# 第十章 | 循证护理

ER 10-1
教学课件

ER 10-2
思维导图

**学习目标**

1. 掌握循证护理的概念、循证护理的基本步骤、系统评价的基本步骤。
2. 熟悉循证护理核心要素。
3. 了解循证护理的发展史。
4. 学会提出循证护理问题;学会对文献进行检索和严格评价以及对常见的临床问题进行系统评价。
5. 具有发现问题、解决问题的能力及求真务实的精神。

**情景导入**

重症早期(48 小时)肠内给予营养支持可维护机体代谢及组织、器官的功能,减轻继发性损伤。在营养支持护理过程中,护士对营养支持的态度以及规范性护理操作发挥着重要的作用。检索文献发现关于肠内营养支持有大量的国内外研究文献,有些是教科书、临床护理常规中规定的传统做法,有些是最新研究发现。

**请问:**

1. 如何检索该领域的最新、最佳证据?
2. 是不是来自教科书、期刊中研究论文的结论就是"金标准"?
3. 如何解读该领域大量的研究证据?

## 第一节 概 述

护理实践中的任何专业决策都应基于科学证据,而不能简单地凭经验,这是护理学科专业化的重要特征。循证护理实践已成为全球护理的共识。护理学科在我国处于迅速发展中,尤其是护理学科成为一级学科后,循证护理成为我国护理学科关注的重点,对提高护理实践的科学性和专业化水平起到重要作用。本章主要介绍什么是循证护理、循证护理的核心要素以及循证护理实践的步骤等,在此基础上,介绍常见证据资源的检索、文献质量的评价以及系统评价的步骤与方法等,并介绍证据临床转化的过程和意义。

### 一、循证护理的概念

循证护理(evidence-based nursing, EBN)即遵循证据的护理,指护理人员在计划其护理活动过程中,审慎地、明确地、明智地将科研结论与其临床经验和病人的愿望三者相结合,获取证据,作为临床护理决策的依据的过程。循证护理构建在护理人员临床实践的基础上,它强调以临床实践中特定的、具体化的问题为出发点,将来自科学研究的结论与其临床知识和经验、病人需求进行结合,促进直接经验和间接经验在实践中的综合应用,并通过实施过程,激发团队精神和协作气氛,改革工作程序和方法,提高照护水平和病人满意度。循证护理注重终末评价和质量管理,能有效地提高护理质量,节约卫生资源。

## 二、循证护理的发展史

随着循证护理在护理领域的兴起,护理人员对循证护理观念的认识与接受,循证护理理念与思想在护理学中的影响日渐显著,有关临床实践和健康服务的护理研究论文显著增多,护理决策的研究证据基础(research evidence base)也在不断成长和成熟。

### (一)"循证"概念的产生

"循证"(evidence-based)亦称为"实证",即就某一专题对各个国家所有相关文献进行检索、评价、筛选、汇总,形成系统评价报告,并将系统评价的结论提炼为可读性强、简洁、易于传播的专业信息,将这一专业信息提供给实践中的卫生保健人员。在《辞海》中,"实证"一词被定义为可以证明或推翻某一结论的证据、事实或信念。时至今日,"循证"已逐渐在医学领域成为跨专业的工作模式。

### (二)"循证医学"的产生

循证医学是 20 世纪 90 年代初发展起来的一门新兴交叉临床医学基础学科。其学术思想、研究方法和研究成果对于指导政府的卫生决策和医学教育,指导医师的临床实践和临床科研都有十分重要的意义。循证医学是当今世界医学领域最重要、最活跃、最前沿的新兴学科。它的形成和发展对医学研究,尤其是临床医学研究,以及医学教育、医学科研、卫生事业管理和医学信息研究产生了巨大的影响。

1972 年 Archie Cochrane 就提出应将医护工作建立在合理的证据之上,而非主观经验之上。1992 年英国成立 Cochrane 中心,并于 1993 年创办了 Cochrane 协作网,在 1996 年正式提出循证医学(evidence-based medicine,EBM)的概念:"循证医学是审慎地、明确地、明智地运用最新、最佳证据做出临床决策,循证医学实践意味着临床医生将其个人的临床经验与来自系统研究的最新、最佳临床证据结合。"

### (三)"循证护理"的产生

循证护理起源于 EBM 实践,是结合护理实践而产生的一种护理理论与方法。虽然护理与医疗相比有其独立的专业特征,但从方法学的角度,循证护理正是借助于循证医学的一般理论与方法建立与发展起来的。

1991 年加拿大麦克马斯特大学的教授 Dicenso 首次提出"循证护理"这一护理理念,其观点迅速得到普遍关注与研究。1995 年英国约克大学护理学院成立了全球第一个循证护理中心——"NHS CRD"。随后澳大利亚"Joanna Briggs 循证护理中心"成立,后改名为"Joanna Briggs 循证卫生保健中心(JBI)",这也是目前全球最大的推广"循证护理"的机构。循证护理目前已成为循证医学的一个重要分支,在医学界以"evidence-based"冠名的期刊中护理学科期刊数量排名第三。而"evidence-based nursing"也在 2009 年被 MEDLINE 定为主题词,可在 MeSH 词表中检索。

## 三、循证护理的核心要素

循证护理是引导科学、有效地开展临床护理决策的理念和方法,循证护理的核心要素包括 4 项:①所有可获得的来自研究的最佳证据。②护理人员的专业判断。③病人的需求和偏好。④应用证据的临床情境。

## （一）最佳证据

在循证护理中，证据是指经过研究及临床应用后，证明可信、有效、能够有力地促进医疗或护理结局向积极方向改变的措施、方法。经过严格评价的研究结果可成为证据。最佳证据是指来自设计严谨且具有临床意义的研究的结论。

证据需经过严格界定和筛选获得。对通过各种途径检索得到的护理研究结果，需应用临床流行病学的基本理论和临床研究的方法学以及有关研究质量评价的标准去筛选最佳证据，这包括：其研究的设计是否科学合理，研究结果是否具有真实性，干预方法是否对病人有益、是否对提高护理质量有利，并进行证据的汇总。同时，应该注意到护理领域证据的多元性问题。当今的循证医学严格强调随机对照试验的作用，这使在护理学科领域开展和应用循证实践受到了挑战。根据护理学科的属性和特点，循证护理应注重证据的多元性。因此，从护理学科的角度而言，选择文献纳入系统评价时除了考虑传统的定量设计研究的结果外（随机对照试验、非随机对照试验、病例对照研究、队列研究等定量设计的研究结果），人文社会科学和行为科学领域的质性研究和行动研究的设计也应作为进行系统评价时可纳入分析的文献，即也可以成为证据的来源。

## （二）护理人员的专业判断

专业判断指护理人员对临床问题的敏感性，以及应用其丰富的临床知识和经验、熟练的临床技能作出专业决策。

当开展循证护理时，护理人员应能够敏感地察觉到临床问题，并将文献中的证据与临床实际问题实事求是地结合在一起，而不是单纯地照搬照套。这要求护理人员应具备系统的临床知识、丰富的实践经验、发现问题的敏锐性、缜密的思维以及熟练的实践技能。这样的护理人员往往能够对个体或群体的健康状况、他们所面临的问题、他们的需求和喜好、干预活动的潜在益处等进行专业判断，为病人和家庭提供他们所需要的信息，提供支持性的、舒适的环境。

临床护理人员是实施循证护理的主体，因为对病人的任何处理都是通过护理人员去实施的，因此，护理人员需要不断更新和丰富自己的知识和技能，将其与临床经验密切结合。其中，临床流行病学的基本理论和临床研究的方法学是实施循证护理的学术基础。

## （三）病人的需求和偏好

病人的需求和偏好是开展循证决策的核心。任何先进的诊治手段首先都必须得到病人的接受和配合才能取得最好的效果。因此，循证护理必须充分考虑病人的需求。证据能否应用在病人身上去解决病人的问题，取决于是否考虑病人本身的需求。病人由于病情不同、个人经历和价值观的差异、是否拥有医疗保险、对疾病的了解程度及家庭背景的差异等，其需求也会不尽相同。

循证护理是对护理人员思维方法和工作方法的挑战，利用自身丰富的临床经验，护理人员可运用"循证实践"的方法分析病人多样化需求，寻求满足其需求的最佳方式，而非一味"按常规行事"。因为所谓"常规"往往强调群体，注重习惯，而"循证"则以尽可能满足病人个体的利益和需求为目的，遵循最科学的证据，必要时不惜打破常规。护理人员、医生、病人之间平等友好的合作关系与临床决策是否正确密切相关，同时也是成功实施循证护理的重要条件。所以强调在开展循证护理过程中，护理人员必须秉持以病人为中心的观念，具备关怀照护的人文素质和利他主义的精神，注重对病人个体需求的评估和满足。

## （四）应用证据的临床情境

证据的应用必须强调临床情境，在某一特定情境获得明显效果的研究结论并不一定适用所有的临床情境，这与该情境的资源分布情况、医院条件、病人的经济承受能力、文化习俗和信仰等均有密切的关系。因此，在开展循证护理时，除了要考虑拟采纳证据的科学性和有效性外，同时还应考虑证据在什么临床情境下实施，以充分评估证据应用的可行性、适宜性和是否具有临床意义。

## 循证护理的意义

外周静脉留置针是目前临床上应用最为广泛的静脉输液工具,在其使用过程中会导致静脉炎、堵管、渗液、导管相关性感染等并发症。为了降低留置针相关并发症的发生风险,2013年国家卫生与计划生育委员会发布的《静脉治疗护理技术操作规范》中明确指出,在未出现静脉炎、堵管、怀疑导管相关性感染的情况下,外留置针应72~96小时拔除1次。而2015年一项系统评价推荐临床上依据临床指征拔除留置针。但2015年系统评价纳入的参考文献的研究人群主要来自澳大利亚与美洲,目前尚缺乏亚洲人群的数据,研究结果是否适用于我国人群尚未确定。

针对该问题,国内学者开展了一项多中心随机对照试验,以比较在我国根据临床指征拔除留置针和常规拔除留置针在并发症发生情况上的差异。该项试验挑战了以往认为"静脉留置针留置时间越长,静脉炎发生率越高"的观点,并非留置时间越长并发症风险越高,留置时间与导管相关性感染的关系呈阶段性变化趋势。依据临床指征拔除留置针,虽然堵管的发生风险较常规拔除留置针高,但其留置时间更长,从整个住院治疗周期来讲,可减少病人的留置针穿刺次数和疼痛体验次数,故推荐临床在严格监测堵管的前提下,可依据临床指征拔除留置针。<来源:李旭英,孙红,魏涛,等. 外周静脉留置针不同拔管时机的随机对照研究[J]. 中华护理杂志,2020,55(2):272-277.>

由此可见,循证护理可帮助护理人员更新观念,改进工作方法;有利于科学有效地进行临床护理决策。与此同时,循证护理可以培养护理人员"以病人为中心"的临床态度,形成敏锐发现问题、科学解决问题、认真应用证据的职业素养。

## 第二节 循证护理实践的基本步骤

循证护理实践是一个系统的过程,涉及护理组织、各级各层护理人员。循证护理实践主要包括4个阶段:证据生成、证据综合、证据传播以及证据应用。具体过程包括:明确问题,循证证据的检索,严格评价证据,通过系统评价汇总证据,传播证据,引入和应用证据及评价证据应用后的效果。

### 一、明确问题

循证护理的第一步是要提出一个可以回答的临床问题,而不是一般意义上的普通问题。循证护理的问题应具有相应的构成要素,从而保证循证实践的顺利实施。

#### (一) 循证护理问题的构成要素

一般来说,临床问题分为背景问题和前景问题。背景问题通常是比较普遍和基础的疾病和干预。例如:什么是静脉溃疡?它的病理生理特点如何?这类问题的答案通常可以在教科书中找到。前景问题则是只能通过现有的最好的研究来回答关于诊断、评估,或是病人治疗,或是理解病人健康问题的意义等问题。如:加压治疗对促进静脉溃疡愈合有效吗?通过这样的问题来找出治疗静脉溃疡的最有效的方法。

前景问题的提出可包括3个方面。①人群:病人或服务对象的特征。②干预或暴露:感兴趣的治疗或干预是什么?③结果:感兴趣的结果是什么?根据这个规律对关于静脉溃疡的问题进行分解,即人群是静脉溃疡病人,干预措施是加压治疗,结果是溃疡的愈合效果。

### （二）基于创证的循证问题

**1. 经典的 PICOS 问题**

（1）P 为特定的人群（population）：主要描述什么是目标人群，这类人群需要考虑的特征有哪些。

（2）I/E 为干预或暴露因素（intervention/exposure）：主要描述哪些是需要考虑的干预措施或暴露因素，也可能是预后的因素或诊断试验。

（3）C 为对照组或另一种可用于比较的干预措施（control/comparison）：主要描述要考虑什么样的比较或对照。其适用于两种干预措施的效果进行比较或与两种或两种以上的诊断测试进行比较，但在单纯一个预后问题或一种干预或诊断前后比较时则不适用。

（4）O 为结局（outcome）：描述感兴趣的结局是什么，找出循证问题所需要的证据。

（5）S 为研究设计（study design）：其作用主要是可以限定研究设计的类型，可更有针对性地找出循证问题所需要获得的证据。

---

**知识拓展**

## 经典的循证问题实例

某项系统评价拟比较肝素盐水与无菌生理盐水两种封管液对预防经外周静脉置入中心静脉导管（PICC）堵塞的效果及安全性，其循证问题为：

P：年满 18 周岁且植入 PICC 的住院病人。

I：使用肝素液进行 PICC 封管。

O：发生堵管的人数占本组总人数的比例。

S：随机对照试验（RCT）。

---

**2. 循证问题的扩展模式**　Cochrane 协作网将 PICO 认定为进行量性研究系统评价前构建循证问题的最佳起点，以更精确地检索，构建更细致、更完整的对临床问题的循证实践。随着循证实践的发展，学者们又提出了 PECO、PEO、PICOSST 等 PICO 扩展模式，临床护理还可以结合临床实际情况进行删减、扩增，具体见表 10-1。

表 10-1　PICOSST 表格

| 字母 | 英文全称 | 意义 | 备注 |
|---|---|---|---|
| P | participant/patient/ population/problems | 研究对象 / 病人 / 某病患病人数 / 问题 | 病因问题、诊断问题、治疗问题、护理问题、预后问题、预防问题等 |
| I/E | intervention/exposure | 干预措施 / 危险因素暴露 | 护理干预措施、暴露因素、药物治疗、检查方法、预后因素、护理方法、病人选择等 |
| C | comparison/control | 比较措施 / 对照措施与拟研究的干预措施进行对比的措施 | 金标准、安慰剂、空白对照、日常锻炼、护理常规等（必要时采用） |
| O | outcome | 结局指标 | 疗效、生命质量、不良反应、安全性、费用满意度、死亡率、复发率, 感染率等 |
| S | study design | 研究设计或类型 | 实验性研究或随机对照试验、类实验性研究、不对等对照组设计、自身前后对照设计、时间连续性设计、观察性研究（描述性研究、横断面研究、现况研究、纵向研究、随访研究、相关性研究、分析性研究、队列研究、病例对照研究） |
| S | setting | 研究场所或环境 | 病人的诊治环境、护理环境、服务条件、某疾病发生的区域性特点等外界环境因素。 |
| T | time | 时间段 / 疾病研究进程 | 针对时间序列的研究, 如生存分析 |

**3. 基于质性研究的循证问题**　对于护理学科领域诸多需要用质性研究来回答的问题,也可以转化为结构化的循证问题。质性研究的问题一般是询问有关病人感觉、经历、体验和观点,涉及病人治疗和康复过程中的一些特殊体验和经历等,常需要用描述性的语言文字来回答,如:新生儿重症监护室早产儿的家属会担忧哪些问题? 参加药物试验病人的治疗体验是什么? 某些糖尿病病人为什么不能按期如约来医院复诊?

质性研究领域的循证问题一般包括 PICoS 4 个方面:

(1) P:病人或服务对象(participant)。

(2) I:感兴趣的现象(interest of phenomena)。

(3) Co:具体情形(context)。

(4) S:质性研究的类型(study design)。

例如:"参加临床药物试验的乳腺癌内分泌治疗病人治疗期间有哪些经历? 什么因素影响了她们服药的依从性?"转化为 PICo 循证问题,则 P 是内分泌治疗期间的乳腺癌病人;I 是病人的治疗依从性问题;Co 是参加临床药物试验这个情形。

## 二、循证证据的检索

循证证据的检索分为以证据应用(即"用证")为目的的检索和以证据综合(即"创证")为目的的检索。以"用证"为目的的检索强调从"6S"证据资源金字塔模型从上到下检索,而且强调查准率,便于临床护理人员在短时间内检索到最佳证据;而以"创证"为目的的检索则主要检索原始研究,是在制作系统评价过程中,通过立题、检索文献、筛选文献、评价文献质量、收集资料、解释结果,最终产生证据的过程。

### (一) 检索步骤

**1. 明确临床护理问题**　当护士在临床护理实践中提出一个具有临床意义的问题,并期望通过检索当前的最佳研究证据来帮助进行临床护理决策时,首先应对该临床护理问题进行分析,常用PICOS 策略进行问题解析。

**2. 选择可能覆盖所研究临床问题的数据库**　以"用证"为目的的检索按照"6S"证据资源金字塔模型,应从最高的资源等级开始,即首先从计算机决策支持系统开始检索,其次为证据综合,再到系统评价摘要、系统评价、原始研究摘要,如果仍不能得到所需要的证据,才需要检索原始研究。而以"创证"为目的的文献检索的起始点则是原始文献,直接从原始研究的数据开始。另外,为了保证查全率,尚需检索会议论文数据库、学位论文数据库、灰色文献数据和在线注册数据库等。

> **知识拓展**
>
> ### "6S" 证据资源金字塔模型
>
> 加拿大麦克马斯特大学的 Brian Haynes 教授在 2009 年提出"6S"证据资源金字塔模型。"6S"证据资源金字塔模型目前是国内外关于循证证据资源最经典的分类,其中每个"S"代表一种证据资源类型。从塔顶自上而下代表证据强度由高到低,依次为计算机决策支持系统(computerized decision support system, CDSS)、专题证据汇总(summaries)、系统评价摘要(syntheses of synopses)、系统评价(syntheses)、研究摘要(synopses of studies)、原始研究(studies)。

ER 10-3

"6S"证据资源金字塔模型

**3. 确定恰当的检索词**　确定数据库后,需针对分解的临床护理问题选择恰当的检索词。检索词包括自由词(关键词)和主题词,列出一组与所提临床问题有关的词,如:膀胱训练的检索词可以是 bladder train、bladder training、bladder retrain、bladder education 和 bladder re-education 等。关于试验方法学的检索词可以是 clinical trial、randomized 和 randomly 等，或 systematic review、meta-analysis 等。在检索实践中，由于临床护理问题（或研究问题）的主题内容在数据库中的检索用词中常标引得不够完善，没有列入主题词表，为了提高检索质量和检索效率，在检索时需要同时运用主题词检索和关键词检索。若是"用证"，通常以 P 项和 I 项包含的重要特征词为检索词进行初次检索，若初次检索的结果数量较大，再将 C 项和 O 项中的重要特征词为检索词进行检索，以进一步地限定检索，提高查准率。若是在"创证"制作系统评价或 meta 分析，上述 PICO 中的 P 项和 I 项包含的重要特征词为检索词进行初步检索，而各种不同的对照措施和结局指标通常不作为检索词使用。在初步检索文献量较大时，可同时将研究类型作为检索词进行限定。

**4. 制订检索策略并实施**　针对数据库的特点以及所选临床护理问题的情况，制订检索策略。而制订检索策略时需要根据检索的敏感性和特异性，合理使用检索运算符。例如：对敏感性检索要求高时，可选择 OR 运算符来扩大检索范围，提高相关文献被检出的比例；对特异性要求高时，可选择 AND 或 NOT 运算符来缩小检索范围，排除非相关文献被检索出的比例，提高查准率。在检索过程中需根据检索目的和检索要求不断调整检索策略。

**5. 评估检索结果是否回答了所提出的问题**　根据提出的临床护理问题的性质，制订文献纳入标准，将收集到的文献整理分析，筛选出符合标准的文献，并应用临床流行病学／循证医学的科学评价标准，评价研究证据。主要从证据的级别、真实性、适用性等方面进行评价，在此基础上选择最佳证据，为临床护理决策提供依据。

**6. 定期更新**　绝大多数循证资源所在的数据库或平台均支持定期更新的服务，通常以注册登记检索者 E-mail 提醒或聚合内容推送的方式实现，间隔的日期可由检索者自行选择，短则 1 周，便于检索者对检索进行及时的结果更新。

值得注意的是，由于某些期刊文献的电子版发表时间滞后于纸质版期刊，甚至少量期刊不被电子数据库收录，加之某些会议文献汇编及未能发表的灰色文献通过数据库检索也难以获全。因此，在进行"创证"检索的过程中，需要进行手工检索。手工检索一般包括纳入文献的相关参考文献，与研究主题相关的会议文献汇编或期刊及灰色文献等。

### （二）基本检索方法

**1. 主题词检索**　主题词（subject headings）又称叙词（descriptor），是规范的术语，能较确切地表达文献的主题概念，能指引标引者使用相同的标准术语来描述同一主题概念，主要有以下特点：①采用的词语有严格的规范，在主题词表中，可将多个相同概念、名词术语、同义词等用唯一的术语表达。②通过参照系统将非主题词变向为主题词。③通过主题词表的树状结构或主题词等级索引（范畴表）等提示主题词之间的相互关系（如等同、包含、分支等）以便查找主题词。④通过主题词检索的组配规划，如主题词之间的交叉组配或主题词与副主题词的限定组配，使检索更具专指性。

**2. 关键词检索**　关键词（keyword）是指出现在文献中的具有检索意义，并能表达文献主要内容的名词。出现在文献题录、文摘或是全文中的关键词，也被称为文本词（text word）。由于关键词或文本词不受词表约束，所以又称之为自由词（free word）。如果需要检索的临床问题在医学主题词表中没有找到相应的主题词，或选择的检索系统没有主题词检索或主题词检索功能不完善，或一些医药科技中新出现的专业术语尚未被医学主题词检索系统收录时，宜采用关键词或自由词检索，可使用从文献的标题、文摘或关键词中出现的词进行检索。

## 三、文献的严格评价

对文献质量进行评价，从而审慎地将最佳证据应用到临床决策中，是循证护理的一个重要环节，这一过程称为文献的严格评价（critical appraisal），又称文献严格评鉴。

## （一）基本要素

**1. 内部真实性**　指某个研究结果接近真值的程度，即研究结果受各种偏倚的影响程度。偏倚包括选择偏倚、实施偏倚、测量偏倚、失访偏倚、报告偏倚。影响内部真实性的主要因素是研究设计的科学性和研究实施的过程等，如研究对象的分配方法、干预实施的过程、结局指标的测评方式及控制等。因此，当评价文献的内部真实性时，应重点关注研究方法是否科学、合理、严谨。

**2. 重要性**　指研究是否具有临床应用价值。在循证医学中，通常使用量化指标来评价研究结果的临床意义，不同的研究问题评价指标不同。评价证据的临床重要性应重点关注证据所涉及临床问题是否明确、具体，所选择的评价指标是否正确等问题。

**3. 外部真实性**　指研究结果能否推广应用到研究对象以外的人群。在循证护理中，最佳证据的应用和推广必须结合病人的病情和接受程度、经济水平、医疗条件、社会环境等因素。外部真实性主要与研究对象的特征、干预措施的实施方法、研究背景、结局评估标准等密切相关。研究人群与其他人群的特征差异、社会环境、经济因素等均会影响证据的适用性。因此，评价证据的适用性时，应从是否与自己所护理的病人情况相符；该证据在服务对象所处的医疗环境下是否可行；该证据对服务对象可能产生的利弊权衡；服务对象自身对使用该措施的意愿来考虑。

## （二）文献严格评价的方法

研究论文按照其设计的不同分为随机对照试验、类实验性研究、队列研究、病例对照研究、描述性研究、诊断性试验、质性研究等；系统评价为二次研究论文；同时将非研究类论文分为个案报告、案例系列、专业共识和专家意见等。进行文献真实性评价时，首先应选定适于该文献类型的真实性评价工具，并按下列程序进行真实性评价：①由 2 名评价者对同一篇文献分别进行独立评价，根据该文献的类型选择相应的文献真实性评价工具，对照评价工具中的每个条目分别做出结果判定，按照"符合要求""不符合要求""不清楚"进行评价。②2 名评价者一起讨论各自的评价结果，在每个评价项目的结果判定出现意见分歧时，由 2 名评价者进行协商，不能达成一致时请第三人共同讨论。③对该文献做出纳入、排除或审慎纳入的决定。

## （三）护理学中常用的文献质量评价工具

较常见的文献质量评价工具包括英国牛津大学循证医学中心的"文献严格评价项目"（critical appraisal skills program，CASP）和 Joanna Briggs 循证卫生保健中心（JBI）的"各类设计的文献质量严格评价工具"。Cochrane 协作网也在其系统评价手册中推出针对随机对照试验的质量评价工具。这些评价工具的共同点是根据研究设计的基本要求和原则评价研究设计的科学性和严谨性。

**1. 随机对照试验研究**（randomized controlled trails，RCT）　RCT 的偏倚风险评价通常采用 Cochrane 协作网推荐的质量评价标准。其包括随机化过程中的偏倚、偏离既定干预的偏倚（干预分配、干预依从）、结局数据缺失偏倚、结局测量偏倚、结果选择性报告偏倚。Cochrane 手册随机对照试验文献质量评价工具（2019）见表 10-2。

表 10-2　Cochrane 手册随机对照试验文献质量评价工具（2019）

| 领域 | 评价结果 |
| --- | --- |
| **随机化过程中的偏倚** | |
| 1.1 研究对象是否随机分配 | 不适用 / 是 / 可能是 / 可能否 / 否 / 不可知 |
| 1.2 是否实施分组隐匿 | 不适用 / 是 / 可能是 / 可能否 / 否 / 不可知 |
| 1.3 基线间的不均衡是由随机化过程导致的 | 不适用 / 是 / 可能是 / 可能否 / 否 / 不可知 |
| **偏倚风险评价** | 低风险 / 高风险 / 可能存在风险 |

| 领域 | 评价结果 |
|---|---|
| **偏离既定干预的偏倚——干预分配** | |
| 2.1 研究对象是否在试验过程中知晓自己的分组 | 不适用 / 是 / 可能是 / 可能否 / 否 / 不可知 |
| 2.2 护理人员或试验实施人员是否在试验过程中知晓分组 | 不适用 / 是 / 可能是 / 可能否 / 否 / 不可知 |
| 2.3 如果 2.1 或者 2.2 回答 "是 / 可能是 / 不可知" 时：干预方式出现了与常规医疗不同的偏离吗？ | 不适用 / 是 / 可能是 / 可能否 / 否 / 不可知 |
| 2.4 如果 2.3 回答 "是 / 可能是"：偏离既定干预的情况是否影响组间均衡性？ | 不适用 / 是 / 可能是 / 可能否 / 否 / 不可知 |
| 2.5 如果 2.4 回答 "否 / 可能否 / 不可知"：这些偏离是否会影响结局？ | 不适用 / 是 / 可能是 / 可能否 / 否 / 不可知 |
| 2.6 评价干预效果的分析方法是否恰当？ | 不适用 / 是 / 可能是 / 可能否 / 否 / 不可知 |
| 2.7 如果 2.6 回答 "否 / 可能否 / 不可知"：无法按照事先随机分组对研究对象进行分析是否可能会对结果产生较大影响？ | 不适用 / 是 / 可能是 / 可能否 / 否 / 不可知 |
| 偏倚风险评价 | 低风险 / 高风险 / 可能存在风险 |
| **偏离既定干预的偏倚——干预依从** | |
| 2.1 研究对象是否在试验过程中知晓自己的分组？ | 不适用 / 是 / 可能是 / 可能否 / 否 / 不可知 |
| 2.2 护理人员或试验实施者是否在试验过程中知晓分组？ | 不适用 / 是 / 可能是 / 可能否 / 否 / 不可知 |
| 2.3 如果 2.1 或者 2.2 回答 "是 / 可能是 / 不可知" 时：重要的协同干预措施组间是否均衡？ | 不适用 / 是 / 可能是 / 可能否 / 否 / 不可知 |
| 2.4 是否因未完成既定干预而影响了结局？ | 不适用 / 是 / 可能是 / 可能否 / 否 / 不可知 |
| 2.5 研究对象是否依从了分配的干预措施？ | 不适用 / 是 / 可能是 / 可能否 / 否 / 不可知 |
| 2.6 如果 2.3 或者 2.5 回答 "否 / 可能否 / 不可知" 或 2.4 回答 "是 / 可能是 / 不可知"：是否使用了恰当的统计学方法对依从干预的研究对象进行分析？ | 不适用 / 是 / 可能是 / 可能否 / 否 / 不可知 |
| 偏倚风险评价 | 低风险 / 高风险 / 可能存在风险 |
| **结局数据缺失偏倚** | |
| 3.1 是否所有或几乎所有随机化分组的研究对象都获得了结局数据？ | 不适用 / 是 / 可能是 / 可能否 / 否 / 不可知 |
| 3.2 如果 3.1 回答 "否 / 可能否 / 不可知"：是否有证据表明结果不受到缺失的结局数据的影响？ | 不适用 / 是 / 可能是 / 可能否 / 否 / 不可知 |
| 3.3 如果 3.2 回答 "否 / 可能否"：结局变量的缺失与结局本身是否相关？ | 不适用 / 是 / 可能是 / 可能否 / 否 / 不可知 |
| 3.4 如果 3.3 回答 "是 / 可能是 / 不可知"：结局变量缺失的比例在两组间是否不同？ | 不适用 / 是 / 可能是 / 可能否 / 否 / 不可知 |
| 3.5 如果 3.3 回答 "是 / 可能是 / 不可知"：结局变量的缺失是否很可能与结局本身相关？ | 不适用 / 是 / 可能是 / 可能否 / 否 / 不可知 |
| 偏倚风险评价 | 低风险 / 高风险 / 可能存在风险 |
| **结局测量偏倚** | |
| 4.1 结局测量方法是否不恰当？ | 不适用 / 是 / 可能是 / 可能否 / 否 / 不可知 |
| 4.2 结局的测量或确证方法是否在两组间存在差异？ | 不适用 / 是 / 可能是 / 可能否 / 否 / 不可知 |
| 4.3 如果 4.1 或者 4.2 回答 "否 / 可能否 / 不可知"：结局测量者是否知晓研究对象接受的干预？ | 不适用 / 是 / 可能是 / 可能否 / 否 / 不可知 |
| 4.4 如果 4.3 回答 "是 / 可能是 / 不可知"：如果知晓干预措施，是否影响了结局变量的测量？ | 不适用 / 是 / 可能是 / 可能否 / 否 / 不可知 |
| 4.5 如果 4.4 回答 "是 / 可能是 / 不可知"：如果知晓干预措施，是否可能影响结局变量的测量？ | 不适用 / 是 / 可能是 / 可能否 / 否 / 不可知 |
| 偏倚风险评价 | 低风险 / 高风险 / 可能存在风险 |

| 领域 | 评价结果 |
|---|---|
| **结果选择性报告偏倚** | |
| 5.1 试验分析方法是否与数据对分析者揭盲前所制订的研究计划一致？ | 不适用 / 是 / 可能是 / 可能否 / 否 / 不可知 |
| 5.2 进行的多种结局测量（如量表、不同定义、不同时点） | 不适用 / 是 / 可能是 / 可能否 / 否 / 不可知 |
| 5.3 多种分析方式 | 不适用 / 是 / 可能是 / 可能否 / 否 / 不可知 |
| 偏倚风险评价 | 低风险 / 高风险 / 可能存在风险 |

**2. 队列研究** 队列研究评估工具主要有 CASP 队列研究清单、纽卡斯尔 - 渥太华量表（the New-castle-Ottawa Scale，NOS）和用于队列研究的 JBI 清单。NOS 由澳大利亚纽卡斯尔大学和加拿大渥太华大学合作研发，是目前队列研究文献质量评价最常用的工具，使用者可以根据特定主题进行修改。NOS 采用半量化星级系统评价偏倚风险（表 10-3），满分为 9 分。

**表 10-3　队列研究的 NOS 文献质量评价工具**

| 栏目 | 条目 |
|---|---|
| 研究人群选择 | 暴露组的代表性如何（1 分） |
| | 非暴露组的选择方法（1 分） |
| | 暴露因素的确定方法（1 分） |
| | 确定研究起始时尚无要观察的结局指标（1 分） |
| 组间可比性 | 设计和统计分析时考虑暴露组和非暴露组的可比性（2 分） |
| 结果测量 | 研究对结果的评价是否充分（1 分） |
| | 结果发生后随访是否足够长（1 分） |
| | 暴露组和非暴露组的随访是否充分（1 分） |

**3. 质性研究** 质性研究是研究者根据深入访谈、参与式观察、查询档案或记录获得研究对象的主观资料，通过分析、归类、提炼，找出某些共同特征和内涵，用文字阐述研究结果。与定量研究相比，用于质性研究的评价工具较少，JBI 对质性研究的真实性评价工具（2015 年）较常用，该工具包含 10 个评价项目（表 10-4）。评价者需对每个评价项目做出"是""否""不清楚""不适用"的判断。

**表 10-4　澳大利亚 JBI 对质性研究的真实性评价工具（2015 年）**

| 评价项目 | 评价结果 | | | |
|---|---|---|---|---|
| (1) 哲学基础和方法学是否一致？ | 是 | 否 | 不清楚 | 不适用 |
| (2) 方法学与研究问题或研究目标是否一致？ | 是 | 否 | 不清楚 | 不适用 |
| (3) 方法学与资料收集的方法是否一致？ | 是 | 否 | 不清楚 | 不适用 |
| (4) 方法学和资料的代表性及资料分析的方法是否一致？ | 是 | 否 | 不清楚 | 不适用 |
| (5) 方法学与结果的阐释是否一致？ | 是 | 否 | 不清楚 | 不适用 |
| (6) 是否从文化背景、价值观的角度说明研究者自身状况？ | 是 | 否 | 不清楚 | 不适用 |
| (7) 是否阐述了研究者对研究的影响？或研究对研究者的影响？ | 是 | 否 | 不清楚 | 不适用 |
| (8) 研究对象是否具有典型性？是否充分反映研究对象及其观点？ | 是 | 否 | 不清楚 | 不适用 |
| (9) 研究是否符合当下的伦理学标准，或者通过合适的伦理审查委员会批准？ | 是 | 否 | 不清楚 | 不适用 |
| (10) 结论的得出是否源于对资料的分析和阐释？ | 是 | 否 | 不清楚 | 不适用 |

## 四、通过系统评价汇总证据

系统评价从方法学上可分为随机对照试验的系统评价、非随机对照试验的系统评价、观察性研究的系统评价、诊断试验的系统评价等。不同类型的系统评价其制作过程都要经历从选题到设计研究方案，然后按照设计方案实施，分析评价，最终撰写成文的过程，但是不同类型的系统评价在文献的检索策略、评价文献质量的方法、原始文献中数据的提取以及统计分析等方面有一定的差别。由于 Cochrane 系统评价是目前公认的最高质量的系统评价，此部分将以 Cochrane 系统评价制作标准为例，简述其基本步骤和方法。Cochrane 系统评价的步骤见图 10-1。

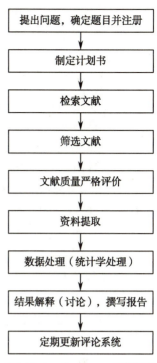

图 10-1　Cochrane 系统评价的步骤

**知识拓展**

## 系统评价与传统综述的区别

与系统评价相比，传统综述只要求对某一时期某一学科范围内或某一专题所发表的大量原始文献中有价值的内容进行复习、综合评述，其并不要求系统全面的文献检索、科学合理的文献筛选以及分析评价研究间的异质性等。传统综述能够比较全面、系统地反映国内外某一学科或专题在某一时期的发展历程、现状和发展趋势等，其信息密度大，有引导、拓宽、加深、启发等作用。而系统评价则按照科学的文献检索规范和流程进行文献检索，对文献进行筛选后严格评价纳入文献的质量，并对文献进行异质性分析，对具有同质性的相关研究进行统计分析或整合，因此，系统评价是对文献系统、全面的检索、评价及统计，且检索过程透明，具有可重复性。

### （一）确立题目并注册

系统评价的题目主要来源于临床医疗和护理实践，为医疗和护理决策提供依据，特别适用于评价某些干预措施的利弊（难以靠单个临床研究结果确定），或在临床应用过程中存在较大争议等问题的探讨。系统评价的选题应包括 4 个要素，即 PICO。此外，应遵循实用性、必要性、科学性、创新性和可行性这 5 个基本原则。

### （二）制订系统评价计划书

系统评价的题目确立后，需要制订计划书，内容包括系统评价的题目、背景资料、目的和方法，其中方法学部分是计划书中的重点，包括检索文献的方法及策略、文献纳入和排除的标准、评价文献质量的方法、收集和分析数据的方法等。计划书制订完成后，应交送相应系统评价小组，接受编辑组内外的同行和方法学专家的评审，并提出修改意见和建议。根据评审意见修改后再送交系统评价小组评审，直到符合发表要求为止。

Cochrane 协作网要求所有的评审合格的系统评价计划书都要公开发表在 Cochrane 图书馆，接受来自同行或有兴趣者等各方人员的评价，提出意见或建议，确保系统评价实施方法完善可靠。同时，公开发表的计划书还有助于提醒他人该题目已经在研究，避免重复研究。

### （三）检索文献

系统评价与传统文献综述的重要区别在于是否制订检索策略，进行系统、全面的检索。电子数据库如 Medline 是文献检索的主要工具，但 Medline 收录的文献 98% 来源于发达国家，仅 2% 来源于发展中国家，主要语种为英语。因此，如果系统评价的检索仅限于 Medline，不可避免会出现发表偏倚和语言偏倚，为防止这些偏倚的影响，应采用多种来源的检索工具系统地检索文献。系统评价应围绕要解决的具体问题，按计划书中制订的检索策略，采用多种渠道和系统的检索方法全面检索中外文数据库（如 PubMed、EMBASE、Web of Science、CINAHL、中国知网、万方、维普以及 CBM 电子光盘数据库等），以及其他未发表的文献资料如学术报告、会议论文或学术论文等，还应收集其他尚未发表的内部资料以及多语种的相关资料。

为有效管理检索出的文献，特别是当文献量较大时，有必要借助文献管理软件如 EndNote、NoteExpress 等管理文献题录、摘要信息、全文等，便于去重、浏览、筛选和排序等。

### (四) 选择文献

选择文献是指根据计划书中拟定的文献纳入和排除标准，从收集到的文献中检出能够回答研究问题的文献资料。文献的选择标准一般应根据确立的题目和构成研究问题的四个基本要素而制定。

在系统评价制作过程中，文献的选择和纳入包括三个基本步骤。①初筛：通过阅读检出文献的引文信息如题目、摘要以剔除明显不合格的文献，对可能合格的文献进一步对全文进行筛选。②全文筛选：对初筛出可能合格的文献应仔细阅读和评估其全文的方法学部分，提取文献中的相关信息，以确定文献是否符合纳入标准，并决定该文献是否纳入。③获取更多信息：有时，即使获得了文献的全文，仍有可能因提供的信息不全面而无法确定是否纳入。因此，对有疑问或分歧的文献应先纳入，然后通过与作者联系等途径获取更多信息后再决定取舍或在以后的选择过程中进一步评价。

### (五) 严格评价文献质量

系统评价是对原始研究的二次综合分析和评价，如果纳入的原始研究质量很低，而系统评价未对原始研究方法学质量进行正确的评价，则系统评价的结果和结论就有可能是错误的。因此，在制作系统评价时应先评价纳入文献的质量。

文献质量评价目前尚无"金标准"，可采用单个条目、清单或一览表。Cochrane 系统评价制作过程中的文献质量评价要求采用由 Cochrane 协作网的方法学家、编辑和系统评价员共同制定的"偏倚风险评估"工具。

为避免选择文献和评价文献质量人员的偏倚，对文献的选择和质量评价通常至少由 2 名评价人员独立且使用盲法进行，也可采用专业与非专业人员相结合的共同选择和评价的办法，出现不一致的情况时可由第三者或双方讨论协商解决。当多人选择文献时，还可计算不同评价者间的一致性（Kappa值）。此外，应先进行预试验，可选择 3~6 篇文献进行初评，以摸索经验，标准化和统一选择、评价方法。

### (六) 资料提取

资料提取（data extraction）是系统评价制作过程中的重要步骤，为保证系统评价的真实性和可靠性，对原始研究文献数据的收集应尽可能准确，避免偏倚或人为错误。

资料提取一般是通过填写数据提取表实现的，数据提取表的设计尚无统一标准，设计时通常包括以下信息。①纳入研究的基本信息：如纳入研究的编号、发表年份、引用题录、通讯作者和联系方式等。②研究方法和可能存在的偏倚：即文献质量评价的相关信息，如分组方法、是否采用盲法等。③研究对象的特征：如研究对象的年龄、性别等人口学特征以及诊断标准、疾病严重程度等可导致临床异质性的因素。④干预措施的特征：如药物名称、给药途径、剂量、开始给药时间、疗程等。⑤结局指标：应事先确定是否需要提取纳入研究的所有结局指标。⑥研究结果：需收集样本量、分组情况、治疗时间、测量尺度、数据类型、统计学数据（分类资料应收集每组总人数及事件发生率，连续资料应收集每组研究人数、均数和标准差或标准误等）。⑦其他信息：如重要的引文、资助机构、潜在的利益冲突等。

提取的数据资料均需输入系统评价管理软件（Review Manager，RevMan），以进行文献结果的分析和报告。

### (七) 数据分析和结果描述

**1. 数据分析** 系统评价对数据的分析有定性分析和定量分析两种方法。

（1）**定性分析**：是采用描述性分析方法，将纳入的每个临床研究的特征按研究对象、干预措施、研究结果、研究质量和设计方法等进行总结并列成表格，以便浏览纳入研究的情况、研究方法的严格性和不同研究间的差异。

（2）**定量分析**：是应用适当的统计学方法将纳入的单项研究的资料根据其权重进行合并。系统评价的定量分析过程与 meta 分析的统计过程相近。

meta 分析的适用条件包括以下 3 点：①有多篇研究均评价同一干预效果。②这些研究具有同质性，即有共同的研究对象、干预方法及结局指标，且结局指标的测量方法相同或类似。③所需要做 meta 分析的原始数据报道全面。

**2. 结果的描述** 系统评价结果的描述应遵循生物医学论文写作的一般要求，报告的内容应包括纳入的研究及其基本特征、纳入研究的偏倚风险评价（质量评价）、各原始研究的结果及 meta 分析的结果、其他（如亚组分析和敏感性分析结果）等。

### （八）解释系统评价的结果

解释结果是系统评价过程中进行讨论得出结论的过程。慎重的讨论和明确的结论有助于帮助病人、医生、护士、卫生管理者和决策者正确理解证据的含义及其与实际决策的关系。为保证讨论和结论部分的全面性和逻辑性，结果解释应包括系统评价的论证强度，如：对纳入文章的方法学质量及不足之处进行讨论；系统评价的推广应用性；对干预措施的利弊和费用进行卫生经济分析。经过以上讨论之后，评价者需要就系统评价的发现对临床实践的意义进行总结，并概述该评价结果对未来的科学研究具有什么样的价值。

### （九）系统评价的改进与更新

系统评价的更新是指在系统评价发表以后，定期收集新的原始研究，按前述步骤重新进行分析、评价，以及时更新和补充新的信息，使系统评价更完善。

Cochrane 系统评价在发表后要接受来自各方面的评论与批评，评价者需对这些评论做出答复并发表在该系统评价上。当有新的临床研究证据出现后，Cochrane 系统评价每隔 2~3 年更新一次。

## 五、证据传播

证据传播（evidence dissemination）是指通过发布临床实践指南、最佳实践信息册等形式，由专业期刊、专业网站、教育和培训等媒介将证据传递到护理系统、护理管理者、护理实践者中。证据的传播不仅仅是简单的证据和信息发布，而是通过周密的规划，明确目标人群（如临床人员、管理者、政策制定者、消费者等），而后设计专门的途径，精心组织证据和传播的内容、形式以及传播方式，以容易理解、接受的方式将证据和信息传递给实践者，使之应用于决策过程中。

证据传播主要由以下步骤组成：

标注证据的等级或推荐意见证据具有等级性，这是循证实践的基本特征。目前，国际循证实践领域普遍应用的证据等级系统包括 WHO 的 GRADE 系统（表 10-5）、英国牛津大学循证医学中心证据分级系统以及 Joanna Briggs 循证卫生保健中心（JBI）的证据预分级系统。

**表 10-5　GRADE 证据质量分级系统**

| 推荐强度 | 具体描述 | 研究类型举例 | 表示方法 |
|---|---|---|---|
| 高 /A | 非常确信真实的效应值接近效应估计值 | RCT<br>质量升高二级的观察性研究 | ≥0 分 |
| 中 /B | 对效应估计值有中等程度的信心：真实值有可能接近估计值，但仍存在二者大不相同的可能性 | 质量降低一级的 RCT<br>质量升高一级的观察性研究 | −1 分 |
| 低 /C | 对效应估计值的确信程度有限：真实值可能与估计值不相同 | 质量降低二级的 RCT<br>观察性研究 | −2 分 |
| 较低 /D | 对效应估计值几乎没有信心：真实值很可能与估计值大不相同 | 质量降低三级的 RCT<br>质量降低一级的观察性研究<br>系列病例观察<br>个案报道 | ≤−3 分 |

将证据资源组织成相应易于传播并利于临床专业人员理解、应用的形式。由于临床人员大多没有时间仔细阅读包含大量研究方法描述的、完整的系统评价报告，往往需要将系统评价的结果等证据资源总结为简洁易读的形式，但要标注证据的来源和证据的等级，以帮助应用时取舍。

目前，对临床实践决策最具有影响力且最适合于临床专业人员借鉴的证据资源是临床实践指南（clinical practice guidelines，CPGs）或集束化照护方案（care bundles）、证据总结（evidence summary）。临床实践指南是针对特定临床情景，由多学科合作的相关专家系统制定的、基于系统评价的证据，并平衡不同干预措施利弊的推荐意见，临床实践指南可帮助医务人员和病人做出恰当的处理，为病人提供最佳医疗保健服务。集束化照护方案是解决特定情境下各种临床问题的一系列相互关联的证据汇集（例如预防呼吸机相关性肺炎的集束化照护方案），比临床实践指南更具有针对性，涉及的范围窄，更直接，更具有操作性。

以临床专业人员可接受的恰当的方式组织证据，无论是系统性较强的临床实践指南，还是针对性较强的集束化照护方案汇总，或是简约化的最佳实践信息册、证据总结，都是直接面向研究结果的使用者、临床专业人员的资源，这些循证资源省略了复杂的研究过程描述和统计阐述，以可追溯、透明、公开的形式直接列出具有临床意义的结论、证据，有利于临床专业人员有效利用这些研究结果。

详细了解目标人群对证据的需求。不同的目标人群对证据的需求不同，故应进行详细评估和分析，再有目的地组织信息。例如，医院临床一线护理人员需要的是针对性强、可信度高、简洁易读的循证结论，如证据总结、集束化照护方案、最佳实践信息册；卫生机构政策制定者和医院护理管理人员需要的是系列化的、与临床护理质量关系密切的、结构清晰、来源明确、可信度高的循证结论汇集，如临床实践指南；而学校的教师和研究人员则需要特定的专题。

## 六、证据应用

证据应用（evidence utilization），即遵循证据改革护理实践活动。该阶段包括情景分析、促进变革、评价证据应用效果三个环节。

### （一）情景分析

开展证据应用首先应进行情景分析，了解证据与实践之间的差距。当引入证据时，特别需要注意，循证实践需要将证据与临床专门知识和经验、病人需求相结合，根据临床情境，通过护理变革，形成新的护理流程、护理质量标准，而不能照搬照套，机械化地引入证据。

### （二）促进变革

循证实践就是护理变革的过程，往往会打破常规，改变以往的实践方式和操作流程，采用新的标准评价护理质量。因此，应用证据的过程具有挑战性，可能遭到来自个体层面和机构层面的种种阻碍，需要应用变革的策略，充分发挥领导力，评估变革的障碍因素，根据情景选择和采纳证据，制订可操作的流程、质量标准、激励政策，并通过全员培训，在应用证据的全体相关护士中达成共识，遵从新的流程，提高执行力。

### （三）评价证据应用效果

循证护理实践以护理系统发生整体变革为标志，应通过持续质量改进，动态监测证据应用过程，并评价证据应用后对卫生保健系统、护理过程及病人带来的效果。证据应用主要包括将证据应用到实践活动中，以实践活动或系统发生变革为标志。因此，应制订护理敏感性指标，从结构、过程及结果层面全面评价证据应用对系统、实践者及病人的影响。

（刘 丽）

1.病人,男性,86岁,患高血压、糖尿病10余年,合并左心衰竭,长期卧床。门诊以平车入院,意识清楚、慢性病面容,消瘦,门诊血压150/110mmHg,血常规显示为中度贫血,Hb74g/L,左侧背部大面积皮肤溃烂,深达肌层,有脓性分泌物,诊断为Ⅱ度重症压疮。

**请思考:**

(1)请根据上述病例,按照PICO格式,提出循证护理问题。

(2)制订检索策略,检索寻找临床实践中有关Ⅱ度以上重症压疮护理研究文献。请尝试对检索的文献进行质量评价。

2.病人,女性,60岁,因大量呕血、黑便收治入院,确诊为终末期肝硬化,腹部检查发现门静脉高压症、脾大,合并腹水,出现上消化道反复出血,在积极进行保守治疗无效后,在静脉复合麻醉下行背驮式肝脏移植手术,手术历时10小时。病人术后6小时清醒,目前病情稳定。

**请思考:**

(1)请根据上述病例,提出循证护理问题。

(2)制定检索策略,检索文献,并尝试对检索的文献进行质量评价。

[1] 胡雁,王志稳.护理研究[M].6版.北京:人民卫生出版社,2022.

[2] 曹枫林.护理研究基础[M].2版.北京:人民卫生出版社,2018.

[3] 王家良.临床流行病学:临床科研设计、测量与评价[M].5版.上海:上海科学技术出版社,2021.

[4] 方积乾.卫生统计学[M].7版.北京:人民卫生出版社,2012.

[5] 胡雁,郝玉芳.循证护理学[M].2版.北京:人民卫生出版社,2018.

[6] 李峥,刘宇.护理学研究方法[M].2版.北京:人民卫生出版社,2018.

[7] 李卓雅,郑芳.医学科研课题设计、申报与实施[M].3版.北京:人民卫生出版社,2023.